17 rules from Tetsuya Suzuki

# よい義歯
# だめな義歯

鈴木哲也 著

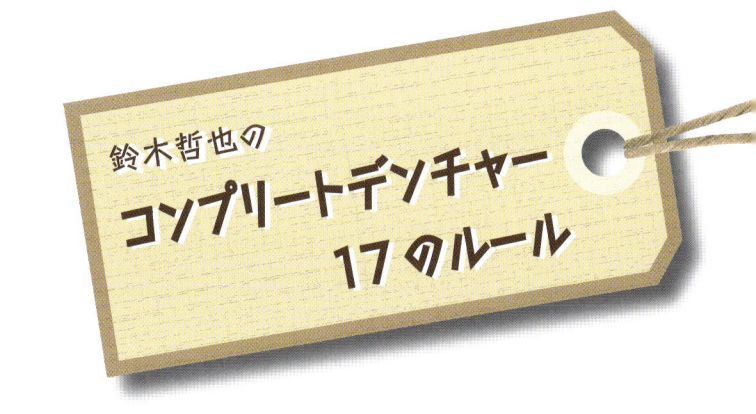

鈴木哲也の
**コンプリートデンチャー
17のルール**

クインテッセンス出版株式会社　2011

QUINTESSENCE PUBLISHING

Berlin | Chicago | Tokyo
Barcelona | London | Milan | Paris | Prague | Seoul | Warsaw
*Beijing | Istanbul | Sao Paulo | Zagreb*

# はじめに

　現在の全部床義歯を取り巻く環境は、かつて私が林都志夫教授の元で大学院生として過ごした時代に比べ、随分と変わってきました。例えば、インプラント義歯という新たな治療の選択枝が加わったことは無歯顎者にとって朗報です。しかし、一方で、未曾有の超高齢社会への突入や抜歯基準の変化などにより無歯顎者の難症例化が著しいこと、また卒前の臨床実習の形骸化に歯止めがかからないことなど問題も累積しています。そのため、かつてのようにやさしい症例から順を追ってトレーニングをするということができず、初学者でもいきなり顎堤吸収の著しい難症例に対応せざるをえない状況が生まれています。さらに、老人介護施設や在宅など、制約の多い環境下での診療機会も増えています。

　つまり、余裕がないということでしょうか、近頃、従来のオーソドックスな手法を避け、様々な特殊な術式や理論に飛びつく先生も増えているように感じられます。しかし、術式のみに目が向いて、なぜそうすれば良いのか、何が問題なのかという本質を理解していない先生が多いため、臨床現場に混乱があるように思われてなりません。どのような術式を用いようとも、最終的に口腔に収まり機能する義歯は一つのはずです。しかし、そのゴールとなる義歯のあるべき姿をつかめていないため、術式は同じでも偶然うまくいく時もあれば、駄目な義歯となってしまうこともあるようです。

　そこで、本書はこれから無歯顎補綴学を学ぼうとしている若い方々を対象に、ゴールとなる義歯はどうあるべきかをテーマとして執筆しました。そもそも、良い義歯をイメージすることの重要性は恩師である長尾正憲教授、早川　巌教授の下で厳しくたたき込まれたものです。不肖の弟子ではありますが、先人達により拓かれ蓄積された知見や技術をもとに私なりに固めた義歯のイメージを、わかりやすく噛み砕いて解説したつもりです。現実の臨床の場を意識し、シンプルであること、優先順位を重んじることを第1に、いくつかの"ルール"を試案してみました。オーダーメード医療が求められる時代に、それに逆行してここまで単純化してもよいのかとのご批判もあるかと思います。それでも、まず1つ臨床の突破口を開くための入門書としてお読みいただき、これを拠り所として、知識、技術の輪を順次広げていくきっかけになればと考えた次第です。多くの方々にご意見、ご批判をいただければ、機会をみて修正、補追を加えたいと思います。

　さらに、本書では印象と並んで重要な要件である咬合に関しては、十分には触れえませんでした。やっと脱稿したばかりですが、引き続き咬合に関する記述をまとめ、次作に繋げたいと考えています。

　なお、本書をまとめるにあたっては幾多の方々のご支援、ご協力を仰ぎました。まず、自著からの引用を快諾してくださった早川　巌先生に感謝いたします。本書の構想は学生時代に直接全部床義歯の指導を頂いた富山県の田中慎二先生との論議が元となっています。使用した臨床写真は岩手医科大学在職中に手がけた症例がほとんどです。岩手医科大学歯学部有床義歯補綴学分野の小林琢也医局長を始めとする医局員全員にはさまざまな場面でお手伝いを頂きました。中でも東京医科歯科大学から私と一緒に盛岡に移り、助け、支え続けてくれた古屋純一准教授、織田展輔講師、野村太郎助教、さらに作図に協力してくれた玉田泰嗣大学院生にお礼を申し上げたい。また、常日頃から私を叱咤、応援してくれている杉並区の細見洋泰先生、渋谷区の大泉　誠先生、さらに私の遅筆に辛抱強くお付き合いいただいたクインテッセンス出版社の畑めぐみ氏に心から感謝する次第です。

　最後になりますが、岩手医大在職中に本書を仕上げようと思っていたところに、東日本大震災が起こりました。やっと半年が過ぎましたが、随分長くもまた一瞬のようにも感じられます。被災されました方々に、心よりお見舞い申し上げますとともに、被災地が一日も早く復興することをお祈り申し上げます。

平成23年9月
鈴木哲也

# CONTENTS

## CHAPTER 1　現代の無歯顎症例像を捉える　………… 9

### 1．総義歯の時代は終わったのか？……………………………………………10
　　1-1．高齢者の口腔にみられる大きな格差………………………………10
　　1-2．無歯顎者の治療の選択肢は増えたが………………………………10

### 2．大きく変わった現代の無歯顎症例像………………………………………12
　　2-1．総義歯製作に不利な条件が増えている……………………………12
　　2-2．歯槽頂間線法則がもはや通じない？………………………………12
**臨床ケース1-1**　高度な顎堤吸収により食事中に下顎骨折が………………………14

### 3．顎堤吸収にかかわる疑問：名人の義歯は顎堤吸収を生じないのか………16
　　3-1．義歯安定剤使用患者の実態が示すもの……………………………16
　　3-2．下顎顎堤吸収は多要因で起こる……………………………………16
**臨床ケース1-2**　クッションタイプの義歯安定剤を使い続けた症例………………17

### 4．総義歯失敗のトライアングルとは…………………………………………20
　　4-1．古い総義歯の概念が作り出す「ひも状義歯」………………………20
　　4-2．ひも状義歯、低位咬合、下顎の前方偏位というトライアングル…20
**臨床ケース1-3**　咬合高径が低く、下顎が前方変位していた症例…………………22

### 5．顎堤吸収への基本的な考え方………………………………………………24
　　5-1．デンチャースペースとは……………………………………………24

---

**Check!! 着眼しよう**

| | |
|---|---|
| 1．高齢者人口の急増と高齢者の口腔環境の変化を合わせて考えよう | 11 |
| 2．以前とは様変わりした顎堤 | 13 |
| 3．顎堤断面の形態が変化している | 15 |
| 4．名人が製作すれば下顎粘膜面をすべて金属としても妥当なのか | 19 |
| 5．噛めない義歯の代表例とは① | 21 |
| 6．噛めない義歯の代表例とは② | 23 |
| 7．デンチャースペースを正しく理解しよう | 25 |

# CHAPTER 2　上顎義歯への戦略 …………………… 27

## 1．上顎の印象：落ちなくてもあとで困る駄目な印象とは………………28
### 1-1．顎堤吸収を考慮した印象が大事な理由 ……………………28
### 1-2．吸収した顎堤への人工歯排列をどうするか？………………………28
　1）吸収した顎堤への歯槽頂間線法則の適応は妥当か？……………28
　2）咀嚼時の片側性平衡咬合は必須か？………………………30
　3）元あった位置への排列には何が必要か？……………………30

## 2．排列を念頭においた印象を……………………………………32
### 2-1．唇側・頬側前庭の幅を確保した印象を！……………………32

## 3．上顎の印象は頭を使って採れ！…………………………………33
### 3-1．頬側前庭部の読み方：歯槽頂にとらわれない………………33
**臨床テクニック**　バッカル・スペースへの筋突起の影響を考慮した印象方法………35
### 3-2．戦略をもって個人トレーを作る……………………………36
　1）既製トレーには限界がある……………………………………36
　2）完成義歯の外形線を予想することが重要……………………36
**臨床ケース2-1**　顎堤吸収を読んだ印象を採ってみよう！　その戦略は？ …………38
### 3-3．審美を左右する唇側前庭部の読み方……………………39
**臨床ケース2-2**　審美性の回復が課題！
　　　　　　歯槽頂線が尖形の症例への対応をどうするか………………40
### 3-4．奥の手：模型のトリミングで厚みの微調整…………………41
### 3-5．上顎で吸収する場所はどこか？………………………………42
　1）シリコーン系適合試験材に騙されるな………………………42
**臨床ケース2-3**　なぜ不適切なリラインになっているか？……………………44
### 3-6．吸着を決める義歯後縁の大原則………………………………46
### 3-7．ポストダムの実践………………………………………48
　1）ポストダムが必要な理由………………………………………48
　2）金属床義歯ではＶ字状のビーディング形成を………………48
### 3-8．嘔吐反射をどう抑えるか……………………………………50
**臨床ケース2-4**　嘔吐反射への対応は維持力の確保と咬合の安定で　………51
### 3-9．症例で確認：もう一歩上を排列で……………………………52
**臨床ケース2-5**　印象採得と排列を工夫して審美性を回復…………………53

## 4．上顎義歯のイメージをまとめる………………………………………55

# CONTENTS

### Check!! 着眼しよう

1. 顎堤吸収により人工歯排列の考え方は変化する① ……………………… 29
2. 顎堤吸収により人工歯排列の考え方は変化する② ……………………… 31
3. BLBから義歯外形は推測できる ………………………………………… 34
4. シリコーンは適量を適所に ……………………………………………… 43
5. 吸着を得るために必要な解剖学的指標を知ろう ………………………… 47

## CHAPTER 3　下顎義歯への戦略 ……………………… 57

### 1．下顎の印象に対する苦手意識が義歯の形態をダメにする …………… 58
　　1-1．陥りやすい下顎印象の誤り ……………………………………… 58

### 2．すべて同じと考えよう下顎の義歯形態 ………………………………… 60
　　2-1．義歯には決まった形がある ……………………………………… 60

### 3．義歯のイメージトレーニングのために ………………………………… 62
　　3-1．良い義歯を眺める ………………………………………………… 62

### 4．義歯を見る眼を養う① …………………………………………………… 64
**プレテスト1**　この義歯の大きさは適切か？ …………………………… 64
　　4-1．レトロモラーパッド (retromolar pad) ………………………… 66
　　4-2．頰棚 (buccal shelf) ……………………………………………… 70
　　4-3．忘れてはならない咬筋の影響 …………………………………… 71
　　4-4．左右を比較する習慣 ……………………………………………… 74
　　4-5．不要な部位は削る（デンチャーカービングという考え方） …… 76

### 5．知っているようで知らない下顎唇側の形態 …………………………… 77
　　5-1．見落としやすい顎堤吸収パターン ……………………………… 77
　　5-2．下唇の緊張が強い症例への対応 ………………………………… 81

### 6．義歯を見る眼を養おう② ………………………………………………… 83
**プレテスト2**　このダイナミック印象は適切か？ ……………………… 83
　　6-1．顎舌骨筋線部の印象手順は何を意図しているのか？ ………… 85
　　6-2．舌と舌側フレンジの関係 ………………………………………… 90
**プレテスト3**　下顎後縁の長さは適切か？ ……………………………… 92
　　6-3．後顎舌骨筋窩の補綴学的意義は？ ……………………………… 94

6-4．後顎舌骨筋窩への延長は必要か？……………………………………………… 95
　**プレテスト4**　舌下腺部の床縁の厚みは適切か？ ……………………………………… 97
　　　6-5．舌下腺部は吸着のキー ……………………………………………………… 99
　　　6-6．舌下腺部の床縁の位置は …………………………………………………… 101

**7．義歯を見る眼を養おう③**………………………………………………………… **103**
　**プレテスト5**　顎舌骨筋線部の長さは適切か？ ……………………………………… 103
　　　7-1．横から眺める義歯のイメージ ……………………………………………… 105
　　　　　1）比較―部分床義歯での考え方― ………………………………………… 108
　　　　　2）奥の手―削って作る個人トレーとは― …………………………………… 108
　**プレテスト6**　頬舌側の深さは適切か？ ……………………………………………… 110
　　　7-2．頬舌側の深さを比べる ……………………………………………………… 112

**8．さらに一歩上を狙うコンパクトな義歯**……………………………………… **113**
　**プレテスト7**　S字状カーブに改善の余地はあるか？ ………………………………… 113
　　　8-1．S字状カーブの強さ ………………………………………………………… 115

**9．舌小帯とオトガイ棘**…………………………………………………………… **118**
　　　9-1．舌の運動方向が舌小帯部を決める ………………………………………… 118

**10．下顎義歯のイメージをまとめる**……………………………………………… **120**

---

**Check!! 着眼しよう**

1．誤った概念での印象が義歯を大きくしてしまう……………………………………… 59
2．義歯周囲組織の解剖は、顎骨の吸収があっても変わらない………………………… 61
3．咬筋の収縮に対する発想の転換を…………………………………………………… 73
4．下顎前歯部の顎堤吸収は下顎臼歯部とは挙動が異なる…………………………… 78
5．発想の転換！　嚥下しないときに顎舌骨筋部には隙間がある……………………… 89
6．発想の転換！　後顎舌骨筋窩はデンチャースペースではない……………………… 96

# CONTENTS

## CHAPTER 4 　実践：義歯の装着と調整の鉄則 … 123

**1．義歯調整の必要性と妥当性** …………………………………………………… 124
　　1－1．義歯床の調整は恥ずべき行為か？ ……………………………… 124

**2．義歯装着前にしておくこと** …………………………………………………… 125
　　2－1．印象採得を過信しない ………………………………………… 125
　　2－2．義歯床粘膜面は滑沢に ………………………………………… 126

**3．患者に新義歯を装着するときの鉄則** ………………………………………… 127
　　3－1．義歯床外形の確認 ……………………………………………… 127
　　3－2．義歯床粘膜面の調整 …………………………………………… 129
　　　　　1）シリコーン系適合試験材 …………………………………… 131
　　　　　2）クリームタイプの適合試験材 ……………………………… 132
　　3－3．咬合面の調整 …………………………………………………… 139
　　　　　1）咬合調整の前準備 …………………………………………… 139
　　　　　2）下顎位の検査 ………………………………………………… 139
　　　　　3）咬合接触関係の調整 ………………………………………… 141
　　3－4．患者指導を怠らない …………………………………………… 144
　　　　　1）日本補綴歯科学会のガイドライン ………………………… 144
　　　　　2）調整の間隔 …………………………………………………… 146

**4．押えておきたい装着後の調整ポイント** ……………………………………… 147
　　4－1．要調整部位ランキング―上顎義歯の調整ポイント ………… 147
　　　　　1）小帯部 ………………………………………………………… 147
　　　　　2）上顎結節 ……………………………………………………… 150
　　　　　3）口蓋隆起 ……………………………………………………… 151
　　4－2．要調整部位ランキング―下顎義歯の調整ポイント ………… 152
　　　　　1）下顎隆起 ……………………………………………………… 152
　　　　　2）オトガイ孔 …………………………………………………… 152
　　　　　3）咬筋影響部 …………………………………………………… 154
　　　　　4）顎舌骨筋線部 ………………………………………………… 155
　　　　　5）その他の要調整部位 ………………………………………… 156
　　4－3．咬合の調整ポイント …………………………………………… 157
　　4－4．症例から再考する。何が間違っていたのか ………………… 160
　　　　　1）痛いと言われたときに考えること ………………………… 160
　　　　　2）下顎シングルデンチャーの場合 …………………………… 160

**臨床ケース4－1**　頻回の調整でも痛みが解消しなかった症例 ………………………… 161
**臨床ケース4－2**　ティッシュコンディショニングを誤解した下顎シングルデンチャー症例 … 163

# CHAPTER 1

## 現代の無歯顎症例像を捉える

# CHAPTER 1

# 1 総義歯の時代は終わったのか？

## 1-1 高齢者の口腔にみられる大きな格差

　国が推進した「21世紀における国民健康づくり運動（健康日本21）」のなかで唯一その目標値を早期に達成したのが歯の喪失防止、8020達成率である。令和4年度歯科疾患実体調査（2022年）によれば、8020達成率は、2005年の24.1％から2016年には51.2％と飛躍的に伸びたが、2022年では51.6％と前回調査から微増にとどまった[1]。また、65歳以上の高齢者の無歯顎率も2005年の18.2％から2016年で8.5％と半減し、2022年でも7.6％と減少が続いている。

　ただし無歯顎者率の減少率に正比例して、無歯顎者の総数が半減しているわけではないようだ（図1-1）。それはわが国の急激な高齢化に起因する。高齢になるほど無歯顎者率は高まるが、「高齢者の高齢化」として問題視されているように、75歳以上の後期高齢者の著しい増加が続いている。無歯顎者の総数は人口×無歯顎者率という積で決まる。そこで8020率が上がり、無歯顎者率が下がっても、それ以上に高齢者人口が増えているため、総義歯患者数の減少は緩やかである。

　米国でも同じように無歯顎者率は減少傾向にあるが人口増により総数の減少はおさえられている[2]。歯の欠損は経済状況や教育レベルと強い相関関係があり、無歯顎者は貧困層に多いとされている。Wuらは米国の人種別の無歯顎者率は、アメリカ先住民がもっとも高く、次いでアフリカ系アメリカ人、白人、アジア人、ヒスパニック系であると報告している[3]。無歯顎患者は偏在し、我が国においてもとくに要介護高齢者施設に多くみられる[4]。これらの報告はつまり、高齢者の口腔には大きな格差が生れており、極めて良好な口腔内環境を維持している者がいる一方で、すべての歯を失った者も引き続き存在することを示している。

## 1-2 無歯顎者の治療の選択肢は増えたが

　一方、無歯顎の治療方法は総義歯だけではなくなった。初期のボーンアンカードブリッジをはじめ、インプラント義歯による治療方法がさまざま導入されてきた。2002年にはモントリオールのMcGill大学でのコンセンサスミーティングで、「インプラントオーバーデンチャーは下顎無歯顎者に対する標準的治療である」との提言がなされ[5]、さらに2009年には英国York大学でのコンセンサスミーティングで、2本のインプラントを用いた下顎オーバーデンチャーの優位性が確認され[6]、インプラントオーバーデンチャーが下顎無歯顎症例のファーストチョイスであるとの考えは世界中に広まった。こうなると従来の総義歯はなくなるようにも思えるが、実際にはそうなってはいない（図1-2）。

　世界最大級のインプラント企業の2020年の年次報告では、国別のインプラント普及者数で、日本は14位と欧米や韓国に大きく遅れている[7]。インプラントが高額な治療行為であること、外科的侵襲が不可避であることを考えれば、わが国の高齢無歯顎者が経済的理由および身体的理由からインプラントをそれほど多く希望するとは考えにくい。さらに、年齢が進み、認知症や脳血管系疾患などの原因により要介護高齢者になった場合に、インプラント治療の口腔衛生管理を誰が担うのかという問題も危惧されている[8]。

　以上のことから、無歯顎者数は緩やかに減少していくものの、その治療方法の主流はいまだ総義歯が担っていることが理解できる。それでは現代の無歯顎者像は従来と同じと考えてよいのであろうか？

現代の無歯顎症例像を捉える

Check!! 着眼しよう

## 1 高齢者人口の急増と高齢者の口腔環境の変化を合わせて考えよう

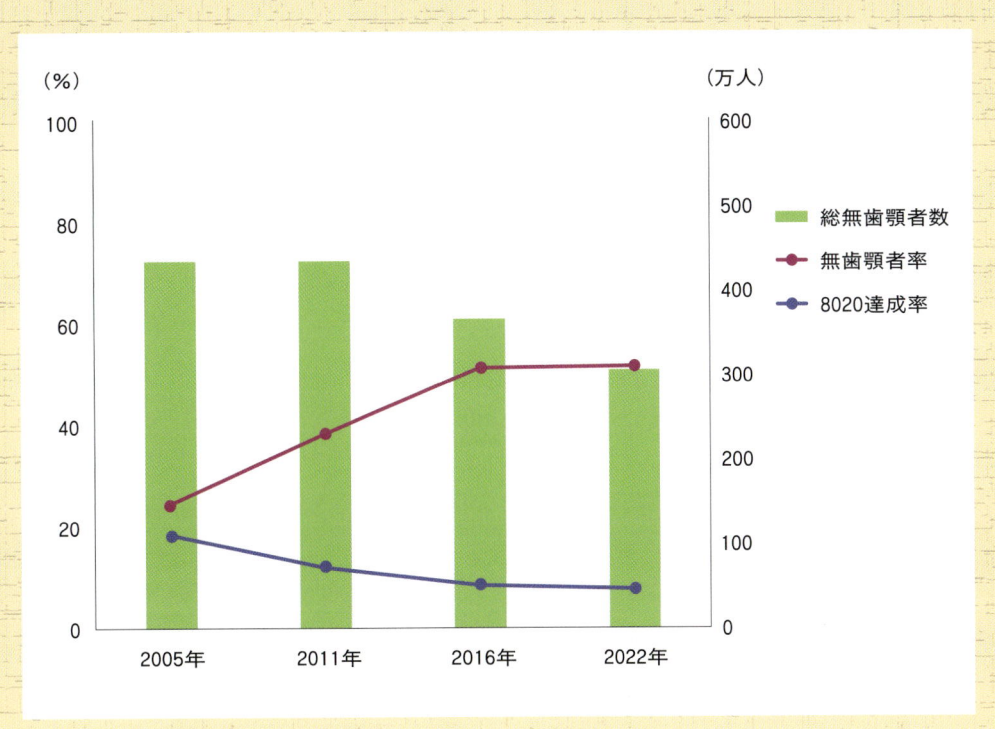

図1-1 日本の総義歯患者数と無歯顎者率および8020率の推移(総義歯患者数は各年の年齢別人口に年齢別無歯顎者率を乗じて算出)。無歯顎者率の半減、8020達成率の倍増に対して、総無歯顎者数はやや遅れて緩やかに減少している。その背景には高齢者人口の急激な増加がある。

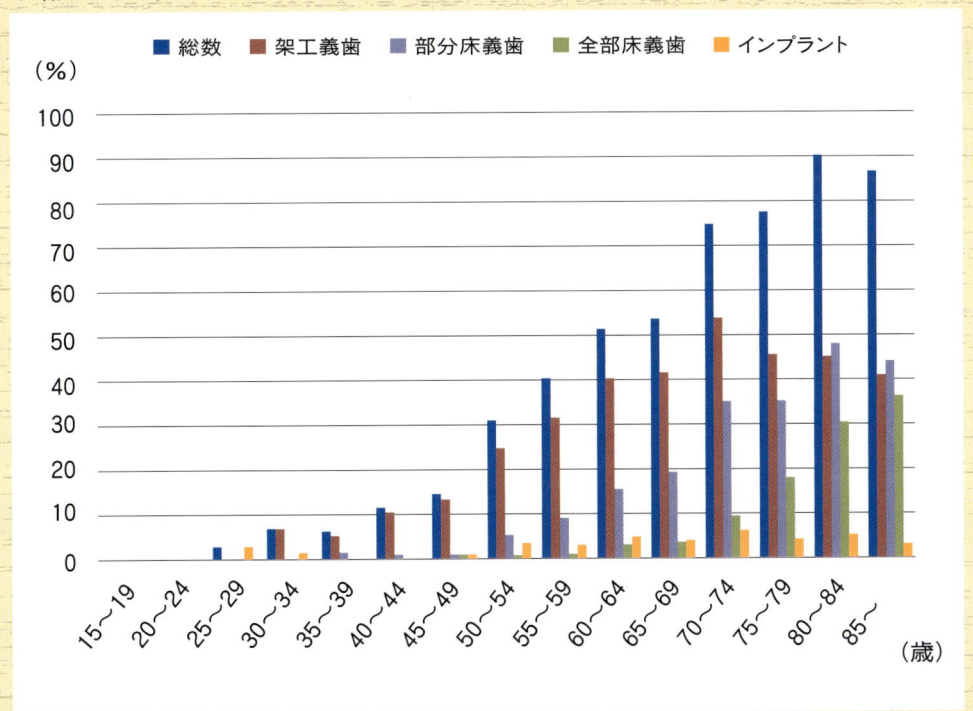

図1-2 補綴物の装着の有無と各補綴物の装着者の割合(令和4年度歯科疾患実態調査[1])。高齢者の補綴物の主体は、インプラントではなく、依然として有床義歯となっている。

# 2 ▶▶▶▶ 大きく変わった現代の無歯顎症例像

## 2-1 総義歯製作に不利な条件が増えている

現代の無歯顎症例像は、GsyiやPoundなどのいわゆる総義歯補綴学の治療原則を決定した"Classic article"が対象としていた無歯顎者の平均的な症例像とは大きく変わっている[9,10]。

現代の無歯顎者は高齢であり、何らかの全身疾患をかかえ、複数の薬を服用している。早期に抜歯をすることがなくなったため長く残存歯を有している場合が多く、著明な顎堤吸収、菲薄な床下粘膜、唾液の減少など、総義歯製作には不利な条件が多い。

さらに、フラビーガム症例や顎関節に問題がある症例もしばしばみられる[11,12]。ところが1970年代、筆者が学生時代に集めた総義歯に関する英語論文に登場する被験者は、その年齢が40歳代や30歳代であることがまれではなかった。

また、図1-3のような隆々とした顎堤が多く存在し、経験した歯学部6年生での臨床実習でも十分対応可能な症例が多かった。

このような凸形の症例ならば歯槽頂も明確で、特別なことを考えなくても十分に維持、安定が確保できた。しかし、顎堤吸収の進行した現代の症例では、滑り台のような断面を呈している症例（図1-4）が多い。それでも今以て総義歯の治療原則として、かなりの先生方の頭に最初に浮かぶのは歯槽頂間線法則ではないだろうか。

## 2-2 歯槽頂間線法則がもはや通じない?

ご存じのように、この歯槽頂間線法則とは梃子の支点をイメージして作られた法則である。歯槽頂間線が下顎第一大臼歯の頬側咬頭内斜面を通るように排列すれば、咬合力の合力は歯槽頂上を通るようになり、片側性の平衡咬合が得られるという考え方である。

しかし、図1-4のような顎堤吸収が進んだ症例では梃子の支点となる歯槽頂が何処なのか、さっぱりわからない。

詳細は次章に譲るが、このように顎堤吸収が著しい場合には歯槽頂自体を特定することが困難な症例も多数存在する。また歯槽頂間線法則は、無理に適応すると、歯列弓が狭くなり、舌房を阻害し、さらに審美性も害することなど多くの問題点が報告されている。

そのため最近では、歯槽頂間線法則は顎堤の良好なむしろかぎられた症例に用いる法則として考えられるようになった。

図1-5～7に示す症例（臨床ケース1-1）は高度な顎堤吸収により、食事中に2回にわたり、下顎骨を骨折した無歯顎症例である[13]。

下顎骨観血的整復術およびPLLメッシュトレーと腸骨海綿骨移植による下顎骨増量術を行い、何とか総義歯を製作した。しかし、骨折による影響で片側に牽引されて下顎の正中が偏位していた。

患者が外力ではなく食べていただけで骨折してしまうほど骨吸収が進行したことに驚くが、最近ではこのような症例がまれではなくなってきている。

このように顎堤断面を模式図で示すならば、凸形よりも滑り台型が適切と思われる症例が主な治療対象となる時代に変わってきていることは確かなようだ（図1-8、9）。

それでは、食事中に下顎骨が骨折するほどの顎堤吸収はどうして起こったのだろうか。顎堤吸収の原因を次項で少し考えてみたい。

現代の無歯顎症例像を捉える

Check!! 着眼しよう

## 2 　以前とは様変わりした顎堤

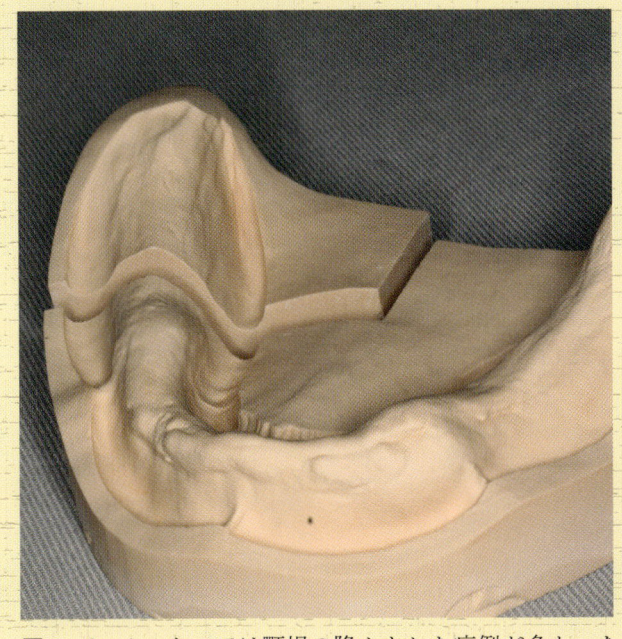

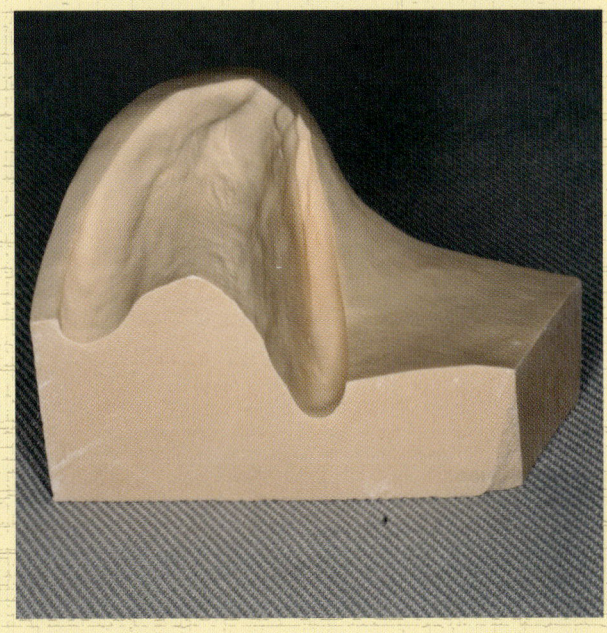

図1-3 a、b　かつては顎堤の隆々とした症例が多かった。歯槽頂も明確。

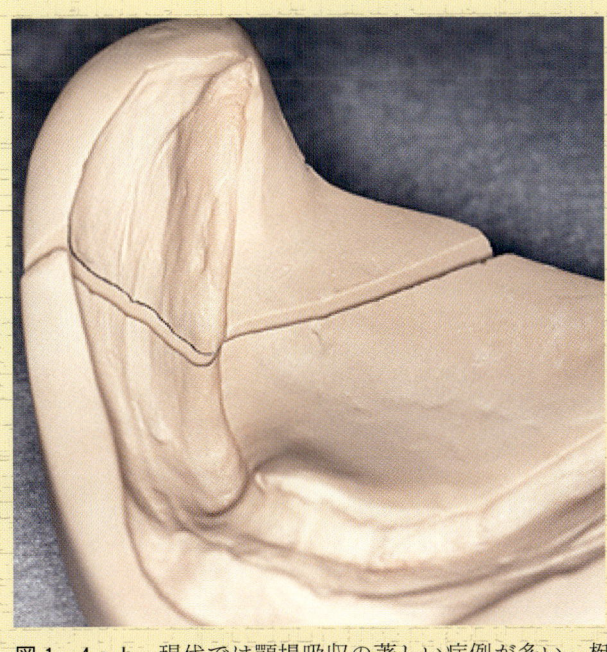

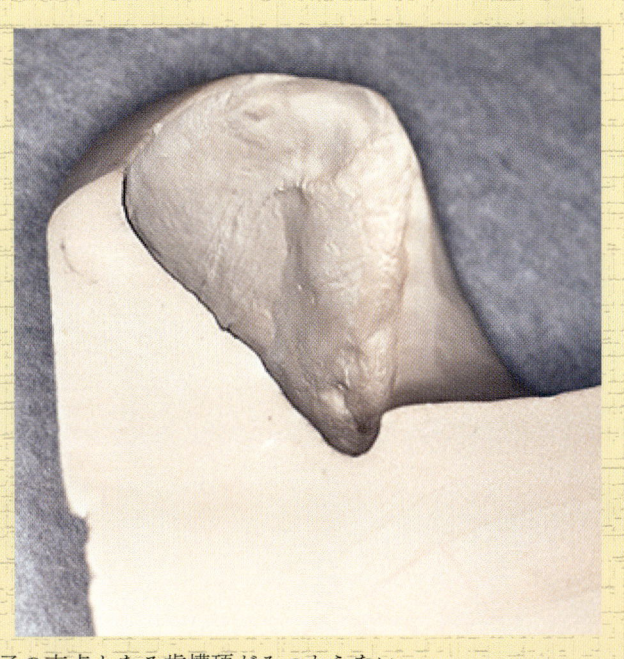

図1-4 a、b　現代では顎堤吸収の著しい症例が多い。梃子の支点となる歯槽頂がみつからない。

## CHAPTER 1

### 臨床ケース1-1　高度な顎堤吸収により食事中に下顎骨折が…

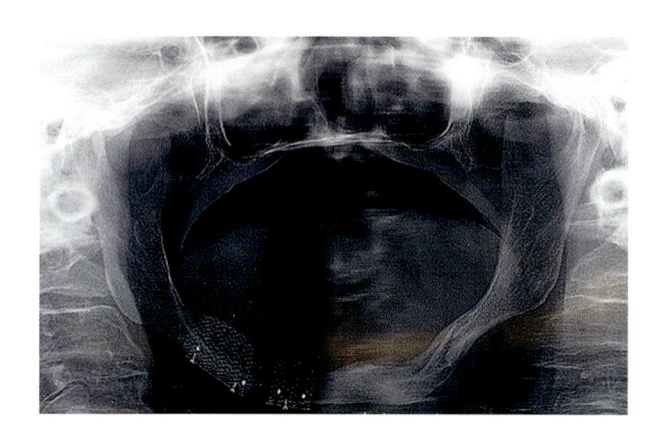

図1-5a　食事中に2回にわたり、下顎骨が骨折した無歯顎症例。

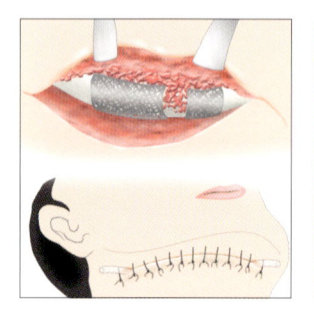

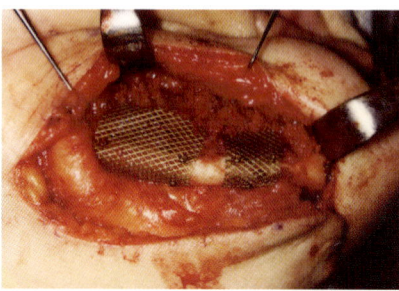

図1-5b、c　下顎骨観血的整復術およびPLLメッシュトレーと腸骨海綿骨移植による下顎骨増量術を行った（東京医科歯科大学：吉増秀實教授のご厚意より提供）。

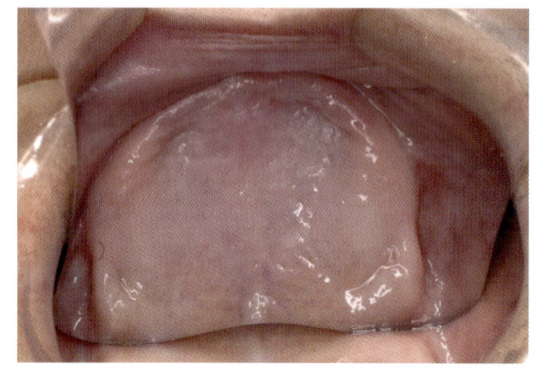

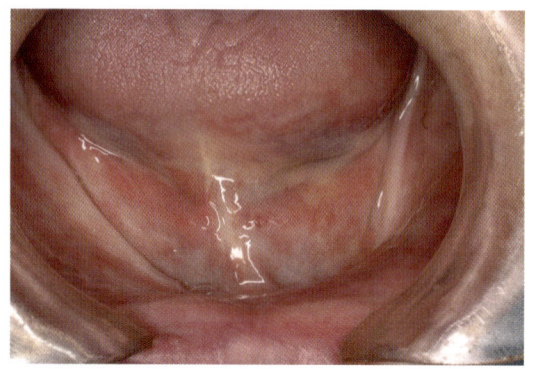

図1-6a、b　義歯製作開始時の口腔内写真。上下顎とも顎堤吸収が著しい。

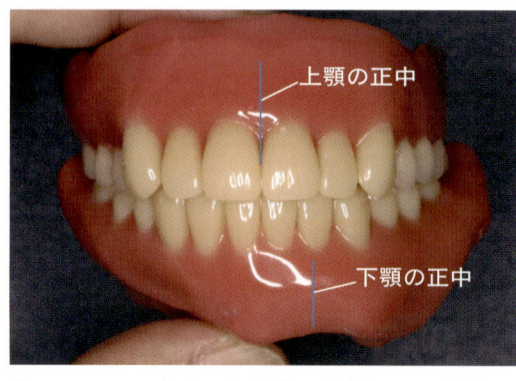

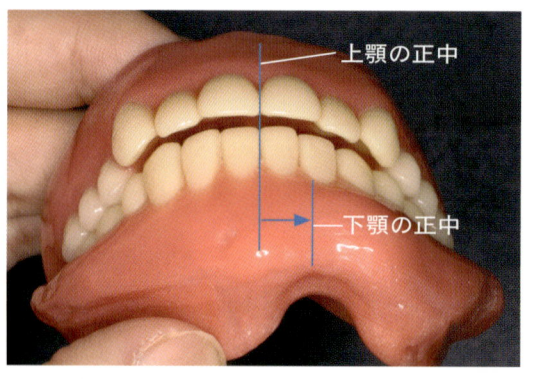

図1-7a、b　完成した義歯。骨折による影響で下顎の正中が偏位している。

## 3 顎堤断面の形態が変化している

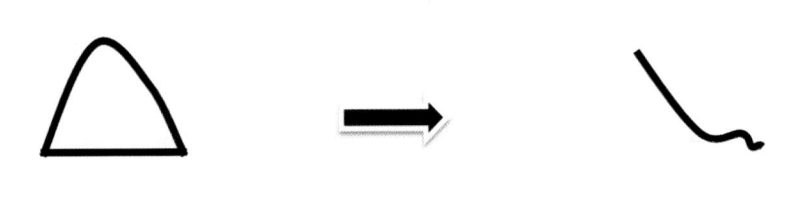

図1-8 顎堤断面の模式図の変化[13]。凸型から滑り台型が適切と思われる症例が頻発する時代に変わった。凸型では明確な歯槽頂も滑り台型ではどこに設定して良いか不明である。

### 現代の無歯顎症例像

1. 高齢者（全身疾患、多数の服用薬）
2. 早期抜歯の減少⇒著明な顎堤吸収
3. 菲薄な床下粘膜、唾液の減少
4. フラビーガム症例、顎関節障害

"Classic article"が対象とした平均的症例像とは異なり、著しく悪化した症例が多い

図1-9 現代の無歯顎症例像。

# CHAPTER 1

## 3 顎堤吸収にかかわる疑問：名人の義歯は顎堤吸収を生じないのか

### 3-1 義歯安定剤使用患者の実態が示すもの

「下手な義歯が顎堤吸収をまねく」ということをよく耳にする。実際に支持域のあまりに狭い義歯の装着により、義歯の外形にそって大きく吸収した顎堤をみかけることがある。

ガタガタと動く義歯では顎堤の吸収は速そうである。図1-10～16に示す症例（臨床ケース1-2）は長期間にわたってクッションタイプの義歯安定剤を使い続けた症例である。義歯全体が安定剤に取り囲まれており、きわめて異様だ。義歯安定剤は大きくデンチャーアドヒィーシブ（義歯粘着剤）とホームリライナーの2つに分類されている（図1-13参照）。そして、デンチャーアドヒィーシブとされるクリームタイプや粉末タイプの安定剤を補助的に使うことは顎堤吸収には問題ないとされている[14]。

しかし、ホームリライナーに分類されるクッションタイプの義歯安定剤は、患者自身で貼るたびに咬合やその厚みが変化するため、問題が大きいとされている。本症例でも年齢が比較的若いにもかかわらず、クッションタイプの義歯安定剤の長期使用により顎堤の吸収が著しく進行したのではないかと推察される。

このような症例は論外ではあるが、それでは、名人の製作した義歯ならば、顎堤吸収は起こらないのであろうか。もしも、吸収が起こらないのであれば、下顎の金属床でも粘膜面をすべて金属に置き換えることが可能となる（図1-17）。

### 3-2 下顎顎堤吸収は多要因で起こる

そこで、顎堤吸収についての文献を集めてみると、興味深い事実がわかる。Atwoodは19年間の観察から、下顎の顎堤吸収は上顎よりも大きく、上顎の顎堤吸収は数年後に少なくなるが、下顎では年間約0.4mmずつ顎堤吸収がずっと継続していたことを報告している（図1-18）[15,16]。

同様にTallgren[17]は25年後の観察で顎堤吸収が持続的に進行していたことを、Jackson[18]は30年間義歯を装着している被験者の一部に、未だに下顎骨が年間0.5mmのペースで吸収が認められたことを報告している。

どうやら、下顎顎堤は生涯にわたって吸収を続けるようである。これらには義歯床を介しての力の伝達が影響しているが、性別や全身状態などの要因が、義歯床よりもはるかに大きな影響を及ぼすことが報告されている[19]（図1-19）。

さらに困ったことには、顎堤の不良な症例ほど吸収が進行しやすいことも判明している。そうすると、昔のような隆々とした凸型の顎堤や比較的年齢の若い無歯顎者は別としても、すでに著しい吸収を起こし、しかも、何らかの全身疾患を有する現代の高齢無歯顎症例では、たとえ名人が義歯を作っても、下顎の顎堤吸収は避けられないことが理解できる。

現代の無歯顎症例像を捉える

## 臨床ケース 1-2　クッションタイプの義歯安定剤を使い続けた症例

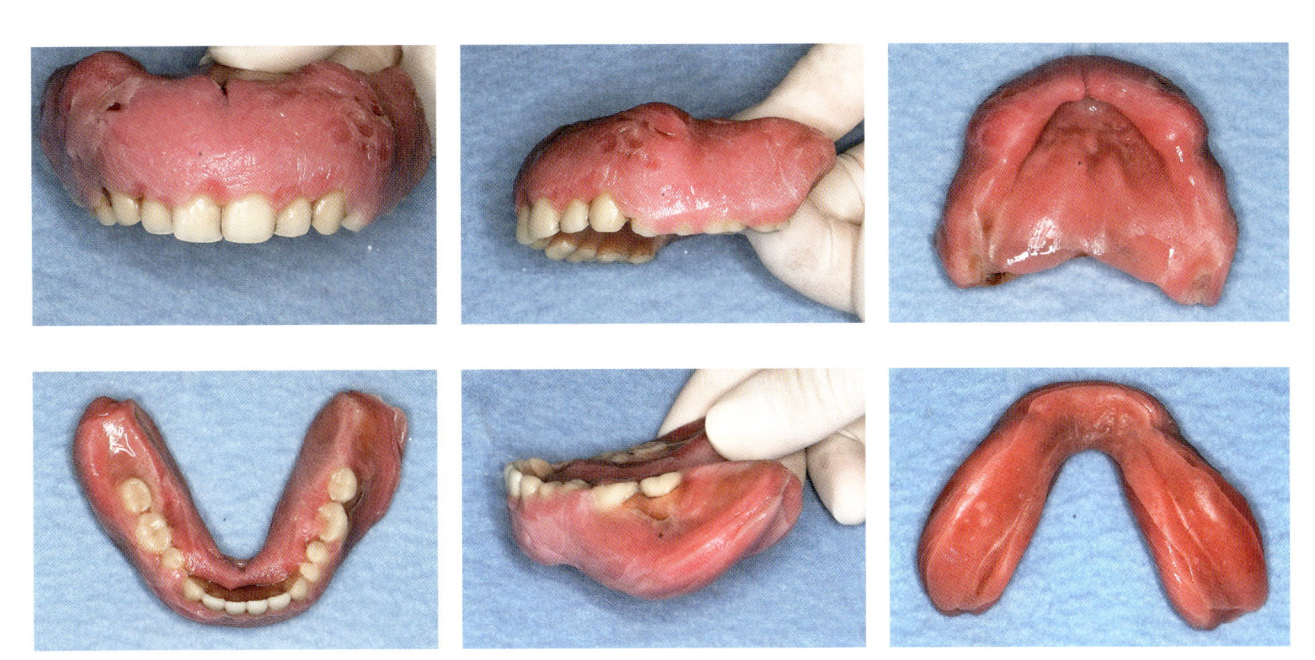

図 1-10a〜f　クッションタイプの義歯安定剤に包まれていた義歯。義歯の本体がどこにあるのかさえわからない。

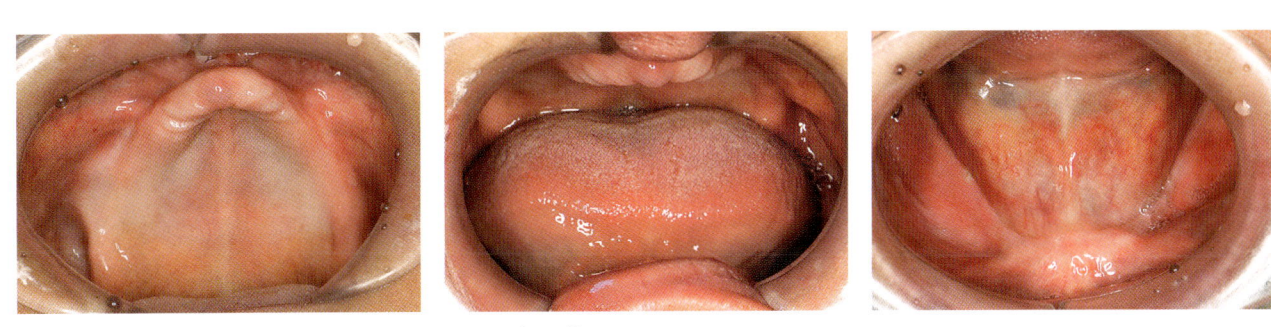

図 1-11a〜c　口腔内写真。上下顎とも顎堤吸収が著しい。

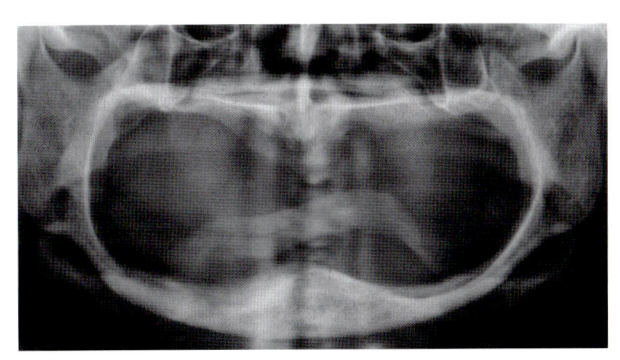

図 1-12　同患者のパノラマエックス線写真。

義歯安定剤

1. デンチャーアドヒィーシブ（denture adhesives）
　①粉末タイプ
　②クリームタイプ
　③テープタイプ

2. ホームリライナー（home reliner）
　①クッションタイプ

図 1-13　義歯安定剤の分類。

17

# CHAPTER 1

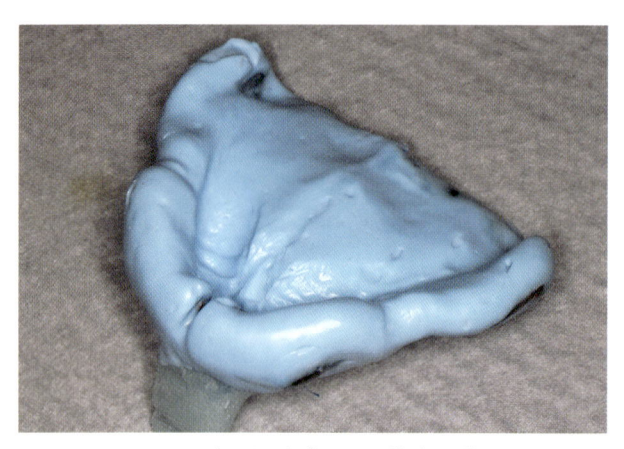

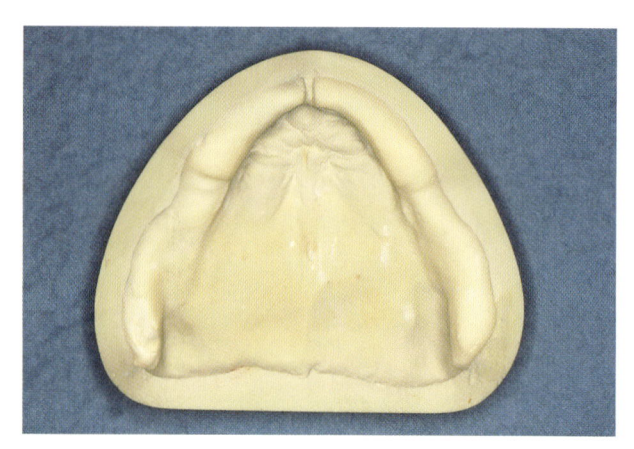

図1-14a、b　a：上顎の印象、b：作業用模型。吸収を補う厚い辺縁形態を心がけた。

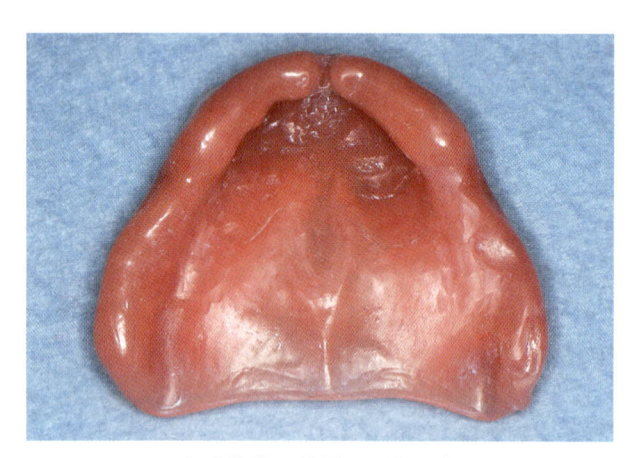

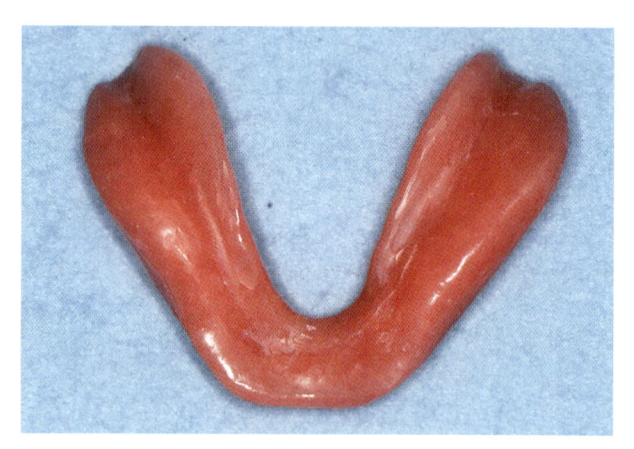

図1-15a、b　完成義歯。特異な顎堤吸収により、下顎義歯の形態はすぐれない。

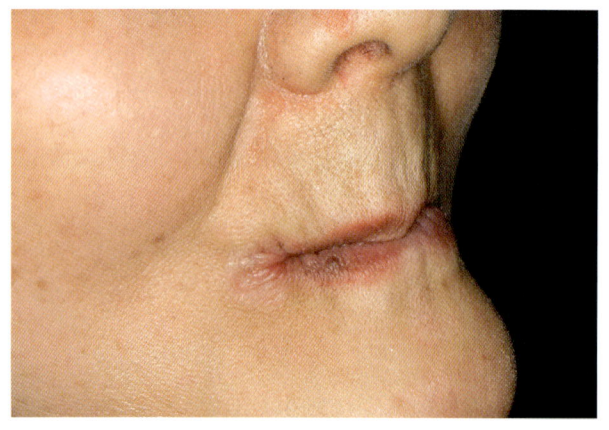

図1-16a、b　義歯装着による顔貌の改善がなされた。

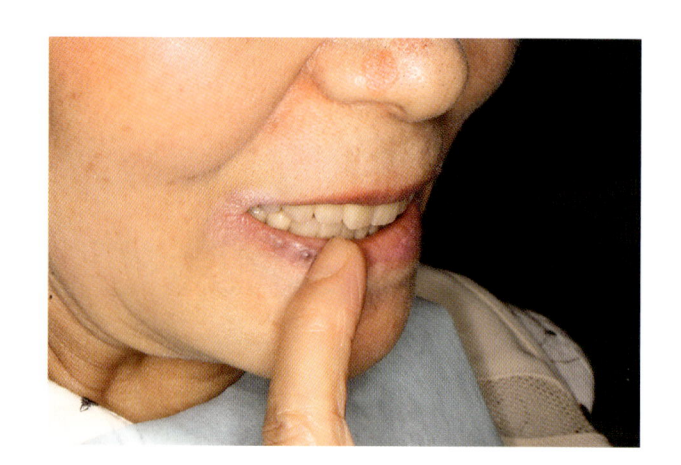

現代の無歯顎症例像を捉える

Check!! 着眼しよう

## 4 名人が製作すれば下顎粘膜面をすべて金属としても妥当なのか？

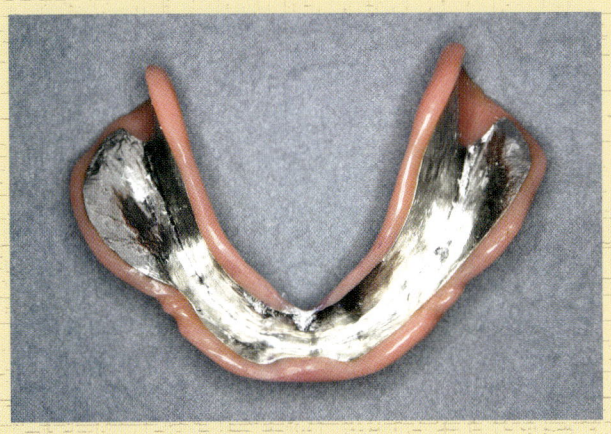

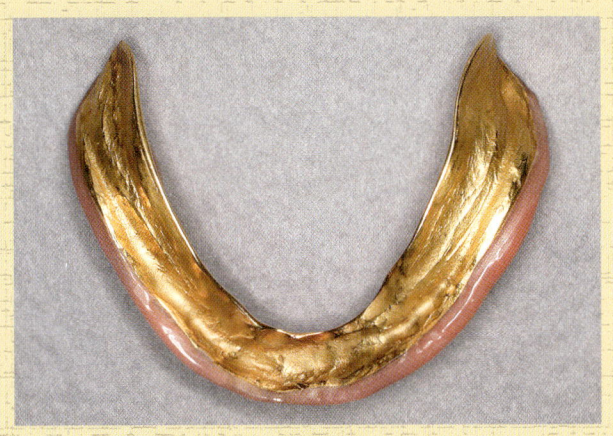

図1-17a、b　下顎金属床義歯。a：名人が作ったと思われる適切な形態の義歯。b：普通の術者が作った義歯。では名人ならば下顎粘膜面を金属にすることに妥当性があるのか。

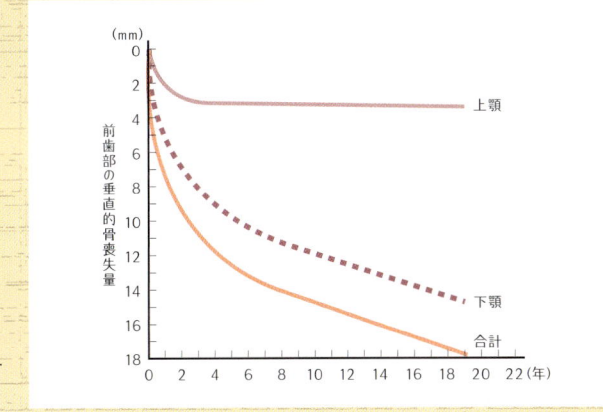

図1-18　19年間にわたるある患者の顎堤吸収（Atwood 図[15]より引用・改変）。

### 骨吸収についての知見

1. 骨吸収は継続的に進行する
2. 下顎の吸収は上顎より大きい
3. 顎堤の不良な症例ほど吸収が進行しやすい
4. 全身疾患が骨吸収を助長する

骨吸収＝口腔内の要素＋全身要素

図1-19

19

# CHAPTER 1

## 4 ▶▶▶▶ 総義歯失敗のトライアングルとは

### 4-1 古い総義歯の概念が作り出す「ひも状義歯」

　以前はやさしい症例から順を追ってトレーニングをするということができた。しかし、現在では簡単な症例が激減し、初学者であってもいきなり顎堤吸収の著しい難症例に対応せざるをえない状況が生まれている。

　そのため総義歯補綴治療の習得はなかなか難しく、前述した70億円市場といわれている義歯安定剤、しかもクッションタイプに頼らねばならないような噛めない義歯が巷にはんらんしている。

　噛めない義歯の代表として、支持域が極端に狭い義歯（図1-20）、咬合高径が低すぎる義歯（図1-21）、臨床ケース1-3に示した下顎位が前方に変位している義歯（図1-22）が挙げられる。

　これらの問題を有する義歯はとくに顎堤吸収が進めば、進むほど頻出するように思われる。顎堤吸収が著しい症例では、あたかも外側からは頬や口唇の粘膜が、内側からは口腔底粘膜や舌が顎堤頂まで迫ってきているようにみえる。

　そこで、古い概念に従い、粘膜の可動部を避け、不動部のみを印象採得すれば、義歯床支持面積は著しく狭いものとなる。このような支持面積の極端に狭い下顎の義歯は「ひも状義歯」と揶揄されている。

　この「ひも状義歯」では力学的にも、生理学的にも安定が得られず、咬合力を十分には支持できない。また、咬合高径が高いと咬合力が強く発揮されるので、痛みが出ないように咬合力を小さく抑えようとして咬合高径は低くされる。

　こうして咬合高径が低くなると下顎はどうしても前方に偏位する。また「ひも状義歯」では臼歯部での噛みしめが困難なため、下顎は前方に偏位しやすいともいわれている。

　つまり、咬合力を負担できないために「噛めない義歯」にしなければ、口腔内に義歯を入れておくことができなかったのである。

### 4-2 ひも状義歯，低位咬合，下顎の前方偏位というトライアングル

　このように、ひも状義歯、低位咬合、下顎の前方偏位の3つはそれぞれが関連しており、これを筆者は「総義歯失敗のトライアングル（図1-23）」と呼んでいる。

　そこでこのトライアングルを、どこかで断ち切らなければ噛める総義歯を作ることはできない。印象採得は咬合採得に先行する治療ステップであるため、まず適切な印象採得を行うことが失敗のトライアングルから抜け出す近道となる。

　後述するように下顎義歯の後縁はレトロモラーパッドの1／2〜2／3を覆うことになっている。

　そこで、少なくともレトロモラーパッドまで下顎の印象域が確保されていれば、咬合高径が低すぎる義歯は作れないはずである。咬合高径が低すぎると、このレトロモラーパッド部とそれに対向する上顎のハミュラーノッチ部がぶつかってしまうからである（図1-24）。

　このようにして適正な咬合高径が回復されれば、下顎位が正常な位置に復帰することが可能となるのである。そもそも、ひも状では咬合床の安定が望めないので、咬合採得を誤りやすい。そこで、義歯製作の最初のステップである印象採得を基本に忠実に行うことが大切となる。

現代の無歯顎症例像を捉える

Check!! 着眼しよう

## 5 噛めない義歯の代表例とは①

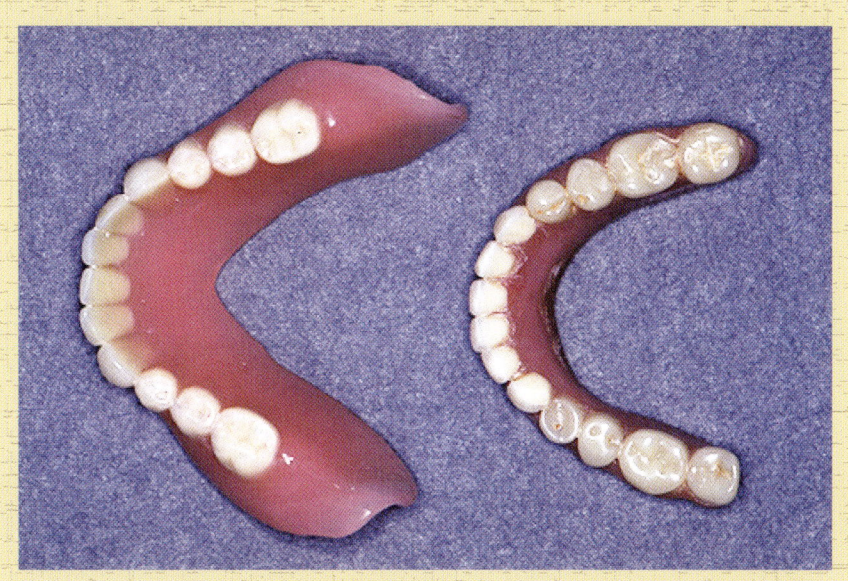

図1-20　新義歯と旧義歯（ひも状義歯）。咬合力を負担するはずの支持域が確保されていない。

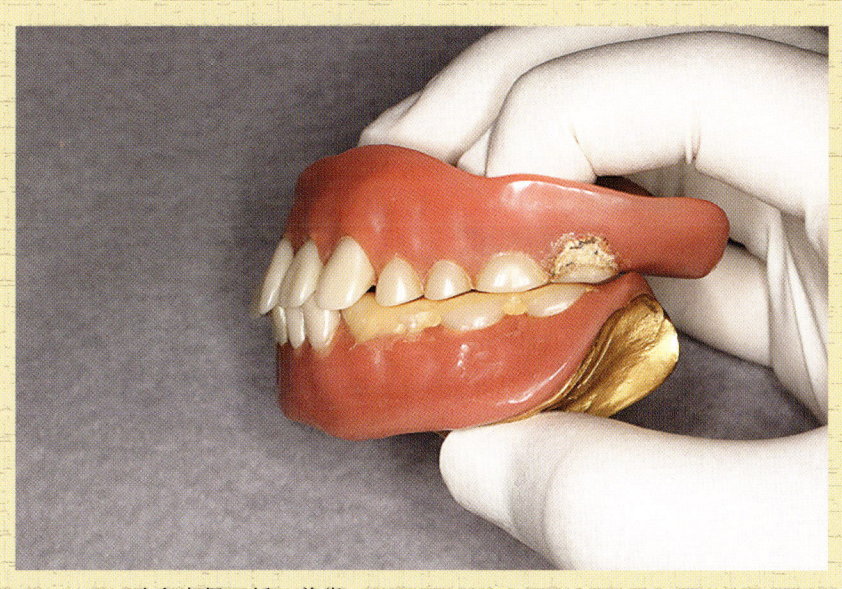

図1-21　咬合高径が低い義歯。

CHAPTER 1

## 臨床ケース 1-3　咬合高径が低く、下顎が前方変位していた症例

図 1-22-a〜d　顎間関係記録を誤った症例。

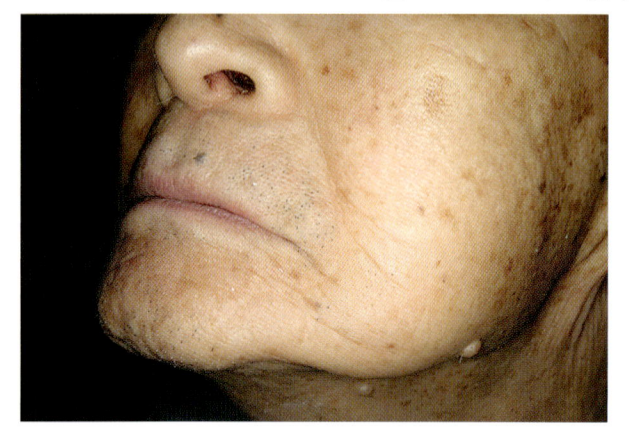

a：下顎が前方に偏位しているようにみえる。

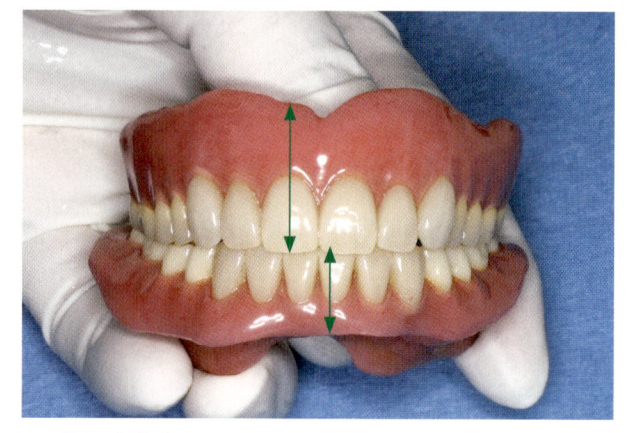

b：使用中義歯。上顎に対して下顎が短い。咬合平面の設定ミスなのか、下顎の高径が適切に回復されていないのかを疑う。

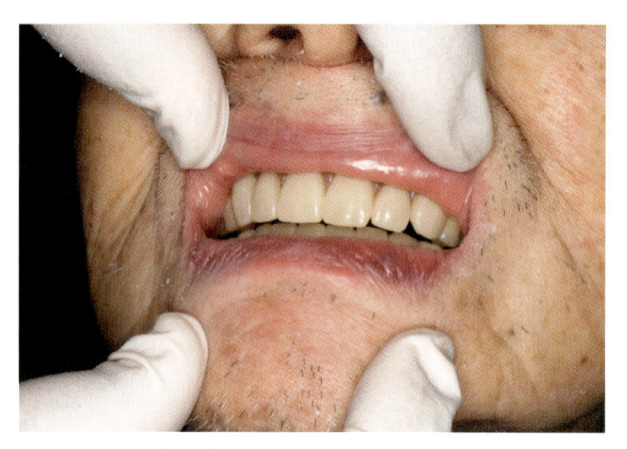

c：使用中義歯の嵌合位。

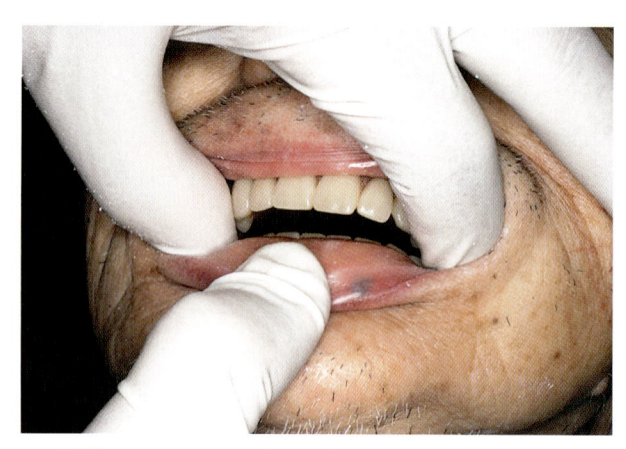

d：誘導すると下顎がずっと奥に入る。

現代の無顎症例像を捉える

Check!! 着眼しよう

## 6 噛めない義歯の代表例とは②

**失敗のトライアングル**

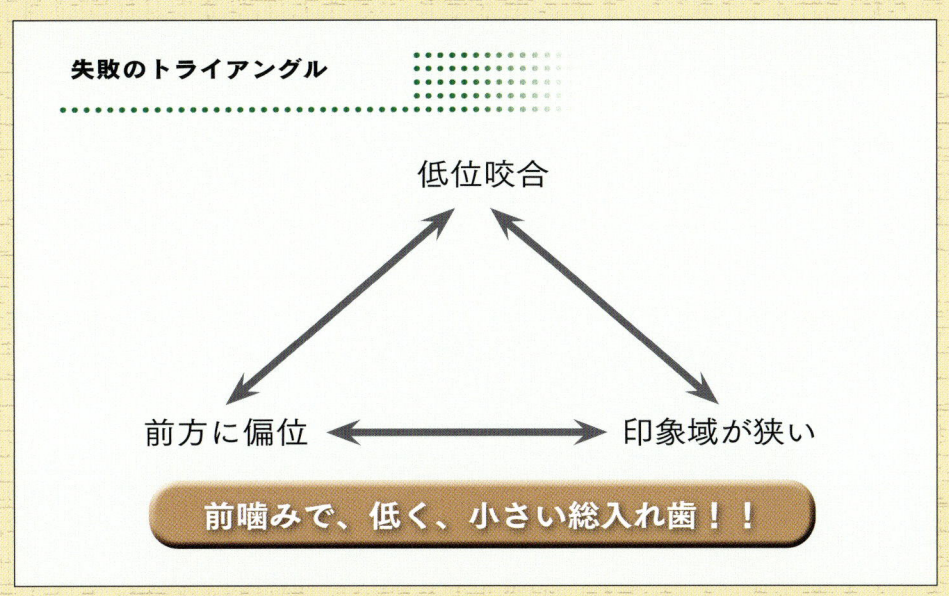

低位咬合
　↑　　↑
前方に偏位 ⇔ 印象域が狭い

**前噛みで、低く、小さい総入れ歯！！**

図1-23　総義歯失敗のトライアングル。トライアングルをまず、どこかで断ち切らなければならない。

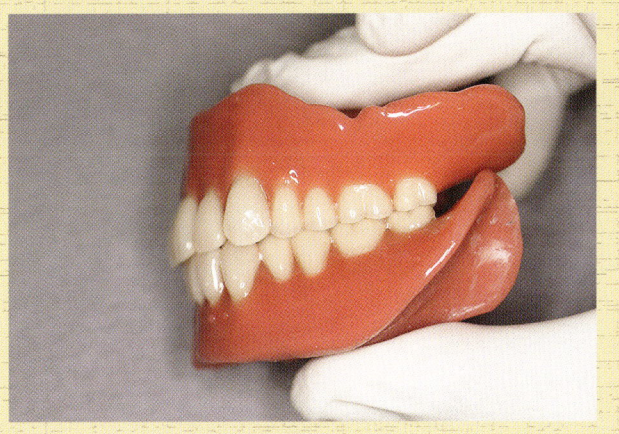

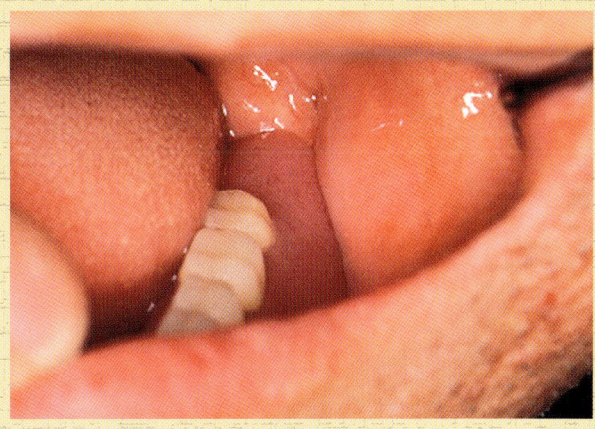

図1-24a、b　印象採得が適切でレトロモラーパッドまで採得されていれば、上下顎義歯が後方でぶつかるため低すぎる義歯は作れないはずである。

# CHAPTER 1

# 5 顎堤吸収への基本的な考え方

## 5-1 デンチャースペースとは

　それでは、著しく吸収した顎堤にどう対処すべきであろうか。それは、デンチャースペース（Denture Space）を適切に採得することである。そこで、まず、基本的な考え方としてデンチャースペースの概念を正しく理解しよう。デンチャースペースとは米国の補綴用語集（Glossary of Prosthodontic Terms Seventh Edition[20]）で以下のように定義されている。

　「denture space 1 : the portion of the oral cavity that is or may be occupied by the maxillary and/or mandibular denture(s) 2 : the space between and around the residual ridges that is available for dentures 3 : the area occupied by dentures where formerly the teeth, alveolar bone, and surrounding soft and hard tissues were located」

　このようにデンチャースペースとは天然歯の喪失によって口腔内に生じた上下顎の顎堤間の空間であり、また、そこは義歯で満たすべき上下顎の顎堤間の空間である（図1-25）。

　歯の喪失により、同時にそれを支える歯槽骨や周囲の軟・硬組織も失われる。そこで、歯ばかりでなく、歯槽骨や周囲軟組織をも義歯で補う必要があるということだ。したがって、顎堤の吸収が大きければ大きいほど、その吸収した骨の量だけ義歯の体積を増す必要がある（ルール1）。

　つまり、顎堤吸収の大きいところは義歯床を長く厚く、顎堤吸収の小さいところは義歯床を短く薄くするということである。

　ところが、実際の印象採得時には顎堤の良好な症例ほど義歯床は大きくなりやすい。一方、大きく延ばすべき顎堤吸収が進行した症例ほど、印象辺採得が難しく、床縁は短くなりやすい。そこで、意図的に床縁の長さや厚みをコントロールしなければならない。そのためには、前もって研究用模型を十分に観察し、顎堤の吸収状態を類推、把握する必要がある。

　この作業を以後、ルール1「顎堤の吸収を読む」と呼ぶことにしよう。

現代の無歯顎症例像を捉える

Check!! 着眼しよう

## 7 | デンチャースペースを正しく理解しよう

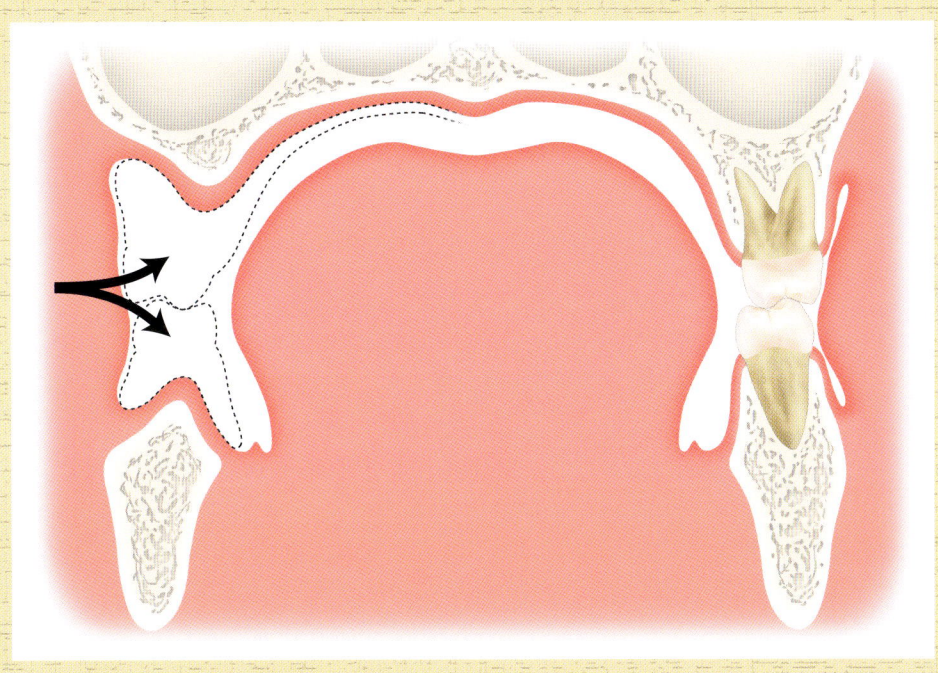

**図1-25** デンチャースペース。天然歯の喪失により、あわせてそれを支える歯槽骨や周囲の軟・硬組織も失われ、上下顎堤間にスペースが生まれる。そのスペースを義歯（人工歯と義歯床）で満たす必要がある（Watt 図[21]より引用）。

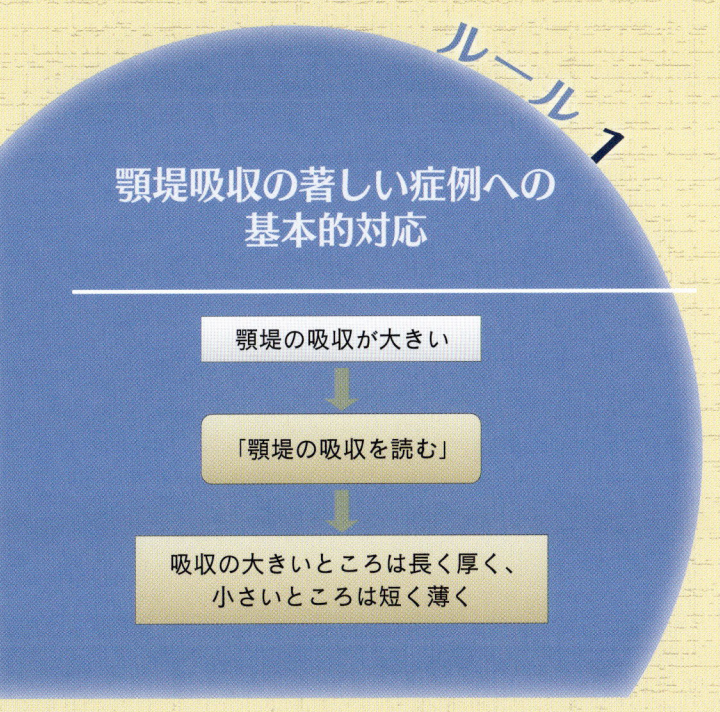

ルール1

### 顎堤吸収の著しい症例への基本的対応

- 顎堤の吸収が大きい
  ↓
- 「顎堤の吸収を読む」
  ↓
- 吸収の大きいところは長く厚く、小さいところは短く薄く

顎堤吸収の著しい症例への基本的対応。顎堤の吸収を読むことが重要である。

## 参考文献

1. 令和4年度歯科疾患実態調査. https://www.mhlw.go.jp/toukei/list/dl/62-17b_r04.pdf(2024年9月30日アクセス)
2. Lee DJ, Saponaro PC. Management of Edentulous Patients. Dent Clin North Am. 2019；63(2)：249-261.
3. Wu B, Liang J, Plassman BL, et al. Edentulism trends among middle-aged and older adults in the United States: comparison of five racial/ethnic groups. Community Dent Oral Epidemiol 2012；40(2)：145-153.
4. Minakuchi S, Takaoka S, Ito J, et al. Factors affecting denture use in some institutionalized elderly people. Spec Care Dentist 2006；26：101-105.
5. Feine JS et al. The McGill consensus statement on overdentures. Mandibular two-implant overdentures as first choice standard of care for edentulous patients. Int J Prosthodont 2002；15：413-414.
6. British Society for the Study of Prosthetic dentistry(eds). The York consensus statement on implant-supported overdentures. Eur J Prosthodont Restor Dent 2009；17：164-165.
7. Straumann Group 2020 Annual Report. https://www.straumann.com/content/dam/media-center/group/en/documents/annual-report/2020/2020_Straumann_Annual_Report.pdf(2024年9月30日アクセス)
8. 池邉一典, 和田誠人, 豆野智昭ら. 超高齢社会でインプラント治療後に考えておかなければならないこと：社会と患者がたどる将来を見据えて. 日口腔インプラント誌 2019；32：197-203.
9. Ivanhoe JR, Cibirka RM, Parr GR. Treating the modern complete denture patient: A review of the literature. J Prosthet Dent 2002；88：631-635.
10. 鈴木哲也. 誌上ディベイト フルバランスドオクルージョンかリンガライズ・オクルージョンか. 咀嚼時の咬合接触からみた全部床義歯の咬合. 補綴誌 2004；48：664-672.
11. Sakurai K, et al. A survey of temporomandibular joint dysfunction in completely edentulous patients. J Prosthet Dent 1988；59：81-85.
12. 田中久敏ほか. 総義歯装着者における顎関節症の臨床的特徴－顎関節内障の発生頻度－. 補綴誌1995；39：396-405.
13. 鈴木哲也. 全部床義歯のスキルアップ－全部床義歯の咬合採得－. 補綴臨床 2006；39：648-656.
14. Zarb GA, Bolender CL. Prosthodontic Treatment for Edentulous Patients: Complete Dentures and Implant-Supported Prostheses. 12th ed. St. Louis: LV Mosby co, 2004.
15. Atwood DA. The reduction of residual ridge. A major oral disease entity. J Prosthet Dent. 1971；26：266-79.
16. 細井紀雄, 平井敏博, 大川周治, 市川哲雄 編. 無歯顎補綴治療学第2版. 東京：医歯薬出版, 2009.
17. Tallgren A. The continuing reduction of the residual alveolar ridges in complete denture wearers: a mixed-longitudinal study covering 25 years. J Prosthet Dent 1972；27：120-132.
18. Jackson RA, Ralph WJ. Continuing changes in the contour of the maxillary residual alveolar ridge J Oral Rehabil 1980；7：245-248.
19. Carlsson GE. Responses of jawbone to pressure. Gerodontology 2004；21：65-70.
20. The Academy of Prosthodontics. The glossary of Prosthodontic terms 7th ed. J Prosthet Dent 1999；81：41-110.
21. Watt DM, MacGregor AR. Designing complete dentures. 2nd ed. Bristol: Wright；1986.

# CHAPTER 2

## 上顎義歯への戦略

# CHAPTER 2

## 1 上顎の印象：落ちなくてもあとで困る駄目な印象とは

### 1-1 顎堤吸収を考慮した印象が大事な理由

　上顎は口腔底や舌のような大きく移動する軟組織の関与がないため直視しやすく、下顎よりもはるかに印象採得が容易とされている。しかも、上顎義歯の唇、頰側床縁は口輪筋や頰筋の働きにより辺縁封鎖が維持されやすい部位であるため、筋の付着部を超えて大きく辺縁を延長する必要はない。

　そのため通常の症例では顎堤の吸収など意識せず、昔ながらに可動部と不動部の境を採得しようと過度な筋圧形成を行い、薄い辺縁ができ上がったとしても、後縁部さえ確実に押さえておけば、上顎義歯が落ちて困るということはあまりない。

　ところが顎堤吸収が進行した症例では、吸収を考慮せずに印象採得を行えば、その後に行う人工歯排列で大きな問題を生じることになる。

　そこで本章では、まずはじめに人工歯排列の問題とからめて、吸収を考慮した印象採得の重要性について解説する。

　上顎において顎堤吸収が進むと、歯槽頂は内方に移動することはよく知られている。もともと上顎の前歯部、および臼歯部天然歯はそれぞれ唇側、頰側に傾斜しており、唇側、頰側の歯槽骨の壁が薄い。そのため唇側および頰側の骨吸収が早く進むため、顎堤吸収が進めば進むほど歯槽頂は内方に移動し、見かけ上、顎堤のアーチが小さくなる[1]（図2-1）。

　一方、下顎臼歯部天然歯は舌側に傾斜しており、舌側の壁がわずかに薄いため舌側の骨壁の吸収が多少早い。そのため下顎臼歯部では歯槽頂は頰側に移動し、顎堤のアーチはわずかに広がるようにみえる。そこで、上下顎のアーチは顎堤吸収が進めば、進むほど、大きくズレることになる。

### 1-2 吸収した顎堤への人工歯排列をどうするか？

　このような症例にどのように人工歯を排列するかであるが、人工歯排列の考え方は2つに大別される（図2-2）。1つは歯槽頂間線法則に代表される力学的な考え方に基づく排列法であり、もう1つは天然歯の元あった位置に排列しようとする解剖学的、生理学的な考え方に基づく排列法である[2]。

#### 1）吸収した顎堤への歯槽頂間線法則の適応は妥当か？

　顎堤吸収の進行した症例に前者の歯槽頂間線法則を適応すれば、人工歯は内側に移動せざるを得ず、結果として舌房も狭くなる（図2-3）。舌房が狭いと咀嚼しづらく、また義歯の安定も悪くなる[3]（図2-4）。

　また、舌房の狭い義歯を患者は義歯を大きく邪魔に感じるものである。そこで吸収が進み、歯槽頂間線の傾斜が80°以下になれば、交叉咬合排列にしなければならないとされている[4]。

　ところが、この交叉咬合排列は嚙みにくいようである。正常の被蓋をもつ人では、閉口相から咬合相、開口相に向かう咀嚼サイクルは、外から中へ向かう涙的状を示す。しかしながら、交叉咬合になれば、上下顎の被蓋は逆転するため、そのままでは頰を嚙む。そこで、クロスするなど咀嚼運動パターンを変えざるを得ず、咀嚼リズムが乱れ、きわめて不安定となる（図2-5）。

　もともと有歯顎時に反対咬合だった人は、その咀嚼パターンに慣れているので問題はないかもしれないが、正常な被蓋だった人が、顎堤吸収が進んだからといって、ある日を境に急に咀嚼運動パターンを

上顎義歯への戦略

Check!! 着眼しよう

## 1 顎堤吸収により人工歯排列の考え方は変化する①

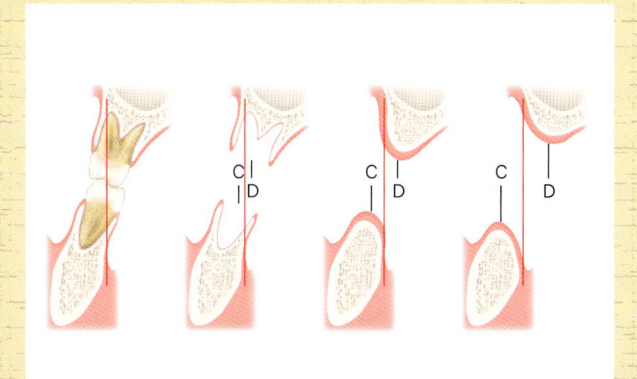

**人工歯排列の考え方**

1. 力学的な考え方に基づく排列法
   1) 歯槽頂間線法則
   2) 歯槽頂上排列
      キーゾーン法、共通帯法
2. 解剖学的、生理的な考え方に基づく排列法
   1) 筋中立帯に排列
      ニュートラルゾーン・テクニック
      フレンジ・テクニック
   2) 天然歯の元にあった位置に排列
      Watt, Pound

図2-1 抜歯後の顎堤吸収．顎堤吸収が進めば、進むほど、上顎の歯槽頂は内方に移動し見かけ上、顎堤のアーチが小さくなる（Boucher 図[1]より引用・改変）。

図2-2

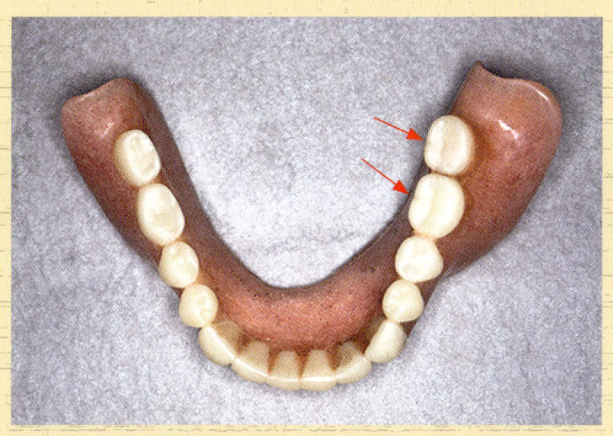

図2-3 歯槽頂間線法則を無理に適応すると舌房が狭くなる。

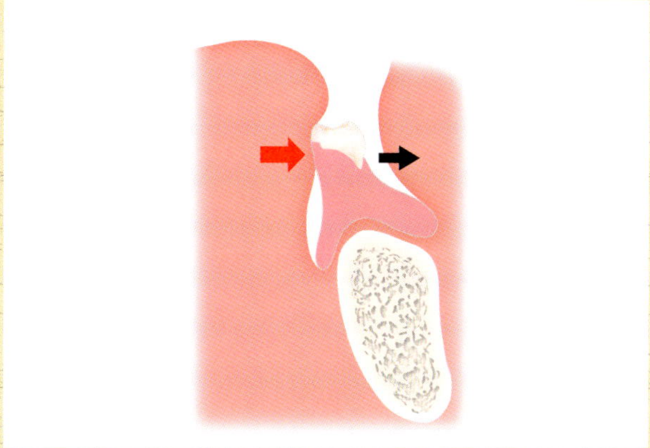

図2-4 舌房が狭いと咀嚼しづらく、また、舌に押されて義歯の安定も悪い（早川図[3]より引用・改変）。

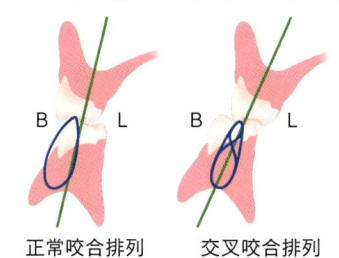

図2-5 正常の被蓋をもつ人の咀嚼サイクルは、涙的状を示すが、交叉咬合に変えればクロスする。

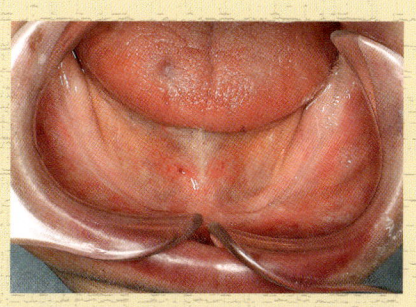

図2-6 顎堤吸収が進んだ症例では歯槽頂そのものの位置が不明瞭。

29

# CHAPTER 2

変化しなければならないというのには無理がある。

また、そもそも交叉咬合排列が適応されるような顎堤吸収が進んだ症例では歯槽頂そのものの位置が不明瞭となっており(図2-6)、どこで80°を測定したのかさえ疑問となる。歯槽頂間線法則については、そのほかにも多くの問題点が指摘されている[3]。

### 2) 咀嚼時の片側性平衡咬合は必須か?

ところで、歯槽頂間線法則イコール両側性平衡咬合のことと誤解している人が多いようだが、実はこの法則は咀嚼時における片側性の平衡咬合を得るための法則である[4](図2-7)。

歯槽頂の位置をテコの支点にたとえ、歯槽頂間線より外側に咬合力が働けば、義歯は転覆するとの考えより生まれた(図2-8)。しかし、Watt[5]は義歯をプールに浮かぶボートにたとえた有名な図(図2-9)を用いて、ボートの反対側で軽く手を置くだけでボートは転覆しないと明快に論破している。

すなわち平衡側において頬側の辺縁封鎖が十分に確保されていれば、歯槽頂間線法則によらなくても義歯の転覆は防げるということを模式図で示したのである。

そもそも、歯槽頂間線法則が生まれたGysiの時代では、現代の印象採得とは、概念が異なっていた。義歯周囲軟組織の影響をできるだけ排除し、粘膜の可動部をなるべく避けるとされていた。また、解剖学や生理学的知識が不十分で、顎堤と咬合力の2要素を基に作図(力学)的手法により義歯の安定を考えていたのである。

日本においても1970年代頃までに出版された本の写真をみると、義歯の辺縁があまりにも薄いことに驚く。そのような薄く短い義歯床縁(図2-10)では、Wattが示す平衡側での頬筋や周囲軟組織による強い封鎖は期待できない。

### 3) 元あった位置への排列には何が必要か?

それでは、印象域は狭いままで、人工歯だけ天然歯の元あった位置に排列すればどうであろう(図2-11)。

こうなると人工歯だけ外側に張り出したようになり、人工歯歯頸部から床縁を結んだ研磨面の傾斜が逆転し下内方に向いてしまう。

一般に上顎大臼歯部の研磨面形態は上内方に向いていなければならない[3]。この方向にあれば、頬筋の筋圧が義歯を顎堤に押しつけるように働くため、義歯の維持に好都合である。これをルール2「上顎臼歯部研磨面のルール」と呼ぶことにする。

しかしこのルールを破り、研磨面の方向が逆転すれば、頬筋よる筋圧が義歯を外すように働くため、義歯の維持・安定は損なわれる(図2-12)。そこで、印象辺縁が十分に採得されていなければ、やはり人工歯は内側に排列せざるを得ない。

ところが、顎堤の吸収を読み、失われた歯槽骨の量を考慮し、口腔前庭の幅を十分に採得すれば、吸収の有無にかかわらず床外形は変化しないため、つねに一定の位置に人工歯が排列可能となる。

以上のように、近年の歯科補綴学研究の進捗による周囲軟組織や研磨面形態に対する概念の変化が印象の概念を変え、印象の概念の変化が排列を変えたことになる。

ただし、未だに昔ながらの印象採得を行っていれば、歯槽頂間線法則に従わざるを得ないことは確かであろう。

---

**ルール2**

**上顎臼歯部研磨面のルール**

「上顎大臼歯部の研磨面形態は必ず上内方へ向かなければならない」

上顎義歯への戦略

Check!! 着眼しよう

## 2 顎堤吸収により人工歯排列の考え方は変化する②

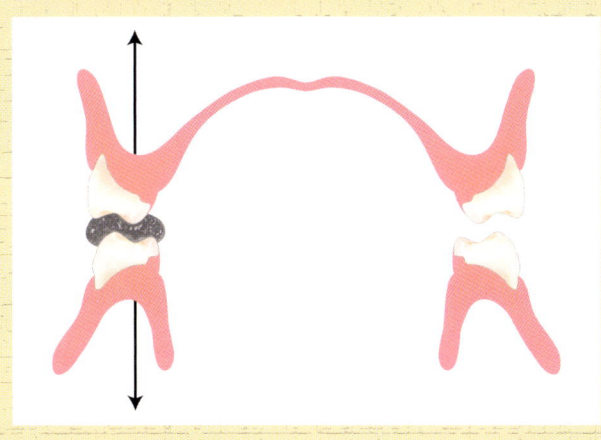

図2-7 歯槽頂間線法則は、咀嚼時における片側性の平衡咬合を得るための法則。

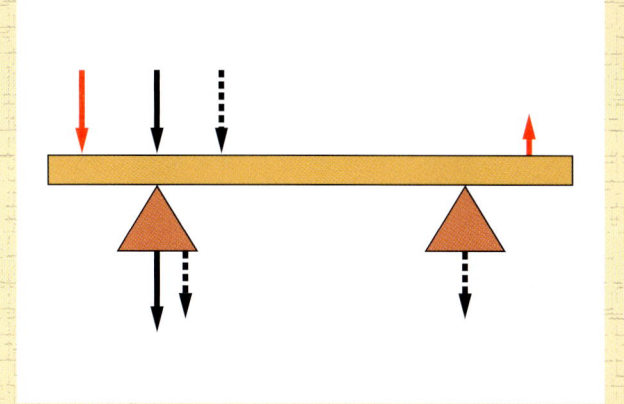

図2-8 歯槽頂の位置をテコの支点にたとえて、歯槽頂間線より外側に咬合力が働けば、義歯は転覆するとの考えより生まれた。

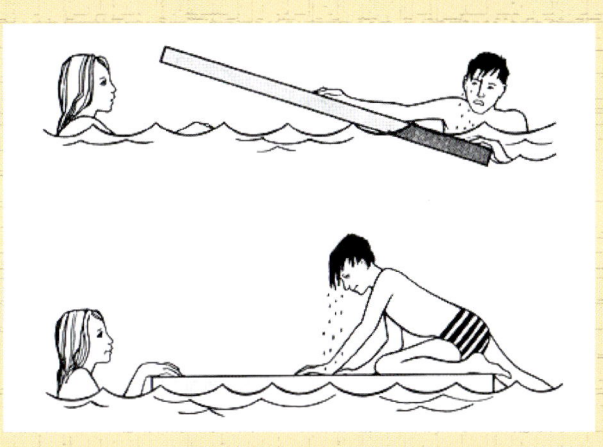

図2-9 ボートの反対側で軽く手を置くだけでボートは転覆しない（Watt 図[5]）より引用）。

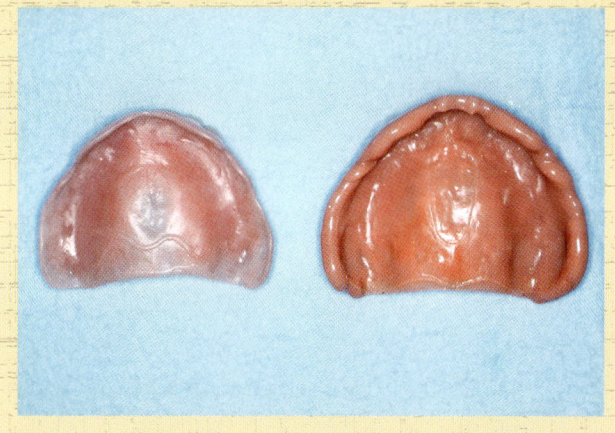

図2-10 新旧義歯の比較。辺縁の薄い義歯ではWattが示す平衡側での頬筋や周囲軟組織による強い封鎖は期待できない。

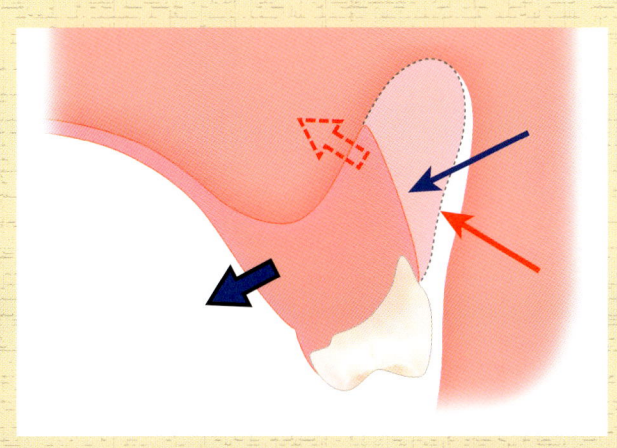

図2-11 上顎臼歯部研磨面のルール。上顎大臼歯部の研磨面形態が上内方に向いていれば、頬筋の筋圧が義歯を顎堤に押しつけるように働く（早川図[3]）より引用・改変）。

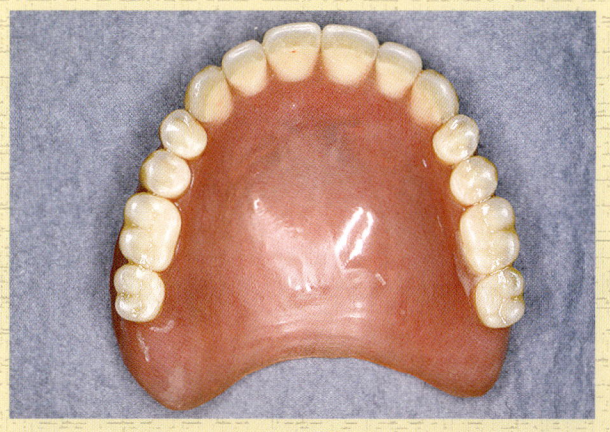

図2-12 研磨面の方向が逆転すれば、頬筋による筋圧が義歯を外すように働く。

31

CHAPTER 2

# 2 ▶▶▶▶ 排列を念頭においた印象を

## 2-1 唇側・頬側前庭の幅を確保した印象を！

しかし、歯槽頂を離れて頬側に人工歯を排列しても本当に大丈夫だろうか。この点についてもWatt[5])は現在では倫理上許されない研究手法により証明している。

抜歯前に天然歯の舌側歯肉縁に入れ墨を入れておき、抜歯後にその入れ墨の位置を観察したのである。それによりそれが無歯顎顎堤の歯槽頂付近にみられるひも状の粘膜隆起(舌側歯肉縁残遺)として現れることを確認したのである(図2-13)。

このことにより歯槽頂のほぼ真上に天然歯があったのではなく、ずっと頬側よりに天然歯は存在していたことがわかった。ただし、舌側歯肉縁残遺は顎堤の吸収につれ、頬側に2～4mm移動することもわかっている。そこで、人工歯排列をひも状の隆起にいくぶん乗った位置に排列することで、天然歯の元あった位置に戻すことができると考えられる(図2-14)。

また、顎堤吸収が進んでも、解剖学的にも歯肉唇・頬移行部の粘膜下には基底骨が残っており、そこは義歯の支持に十分活用できる場所であることが確認されている。

以上のことから、顎堤の吸収が進めば、その吸収を考慮して、唇側、頬側前庭の幅を印象採得時に十分に確保する必要があることが理解できる。

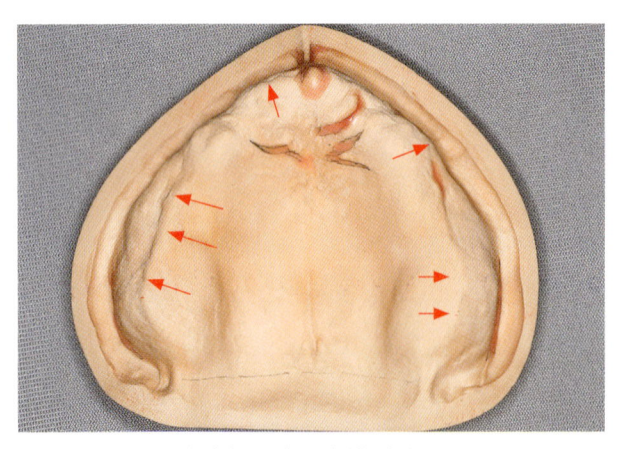

図2-13 舌側歯肉縁残遺。歯槽頂付近にみられるひも状の粘膜隆起。天然歯の舌側歯肉縁を表していた。

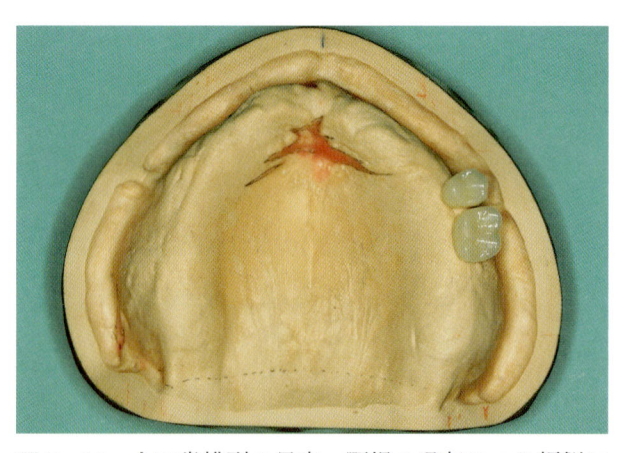

図2-14 人工歯排列の目安。顎堤の吸収につれ頬側に数mm移動するため、舌側歯肉縁残遺にいくらか載ったように排列する。

CHAPTER 2

# 3 ▶▶▶▶ 上顎の印象は頭を使って採れ！

## 3-1 頰側前庭部の読み方：歯槽頂にとらわれない

　上顎結節外側部で頰筋付着部の後方は筋の付着がないため、広い間隙があり、辺縁を十分に延長することが可能である。ここはバッカル・スペース（buccal space）と呼ばれる（図2-15）。

　このスペースを義歯床で満たせば、上顎義歯の辺縁封鎖は強固になる。これに関連して、Watt[5]は有歯顎者の舌側歯肉縁から計測した歯槽突起の頰舌径（BLB）は、ほぼ一定でばらつきが少ないことも報告している（図2-16）。

　そこで、各部位におけるBLBの平均値を応用すれば、この口腔前庭の幅をある程度推定することができる（図2-17）。実際に図2-18の研究用模型のバッカル・スペース部にこの値（平均12mm）を用いてみよう。

　右側はまだ抜歯後まもなくて、顎堤吸収も少ない。それに比べ左側はかなり以前に抜歯されたと思われる。吸収の少ない右側の辺縁は薄く、吸収の進んだ左側は辺縁が厚くなることが理解できる。BLBを適応すると義歯の外形は確かにほぼ対称になる。

　しかしながら、舌側歯肉縁残遺が明確なものばかりではない。そこで、大まかに左右の顎堤を比べ、ルール1の「顎堤吸収を読む」という作業を行えばBLBをそれほど意識しなくても自ずと良い結果が得られるものだ。

　ただし、このバッカル・スペースに無制限で床縁を厚く設定できるわけではない。バッカル・スペースを構成する上顎結節の外側壁の対側には下顎骨の筋突起とそれに付着する側頭筋付着部があり、これが下顎の側方運動時にこのバッカル・スペースを減少させる。そこで、印象採得時には下顎の左右側方運動を行わせ、印象辺縁の厚みを制限することが必要とされている[6]（図2-19）。

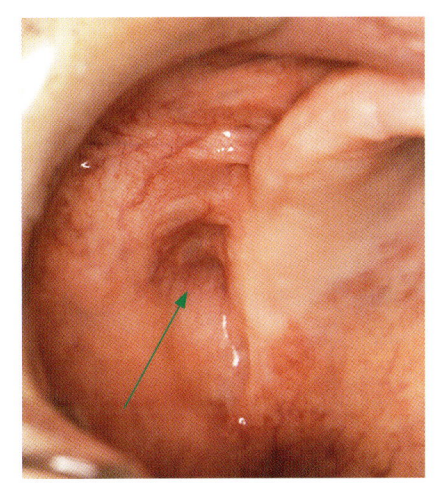

図2-15　バッカル・スペース。上顎結節と頰粘膜との間にできるスペース。

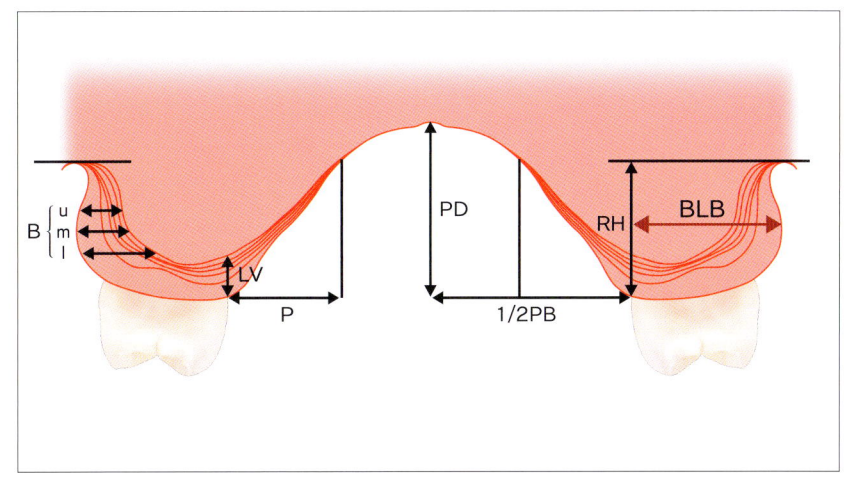

図2-16　舌側歯肉縁から計測した歯槽突起の頰舌径（BLB）（Watt 図[5]より引用・改変）。

CHAPTER 2

*Check!!* **着眼**しよう

## 3 BLBから義歯外形は推測できる

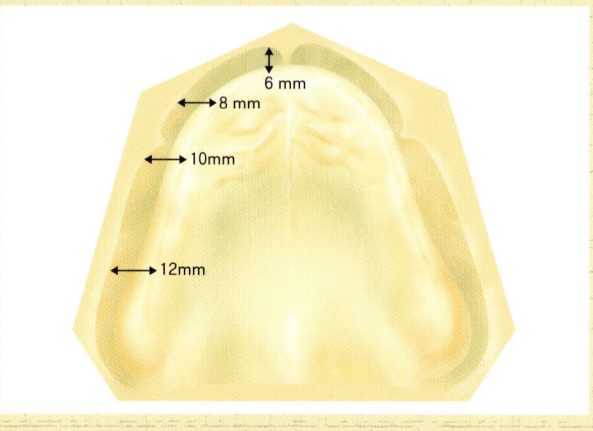

図2-17 BLBの平均値(Watt 図[5]より引用・改変)を頭に入れて読む。

応用 してみよう

図2-18a〜c 左右臼歯部の顎堤吸収に差のある症例。

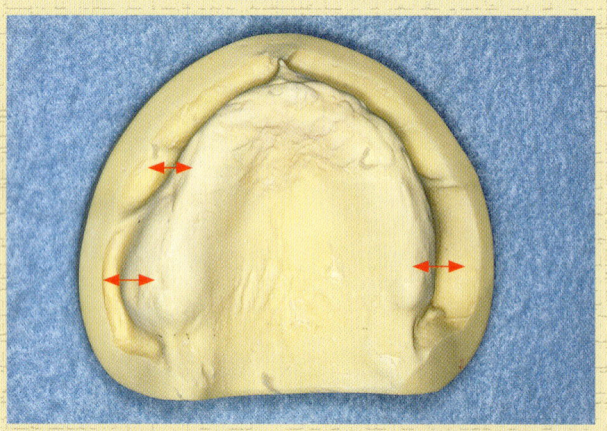

a：研究用模型。BLBから義歯外形を推定する。

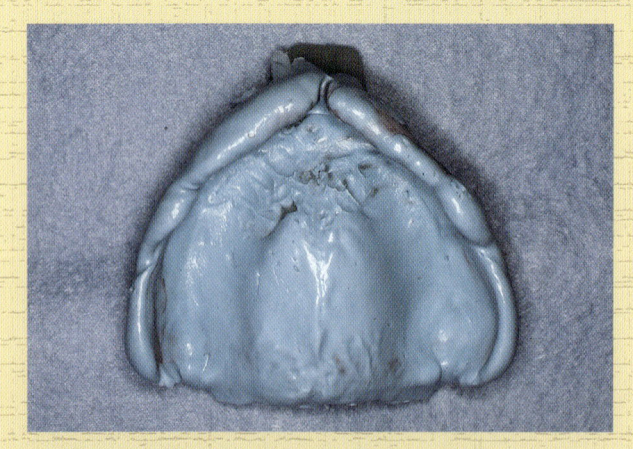

b：若い医局員が何も考えずに採得した印象。

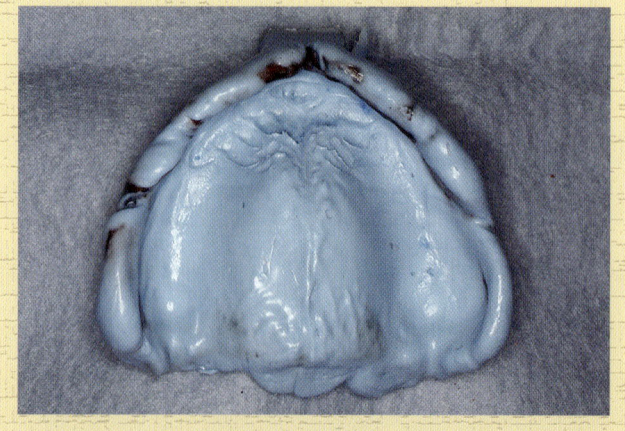

c：BLBと左右の顎堤吸収を考慮して再印象。左右はほぼ対称となった。

上顎義歯への戦略

## 臨床テクニック　バッカル・スペースへの筋突起の影響を考慮した印象方法

図2-19a〜d　外側のコンパウンドを軟化し、下顎を左右に動かすように指示する。

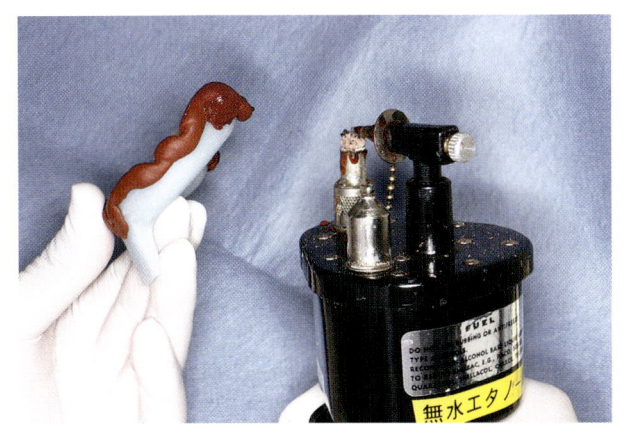

a：通常通り個人トレーの外周にコンパウンド添加して筋圧形成を行う。その後にバッカル・スペース部の外側のコンパウンドをトーチで軟化する。外側を軟化するのはこの部位だけである。

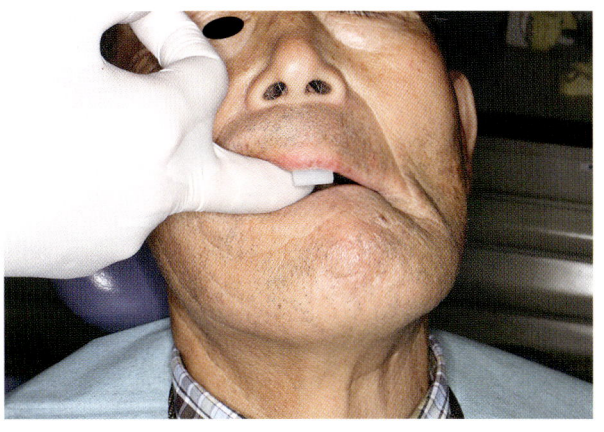

b：微温湯に個人トレーを付けてテーパリングした後、口腔内に戻し、右手の示指でトレーをしっかりと押さえる。つぎに患者に下顎を左右に動かすように指示する。

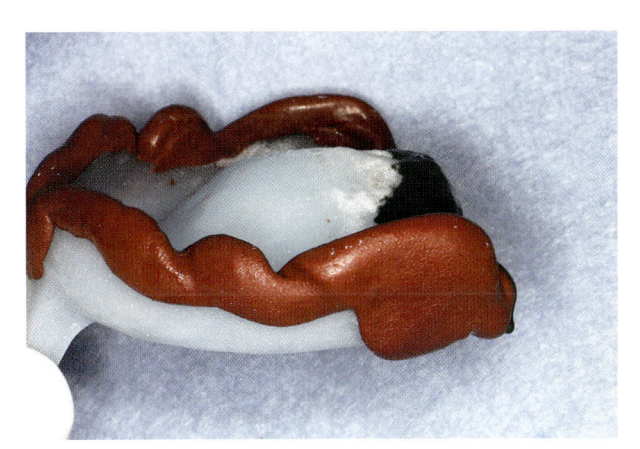

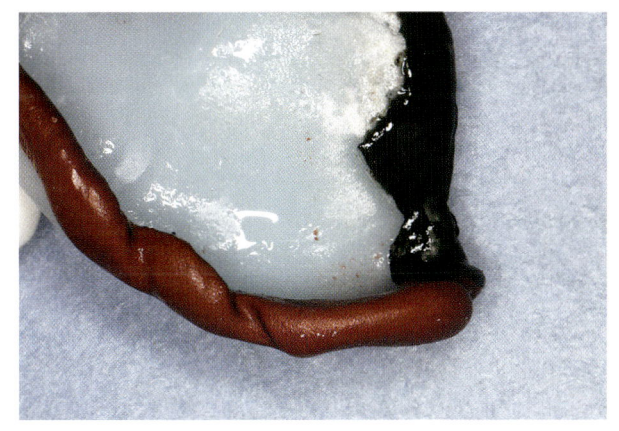

c、d：筋突起による圧痕。側方運動により下顎の筋突起がぶつかって、バッカル・スペースを減少させる。無制限に床縁を厚く設定できないことがわかる。

## 3-2 戦略をもって個人トレーを作る

### 1) 既製トレーには限界がある

　顎堤の吸収が小さいほど、短く、薄くすると述べたが、実際には顎堤の良好な部位ほど長く、厚く採れ、反対に吸収した部位ほど短く薄くなりやすい。

　それは顎堤を山と見立て、既製トレーの適合度と印象材の流れとを考えると想像できる（図2-20）。

　以下この項では上顎だけでなく下顎も併せた共通の概念として、既製トレー、個人トレーについて論じることとする。そもそも一般の既製トレーは良好な顎堤を想定して山形に作られている。顎堤の良い症例では既製トレーの適合は図りやすく、顎堤頂からみて顎堤は急な斜面となるため、印象圧がかかりやすく、印象材が一気にふもとまで流れ落ちる。そのため印象辺縁は長くなりやすい。

　一方、顎堤吸収が大きければ、既製トレーの適合は難しい。顎堤という山の傾斜が緩く、周囲軟組織の影響も受けやすいので、印象圧がかかりにくく、印象材の流れるスピードが弱まり、意図に反して辺縁は短くなりやすい。

　最近、既製トレーにアルジネート印象材のみで製作した義歯と個人トレーを使って最終印象採得をして製作した義歯を比較したRCT研究が発表された[7]。そして、その結果は、両者で患者の満足度に違いがなかったという衝撃的な内容であった。

　しかし、筆者のような補綴の専門医としては、自身の臨床感覚とその論文の結果とのズレを感じずにはいられない。顎堤の良好な場合はともかく、きわめて条件の優れない症例では、やはり個人トレーの使用は必須であると考える。

### 2) 完成義歯の外形線を予想することが重要

　それでは、話を元に戻し、どのようにすれば意図した理想とする印象採得が行えるのだろうか。それには戦略を込めた良い個人トレーが必要である。その製作には、まず、でき上がった診断用模型をじっくり観察し、批判的に評価することから始める。既製トレーによる予備印象には限界があり、十分とは考えにくい（図2-21）。どの部位の印象が不十分であり、またどこが長すぎるかなどを評価する（図2-22）。

　このとき必ず左右の形態を比較しよう。右側に比べ、左側の頬側前庭部が深いとなれば、左側を少し短めにしようとか、いやむしろ右側を長く印象採得すべきなどと相対評価により戦略を立てる。そして、自分の考える完成義歯の形態を鉛筆で模型上に記入してみる。

　一般的術式では個人トレーの辺縁に口腔内でモデリングコンパウンドやボーダータイプのシリコーン印象材を巻き筋圧形成をすることになる。そこで、記入した完成予想線からさらに2〜3mm内側に個

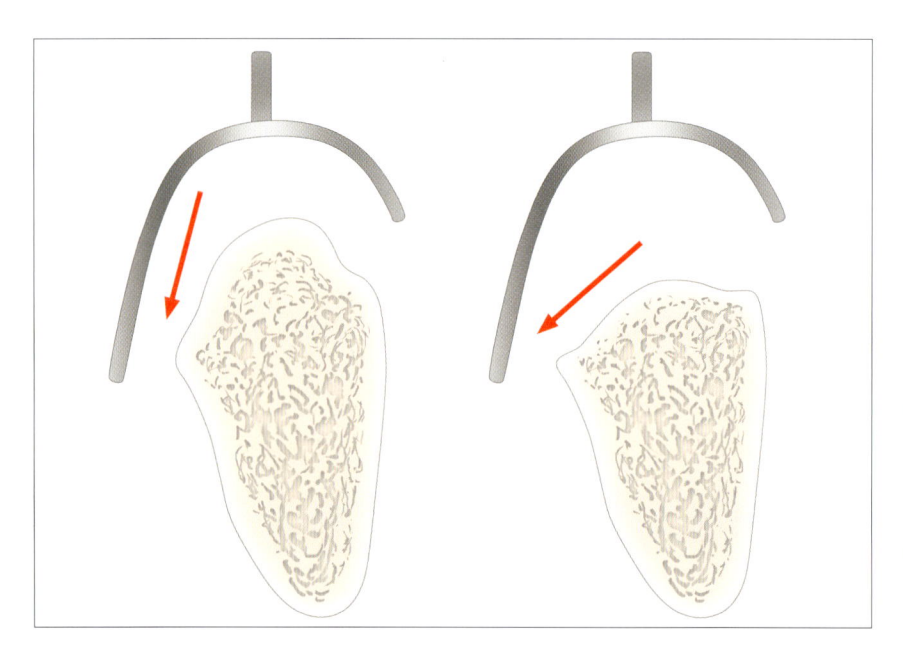

図2-20　顎堤吸収の違いによる既製トレーと印象圧の関係（下顎）。顎堤吸収の大きい症例では既製トレーの適合が難しく、顎堤という山の傾斜も緩いため印象圧がかかりにくい。そのため辺縁は短くなりやすい。

上顎義歯への戦略

人トレー体部の外形線を引くことになる。
　確かに印象が最適かやや大きめに採得されていれば、完成予想線も個人トレー体部の線も模型上に記入できる。しかし、印象が不十分な部位では模型最深部でも完成予想線に達しない。そこで、このような部位では個人トレー体部をギリギリ最深部まで作っておかなければならない。
　ところが、多くの先生方はすべて技工士任せか、または診断用模型の最深部を完成義歯の辺縁とし、そこから何も考えることなく均等に数mm下げた位置に個人トレーの体部を作らせる。
　もともと印象が採れなかった部位は、当然ながら最終印象でも短くなりやすい。そのため、できるだけ長くトレー辺縁を延長しておかなければ、同じ過ちを繰り返す。それにもかかわらず、短い辺縁からさらに短く個人トレーの体部を設定すれば、最終印象は難しいものとなる。
　個人トレーは必須であるが、モデリングコンパウンドは絶対に必要というわけではない。時間などに制約がある場合などは、はじめから予想した完成義歯の位置まで個人トレーの体部を作っておき、口腔内で個人トレー試適後、不足と思われた部分だけ、コンパウンドなどを添加するという方法でも十分な場合も多い。

　適切な個人トレーがあれば、すでに8割近くは印象採得に勝利したと考えても良いだろう。
　重要なことは診断用模型で十分に戦略を立てて、最終義歯の形態を予測しておくことである。何も考えずに口腔内を診ても、軟組織は動きが大きいので長いとも短いともなかなか判断が難しい。
　「長いかもしれない」とか「いや短すぎるのでは」などと予想しながら口腔内をのぞくと、意外と簡単に印象辺縁の長さが判断できるものである。
　では、再び図2-23(臨床ケース2-1)に示す症例[8)]で「顎堤吸収を読む」ことを試してみよう。
　使用中の義歯は左右非対称で左側臼歯部の排列と研磨面形態に無理を覚える。まず予備印象採得を行い研究用模型で戦略を立てよう(図2-23c、d)。
　左側犬歯部から第一大臼歯部にかけて明らかに顎堤吸収が進んでいる。そこで、その部分を意識的に厚く印象採得することにした(図2-23e)。
　採得された精密印象はほぼ左右対称の外形を呈することとなり、これならば排列や研磨面形態の付与に悩むことはない。完成した義歯は旧義歯とはまったく異なった美しい外形となっている(図2-23f)。

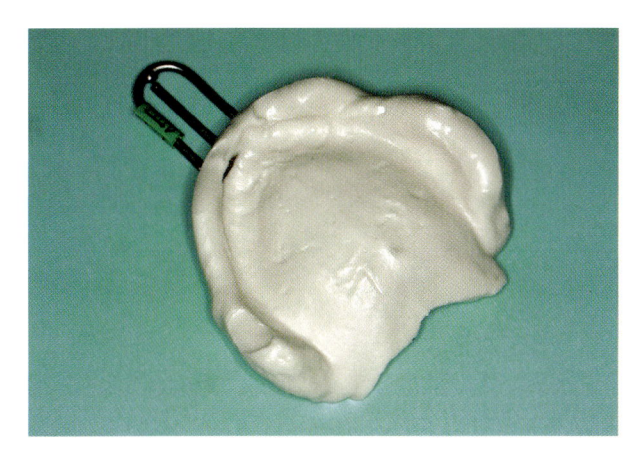

図2-21　既製トレーによる予備印象には限界があり、十分とは考えにくい。気泡の混入、トレー体部の露出も問題となるが、辺縁の厚さのコントロールが難しい。

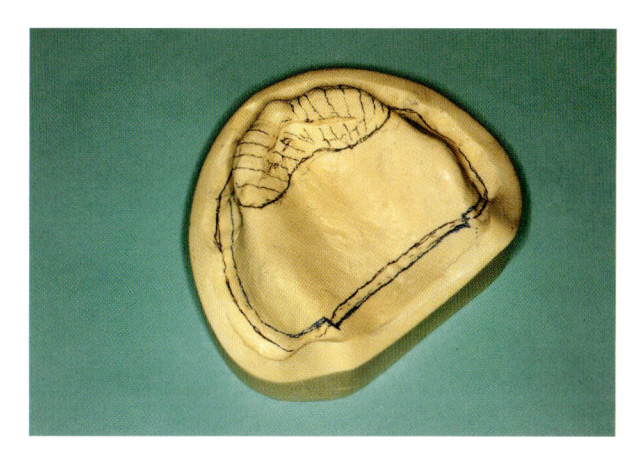

図2-22　完成予想線と個人トレー外形線。上顎個人トレーの後縁は完成予想より約2mm後方に設定する。

37

# CHAPTER 2

## 臨床ケース 2-1　顎堤吸収を読んだ印象を採ってみよう！その戦略は？

### 何が問題か？

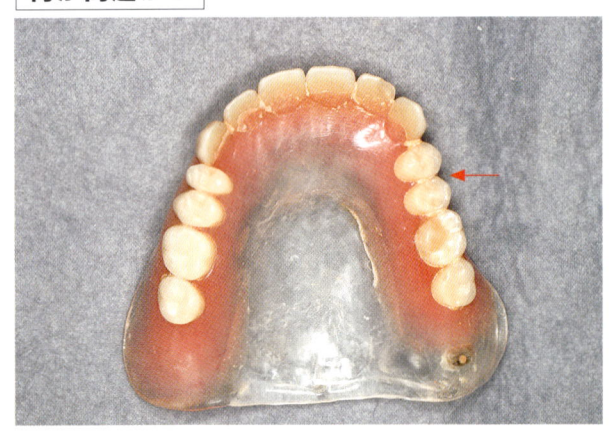

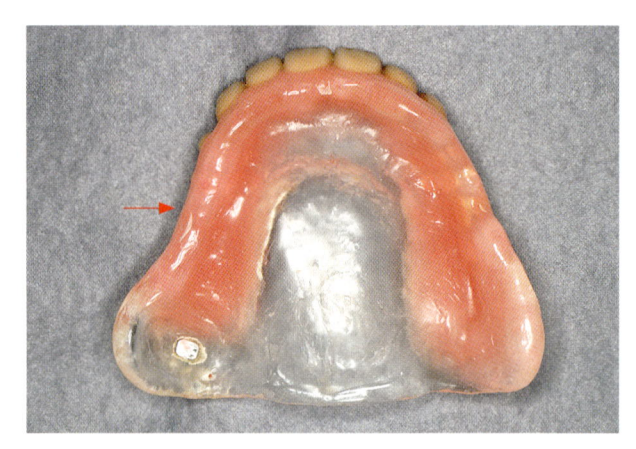

図2-23a、b：使用中の義歯は、左右非対称で左側臼歯部の排列と研磨面形態に無理を覚える。

### どんな戦略でいくのか？

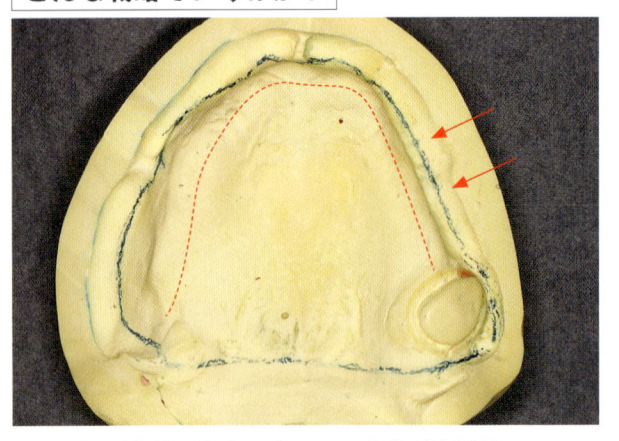

c：研究用模型で戦略を立てる。歯槽頂（点線）にとらわれない。左側の犬歯から第一大臼歯部にかけての顎堤吸収が大きい。

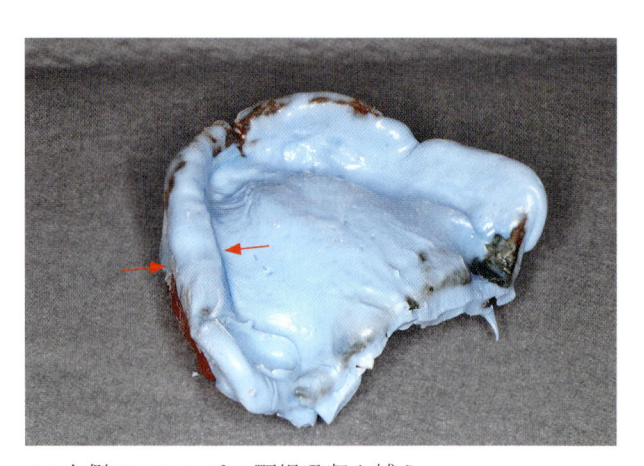

d：左側のフレンジで顎堤吸収を補う。

e：左側臼歯部を意識的に厚く印象採得する。

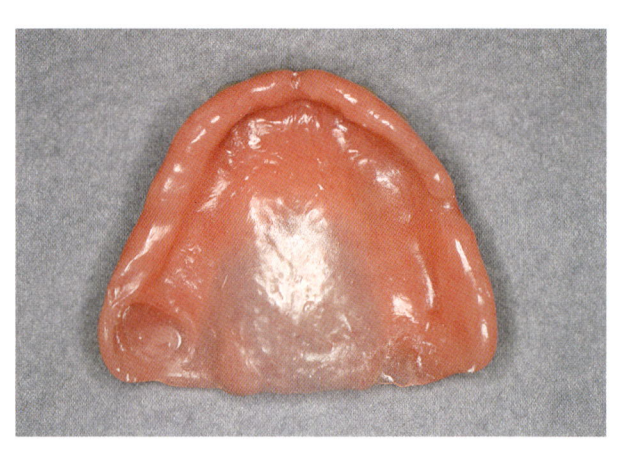

### 問題解決！

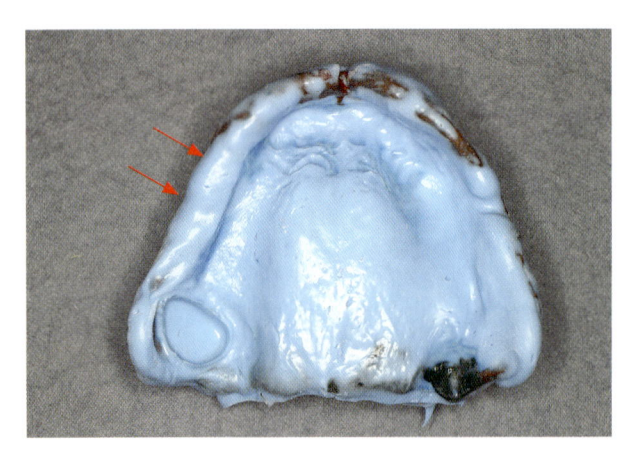

f：完成した義歯の外形は左右対称。

## 3-3 審美を左右する唇側前庭部の読み方

　唇側の厚みは前歯部の排列位置に大きく関係する。切歯乳頭と上顎中切歯唇面との関係はよく知られているところである。

　すなわち有歯顎者では上顎中切歯唇面が切歯乳頭の中央から約8〜10mm前方に位置している[5]。ただし、抜歯後、切歯乳頭は歯槽骨の吸収につれて2〜3mm前方へ移動するので、それを差し引いて、切歯乳頭の中央から約6〜7mm前方に上顎中切歯の唇面が位置するように人工歯を排列すれば天然歯のあった位置に戻せる（図2-24）。

　この場合でも、唇側の厚みを十分に確保していなければ前歯だけが張り出してしまう。前歯部でのBLBは6mmとされている。もう1点、切歯乳頭との関係で、両側犬歯の尖端を結んだ線が切歯乳頭の中央を通るという指標については意外と知られていない。

　図2-25に示す症例（臨床ケース2-2）で、この点を考えてみよう。この患者は口元の皺をとても気にしていた。前歯部の歯槽頂線をみると尖形でこれにとらわれると鳥のような尖形の排列、そして顔貌になりかねない。

　先ほどの切歯乳頭と犬歯の関係を思い出すと、犬歯を適切に排列するには唇側犬歯相当部の厚みを十分に確保する必要があることがわかる。すなわち唇側の厚みを意識して印象採得すれば、前歯部唇側の外形は普通の症例と同じ円弧を描き、前歯部人工歯も普通に排列ができる。

　こうすることで、十分なリップサポートが得られ、口元の審美が改善される。

図2-24a、b　切歯乳頭と人工歯排列位置の関係。

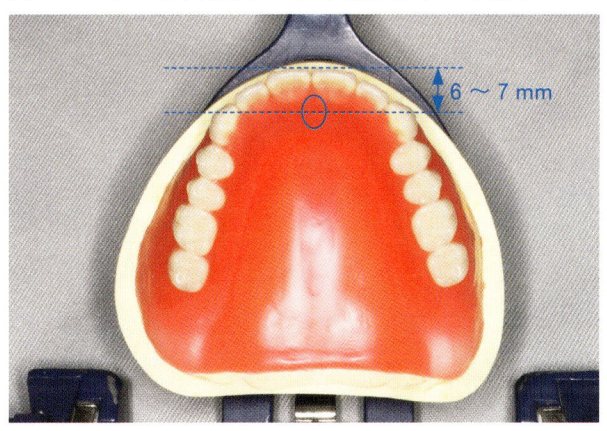

a：切歯乳頭の中央から約6〜7mm前方に上顎中切歯の唇面が位置するように人工歯を排列すれば、天然歯のあった位置に戻せる。

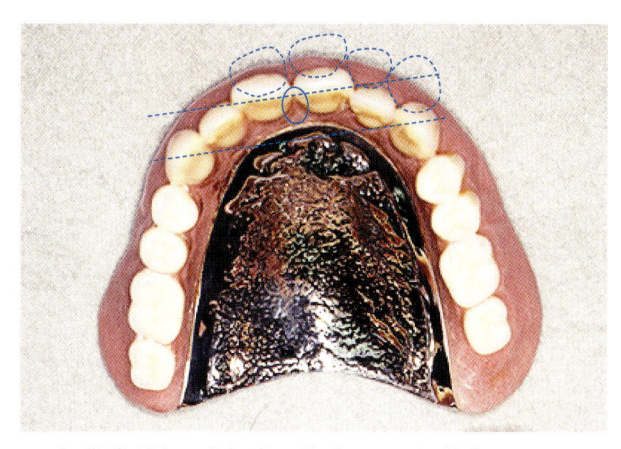

b：切歯乳頭上に中切歯が排列された旧義歯。これではリップサポートが不足し老人様顔貌となる。

# CHAPTER 2

## 臨床ケース 2-2　審美性の回復が課題！歯槽頂線が尖形の症例への対応をどうするか

図2-25a〜d 「見た目を良くしてほしい」とのことで来院した症例。

**何が問題か？**

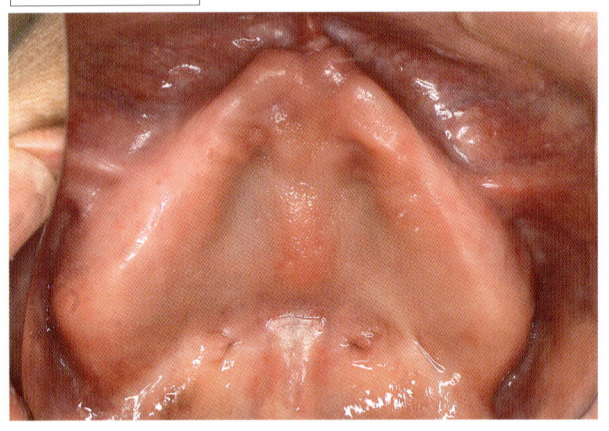

a：歯槽頂を連ねると極端な尖形を呈している。歯槽頂に準じた印象では犬歯を後方に排列せざるを得ず鳥のような尖形の顔貌になる。

**どんな戦略でいくか？**

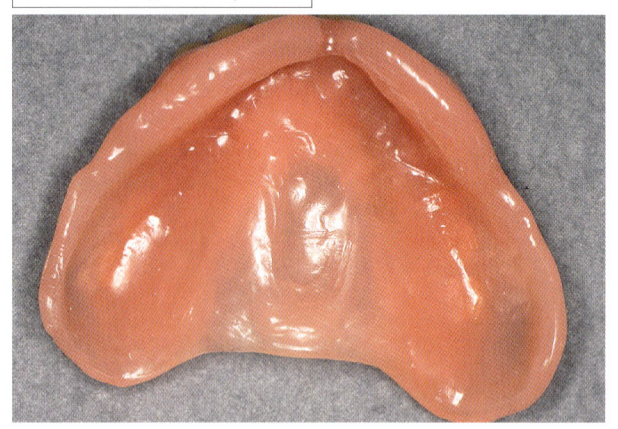

b：唇側。とくに犬歯相当部の床縁の厚みを意図的に確保する。

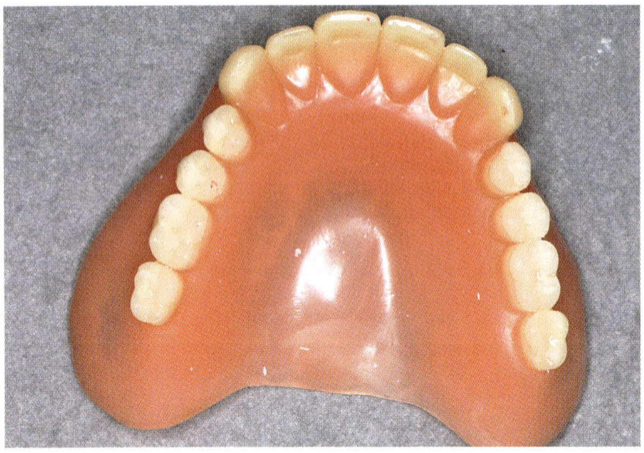

c：前歯部床縁が厚くなったことで犬歯が前方に排列できるようになった。V字形の顎堤がU字形の歯列弓へと変わった。

**問題解決！**

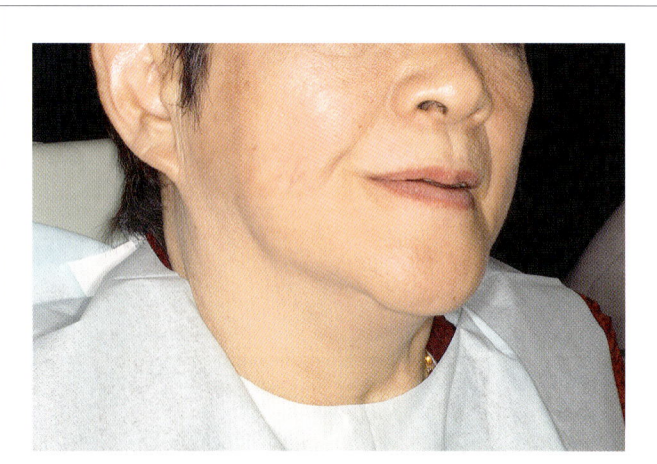

d：リップサポートが十分に確保され、患者の主訴が改善された。

## 3-4 奥の手：模型のトリミングで厚みの微調整

最終印象を終え、ボクシングはぜひ行ってほしいができ上がった作業用模型をみて、意図と反する場合もある。そのような場合、模型をわずかに修正することでずっと見栄えの良い形態に変えることができる（図2-26）。

本来、印象辺縁は移行する研磨面形態を考慮し、厚みと長さを的確に保存、再現するため最大豊隆部をわずかに超えた位置に模型の縁を設定することになっている。しかし、もう少し厚く採るべきだったと思ったならば、模型の縁をわずかにトリミングして幅を広げると良い。

こうすることで研磨面形態や排列位置に余裕が生まれる。しかも、削った辺縁外側はあくまでも研磨面の一部であるので、移行的にしておけば新義歯装着後にそこが強く当たることはほとんどない。一方、厚く採れすぎた部位、長く採れすぎた部位についてはそこを完全に義歯に再現する必要はまったくない。つねに100％の印象採得ができるわけではない。あとで多少の調整ですますことができる程度の印象採得であれば、患者の満足度に差はほとんどないように思う。

図2-26a、b

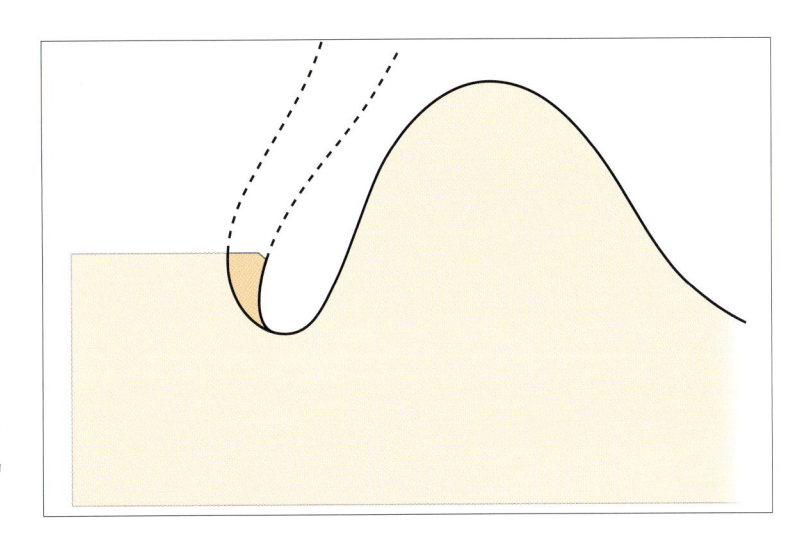

a. 完成した作業用模型をみて、もう少し厚く採るべきだったと思ったら、模型の縁をトリミングして幅を広げる。

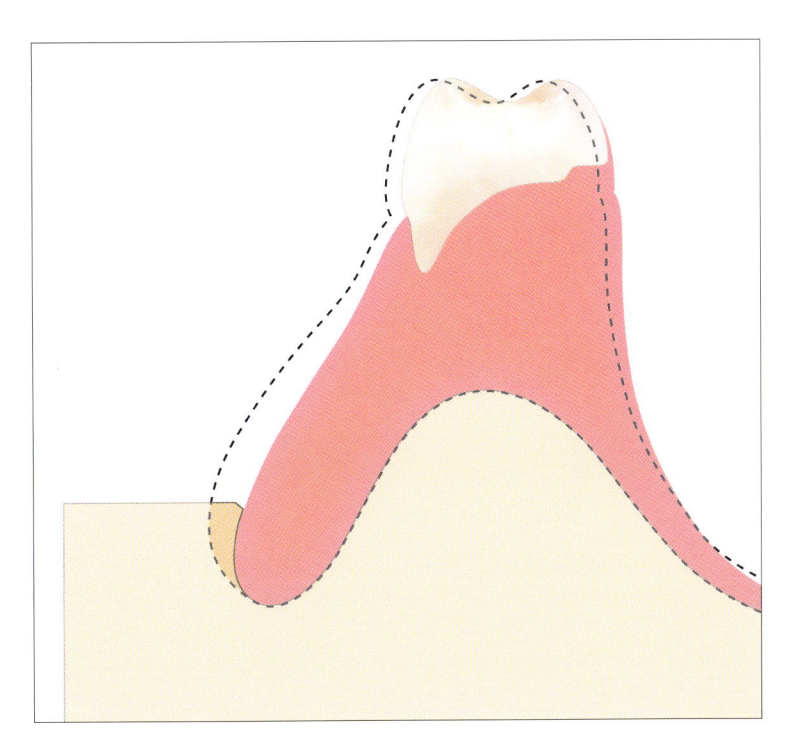

b. 模型のわずかなトリミングでも研磨面形態や排列位置の自由度が高まることがある。

# CHAPTER 2

## 3-5 上顎で吸収する場所はどこか？

### 1）シリコーン系適合試験材に騙されるな

顎堤吸収が進行する部位とそうでない部位がある。義歯装着後の経時的な顎堤の吸収量を調べるには、シリコーン系の粘膜適合試験材を用いて、義歯と顎堤との適合を調べるのが一般的である。

図2-27aをみて、「義歯全体の適合が随分と落ちてきている。そろそろリラインでもしなければならない」などと考えてはいないだろうか。

図2-27bはまったく同じ症例での手圧時のシリコーン系適合試験材の様子である。両者の違いはどこにあったのだろうか。それは使用したシリコーンの量と口腔内挿入のタイミングの違いである。シリコーンを大量に盛り、さらに挿入のタイミングがわずかにでも遅れれば、逃げ場を失ったシリコーンは義歯床内面に残ってしまう。

この症例のように顎堤が良好な場合にはなおさら起こりやすい現象である。たとえば上顎の印象採得時を思い浮かべてみよう。良好な顎堤の症例では個人トレーの浮き上がりを防ぐために口蓋部には遁路（図2-28）をもうけることからも理解できると思う。

このようにシリコーン系適合試験材は盛る量と場所、そして挿入までの時間で結果が異なるので、十分留意しなければならない。まずは「必要と思われる場所に必要最小限に」というのが臨床のコツである（ルール3-a）。

それでは、必要な場所とはどこだろうか。先に顎堤吸収が進行する部位とそうでない部位があると書いた。必要な場所とは顎堤吸収が進み、義歯の適合が不良となりやすい部位である。そこで考えよう。

図2-27aでスペースがあると思われた上顎口蓋部は顎堤吸収が進む部位であろうか。吸収するのは、歯とそれをささえる歯槽骨があった場所である。すなわちデンチャースペースである。口蓋部には天然歯は生えていなかったはずである。

そうすると口蓋部はデンチャースペースにはなり得ない。レジンの重合収縮で口蓋部に隙間ができることは考えられるが、歯のなかった口蓋部が経時的に吸収してリラインが必要となることは考え難い。

このように考えると無口蓋義歯こそ、もっとも理想的にデンチャースペースを満たす義歯と言うことになる（図2-29）。

---

**ルール3-a**

**シリコーン系適合試験材**

「盛る量と場所で
結果が異なる」
「必要と思う場所に
必要最小限に」
「ケチほどわかるシリコーン」

上顎義歯への戦略

Check!! 着眼しよう

## 4 シリコーンは適量を適所に

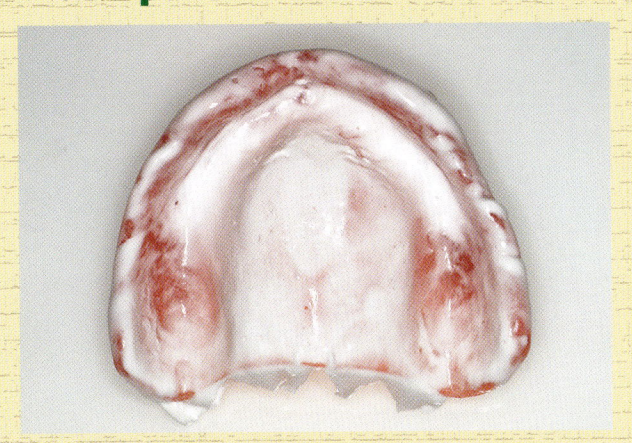

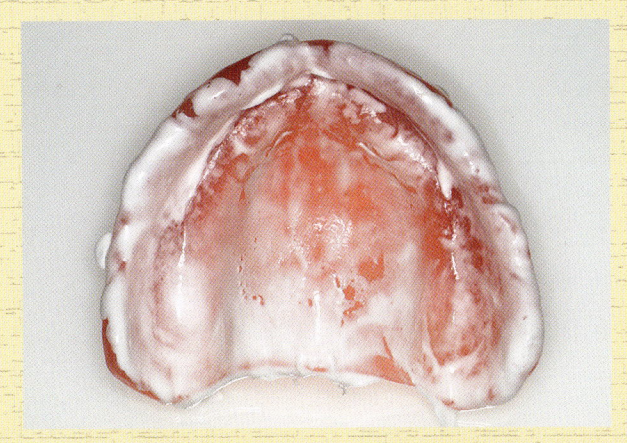

図2-27a、b 手圧でのシリコーンによる適合試験。a、bはまったく同じ症例である。aでは口蓋部の適合の低下が読みとれる。しかしシリコーンの量を少なくしただけでbのようになる。シリコーン適合試験材は盛る量と場所で結果が異なる。

図2-28 良好な顎堤の症例では個人トレーの浮き上がりを防ぐために最終印象の前に口蓋部には遁路をもうける。それを考えれば適合試験に多量のシリコーンを口蓋部に盛ると、義歯が浮き上がるのは当然であろう。

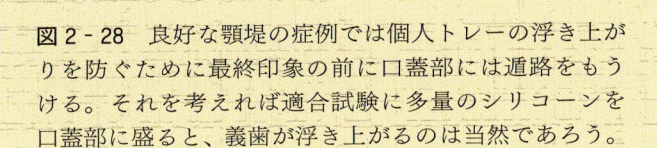

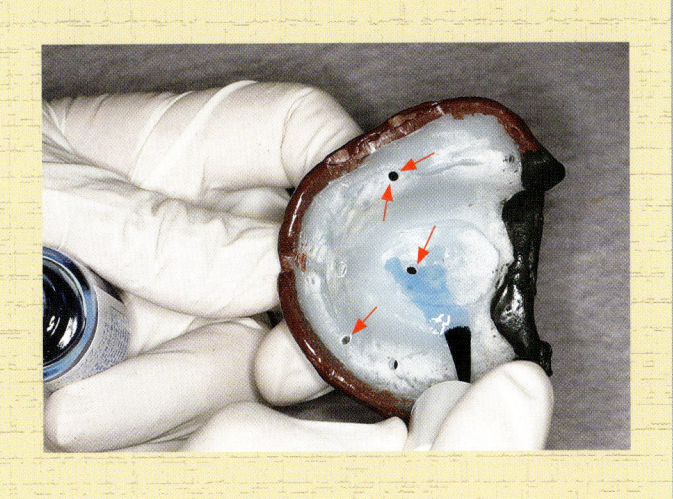

図2-29 歯のなかった口蓋部はデンチャースペースではない。デンチャースペースを満たす義歯を追求すれば無口蓋義歯がもっとも理想的と考えられる。

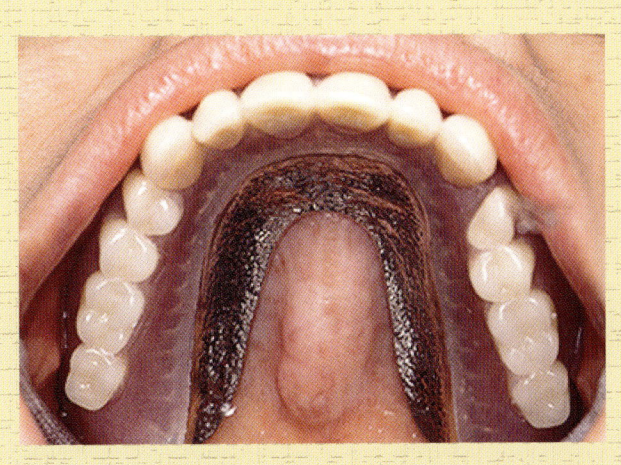

# CHAPTER 2

　もう1症例、**臨床ケース2-3**から間違いやすい点を考えてみよう。図2-30はリラインされた金属床義歯の症例である。本来吸収しないはずの口蓋部全面がレジンで覆われ、これでは金属床の価値はすでにない。これらはなぜ起こったのであろうか。

　想像するに患者に「噛むと義歯が落ちる」と言われ、リライン材を義歯の内面に足し、噛みしめさせてリラインを行ったためではないだろうか。義歯の長期使用症例をみると、顎堤の吸収、人工歯の咬耗などにより、ほとんどで下顎が前方に移動してくる。

　そうなるとどうしても大臼歯部の咬合接触が甘くなり、下顎前歯部人工歯の上顎前歯部への突き上げが起こり（図2-31）、上顎義歯が落ちやすくなる[9]。リラインする前にまず、咬合調整で対応すべきだったと考える。「上顎総義歯のリラインは手圧で」はリラインの基本ルールである（ルール4）。

## 臨床ケース2-3　なぜ不適切なリラインになっているのか？

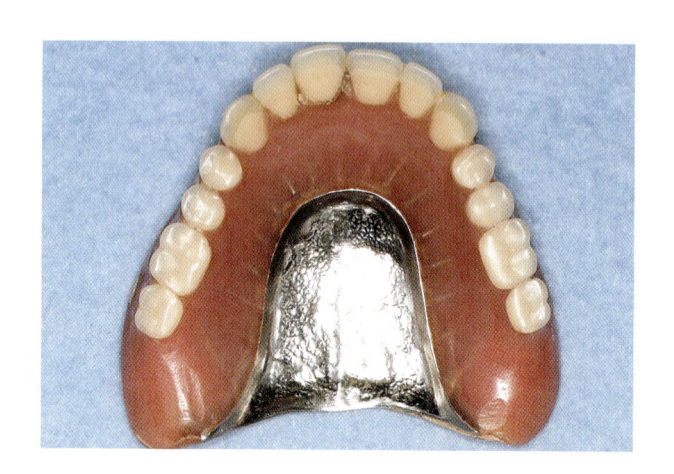

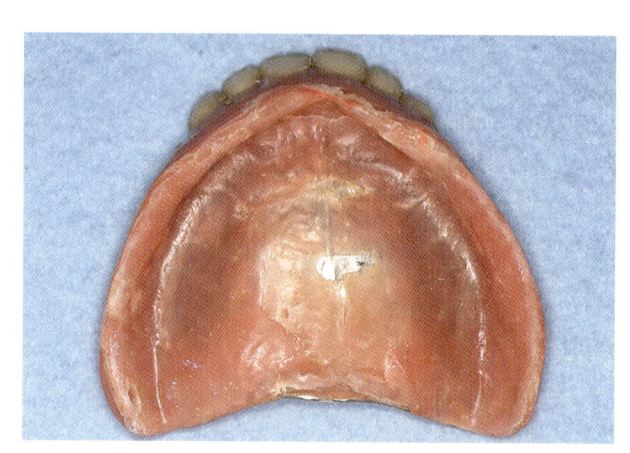

図2-30a、b　不適切なリラインがなされた金属床義歯。吸収しないはずの口蓋部全面がレジンで覆われている。

**ルール4**

**上顎総義歯のリラインは手圧で**

「咬合させたら大失敗！！」

図2-32aは咬合させた状態でのシリコーン系適合試験材の様子を示す。前歯部にシリコーンの抜けがあるが、口蓋中央から厚くシリコーンの層ができている。図2-32bは咬合調整終了後のシリコーン系適合試験材の状況である。咬合を修正することで粘膜面の適合性が大きく改善したことがわかる。「粘膜と咬合は表裏一体」ということを忘れてはならない。

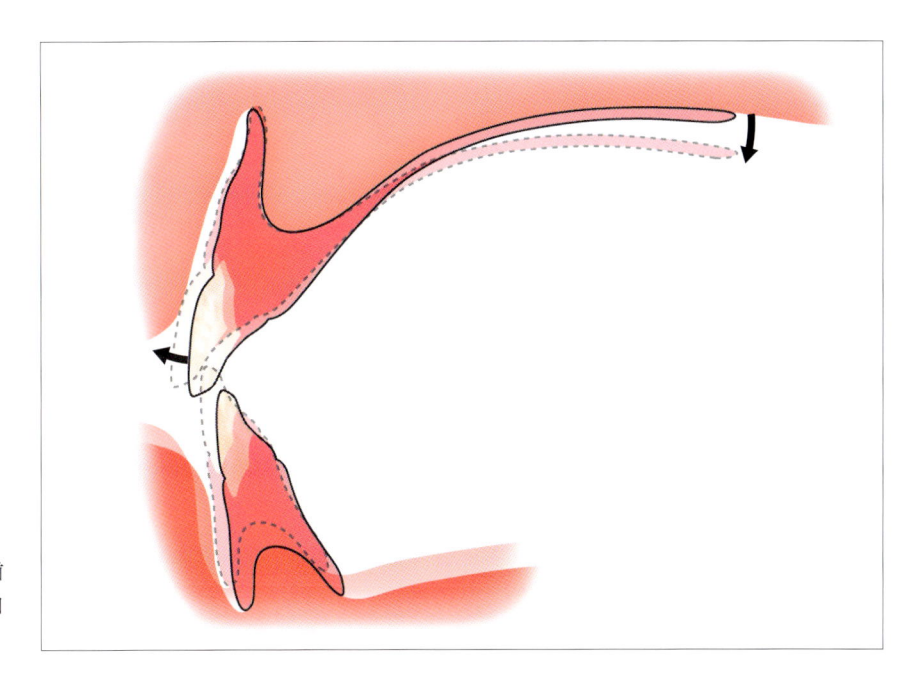

図2-31 上顎前歯部への下顎前歯部人工歯の突き上げが起こると口蓋に隙間が生じる。

図2-32a、b 咬合時でのシリコーン適合試験。咬合調整により適合が改善される。

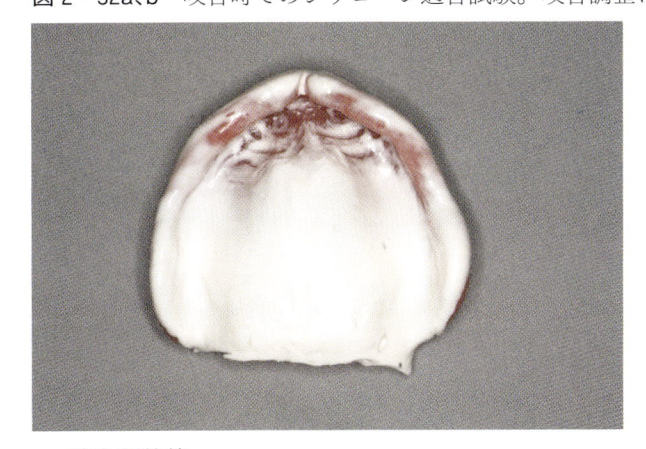

a：咬合調整前。

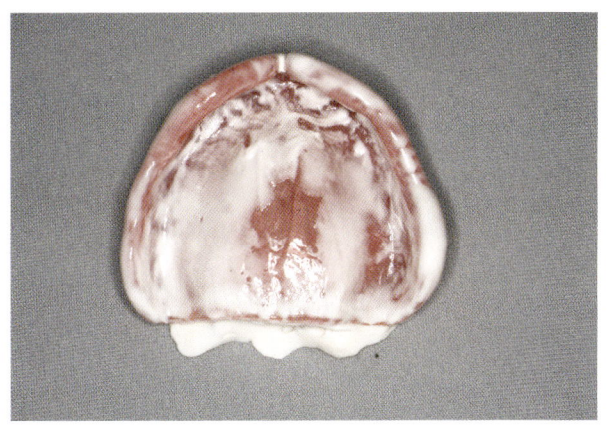

b：咬合調整終了後のシリコーン適合試験。

# CHAPTER 2

## 3-6 吸着を決める義歯後縁の大原則

　上顎義歯の後縁は唇側および頬側前庭部とは異なり、粘膜組織の翻転部がない。そのため、歯科医師が口腔内のいくつかの指標を元に意図して決定しなければならない。一般に後方に延ばせば、延ばすほど維持力は高まるが、一方では異物感は強まり、さらには嘔吐反射をまねくことになる。

　上顎義歯の後縁は左右のハミュラーノッチ(hamular notch)を結びアーライン(Ah-line)上に設定する(図2-33)(ルール5)。このハミュラーノッチは上顎結節(maxillary tubercle)を超えて、後方の翼突鉤(蝶形骨翼状突起内側板の先端部)との間に位置する骨の癒合部である。ここには筋や腱の付着がなく、その粘膜下に厚い疎性結合組織があるため義歯の後縁封鎖に適している。

　後方の翼突鉤には翼突下顎縫線(pterygomandibular raphe)が付着し、その運動が大きいため、ハミュラーノッチを超えて後方に延長することはできない(図2-34)。また、前方の上顎結節の被覆粘膜は薄く、硬いため、これを完全に覆ってハミュラーノッチ上で後縁を終わらせなければならない。

　デンタルミラーを顎堤頂に沿って後方に滑べらせると不意に落ち込む場所がある。ここがハミュラーノッチである。また、ハミュラーノッチのわずか外側に上顎結節後方から下顎のレトロモラーパッドに付着する粘膜のヒダがみられる。このヒダは翼突下顎縫線を覆うもので翼突下顎ヒダ(pterygomandibular fold)と呼ばれている。

　これが開口運動時に前方に移動するため、印象採得時には大開口を指示し、印記する。模型上ではハミュラーノッチに交差して縦のスジとして現れる。

　つぎに重要な指標はアーラインである。患者に「アー」と発声させると軟口蓋は挙上し、発声を止めると下がる。この軟口蓋が上下する境を示す仮想線をアーラインまたは振動線(vibrating line)と呼び、義歯の後方限界とする。

　アーラインは硬口蓋と軟口蓋の境界であると誤解されやすいが、正しくはつねに軟口蓋上にあるとされている。ただし、アーラインは軽く「アー」と言った場合にはやや後方に、強く「アー」と言わせたり、鼻をつまんで力んだりするとやや前方にくる。そこでこれらを、後振動線、前振動線といって区別する場合もある。

　結局のところ、アーラインは1本の明確な線とは考えず、ある程度の幅をもったエリア(vibrating area)と考えたほうが現実的である。

　また、前振動線と後振動線にはさまれた正中線付近に口蓋小窩(palatine fovea)と呼ばれる2つの窪みがみられる。その出現率は上条[10]によれば約50％で、すべての症例に口蓋小窩が認められるわけではないが、口腔内でアーラインの確認を忘れた場合にも有益な指標となる。

　口蓋小窩とアーラインとの位置関係は、成書[1]では口蓋小窩の約2mm前方にアーラインがあるとされているが、Chen[11]は一致もしくは後方にアーラインがある場合が多いと報告している。いずれにしてもエリアということなのでとりあえず、印象内に口蓋小窩を含んでおけば、後々困ることはない。

　なお、好都合なことに、後縁部の粘膜下には口蓋腺が存在している(図2-36)。口蓋腺は正中口蓋縫線をはさんで、硬口蓋の第一大臼歯部相当付近から軟口蓋後縁まで、左右対称に広く分布している。口蓋腺は被圧縮性に富むため、ここを加圧すれば、強固な辺縁封鎖が確保できる[6]。

---

**ルール5**

### 上顎義歯の後縁

**上顎結節を覆い左右の
ハミュラーノッチを結び
アーライン上に設定する。**

上顎義歯への戦略

## Check!! 着眼しよう

## 5 吸着を得るために必要な解剖学的指標を知ろう

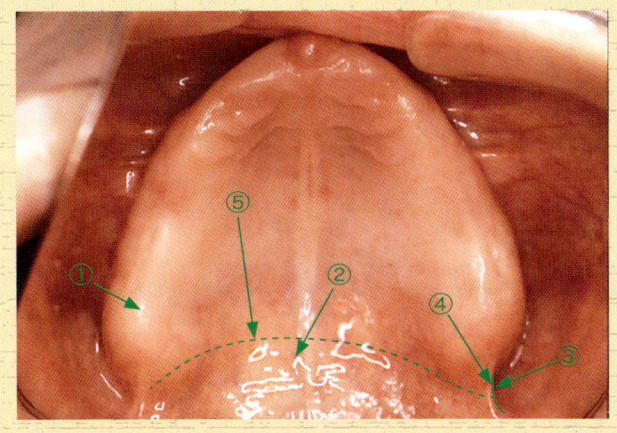

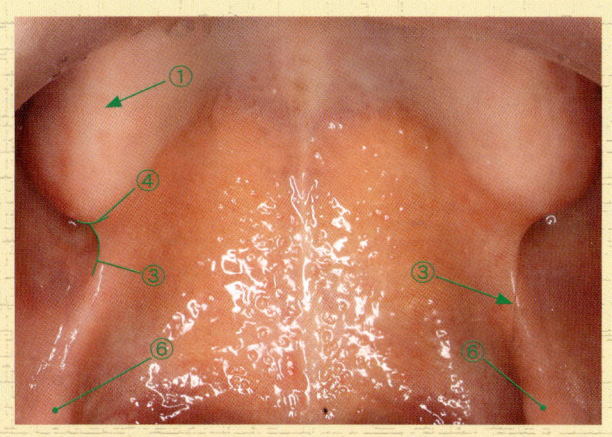

図2-33a、b　上顎後縁の解剖学的ランドマーク。①上顎結節、②口蓋小窩、③翼突下顎ヒダ、④ハミュラーノッチ（ただし、視診では正確な位置を識別できない。）、⑤アーライン、⑥レトロモラーパッド。

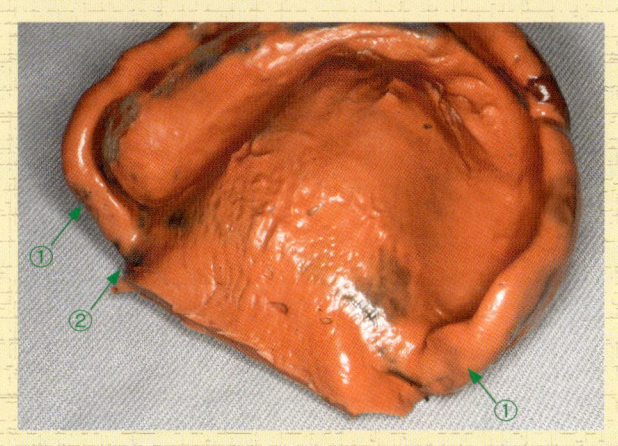

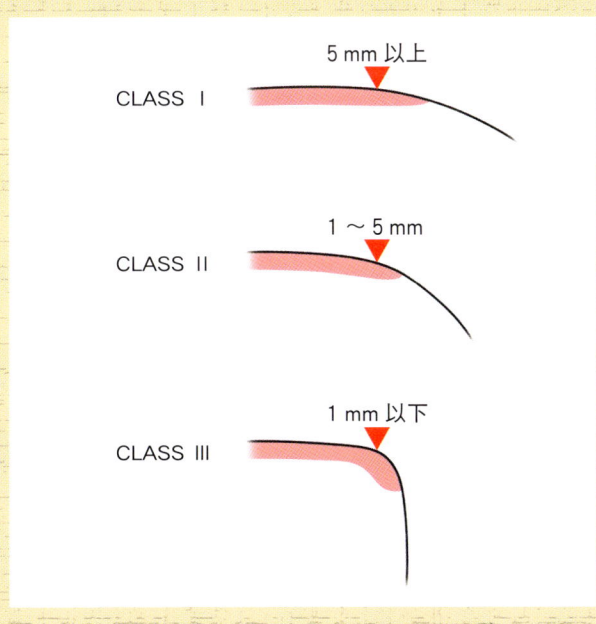

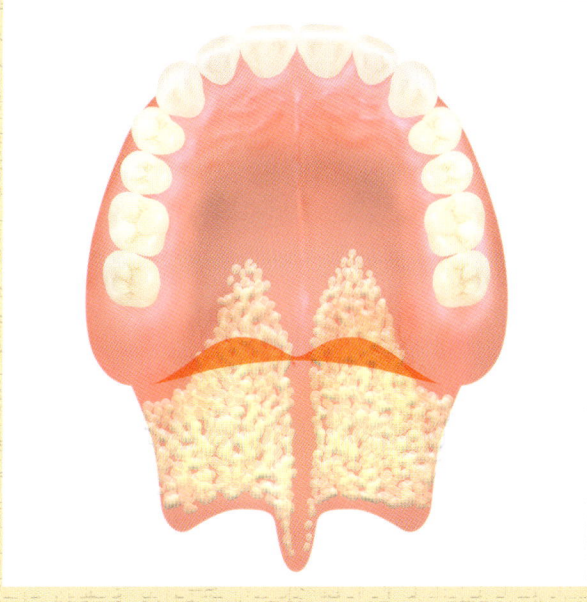

図2-34　後縁部の印象。①内側翼突筋による圧痕、②翼突下顎ヒダ。

図2-35　硬口蓋から軟口蓋への移行形態[12]。CLASS Ⅲでは後方への延長が難しく辺縁封鎖が得にくい（Houseの分類）。

図2-36　口蓋腺とポストダム領域[6]。

47

## 3-7 ポストダムの実際

### 1）ポストダムが必要な理由

印象採得時には個人トレーの後縁部に流れの良いコンパウンドやボーダータイプのシリコーンを添加し、ここを加圧する（図2-37）。このとき、患者に大開口を指示し、翼突下顎ヒダ（翼突下顎縫線）の運動も印記する。コンパウンドは口蓋腺の分布を考慮し、バタフライ形に添加すると良い。これにより後縁封鎖が確実となる。

以上のような手順を踏めば、個人トレーの柄を下方に引いてもなかなか外れない程度の維持力は容易に得られるはずである。

しかし、口蓋後縁正中部はレジンの重合収縮により、浮き上がりやすいことがわかっている。そこで、それを補償するために、さらに作業用模型の口蓋後縁部に溝を掘り、完成した義歯の後縁部に堤状の突起（ポストダム post dam）を付与することで後縁封鎖を強固なものとする。

この作業はレジン床ばかりでなく、金属床義歯でも必要である。メタルフレーム自体はレジンのような重合収縮を起こさない。しかし金属床義歯のすべてが金属であるのではなく、顎堤部にはレジンのブロックがあり、ここでの重合収縮が結果として左右の顎堤部にあるレジンブロックをつなぐ口蓋部の浮き上がりを生み出すこととなる。したがって金属床義歯においてもポストダムは必須である。

### 2）金属床義歯ではV字状のビーディング形成を

ポストダムの形態はさまざまであるが、日本では一般的には図2-38に示すバタフライの形態が多く用いられている[2,4]。加圧するということが本質なので、どれでも良いようにも思う。

しかし、この形態だと適切に掘らないと軟口蓋への移行部である後縁が厚くなりすぎる場合もある。粘膜への移行部が厚いと異物感が強くなる。嘔吐反射が生じる場合もある。そのような場合でもレジン床義歯なら厚さの調節もあとからでも簡単で問題とはならない。ところが、金属床義歯ではなかなか削れないので困る。

そこで、とくに金属床義歯では義歯床後縁の数mm前方に深さ0.8～1.2mm、幅1.5mmのV字状のビーディングを形成する方法を勧めたい（図2-39）。この方法だと装着後やむなく後縁を削除し、短縮せざるを得ない場合でもポストダムが消失する心配がないので対応がしやすい。

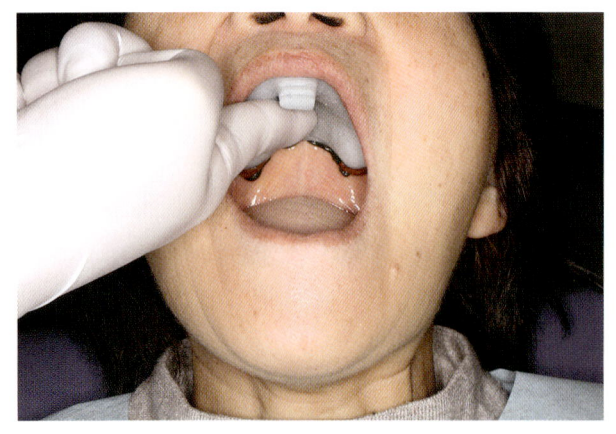

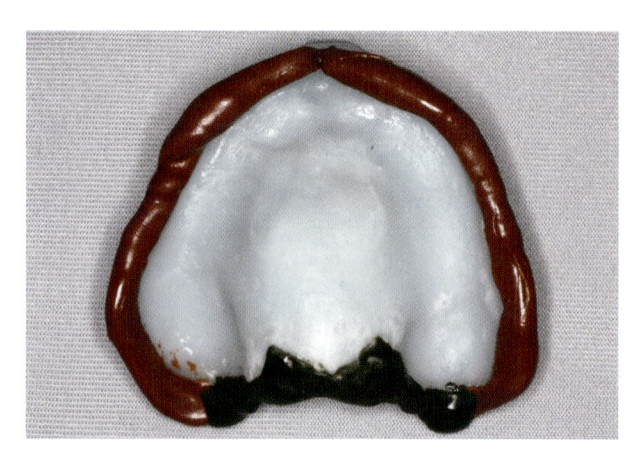

図2-37a、b　印象採得時のポストダムの完成。融点の低いコンパウンド（グリーン）をバタフライ形に後縁部に添加し、大開口を指示する。

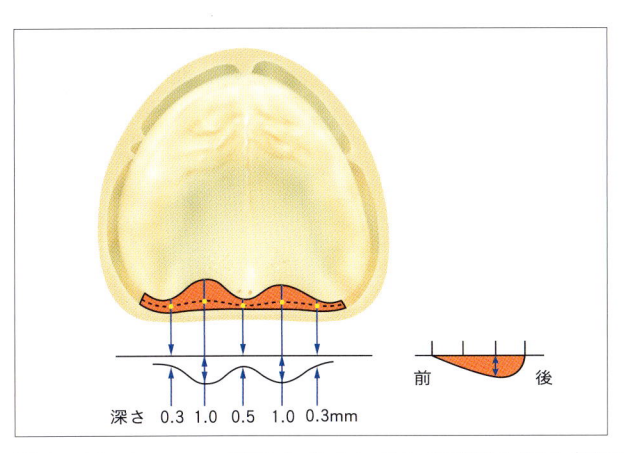

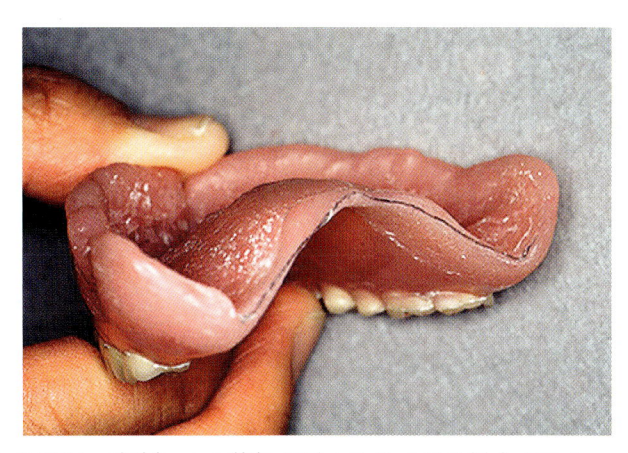

上顎義歯への戦略

図2-38a、b　a：一般的なポストダムの形態と深さ（林図[4]より引用・改変）。b：後縁が厚くなりすぎる場合があり、異物感が強くなる。

図2-39a～c　金属床のポストダム。

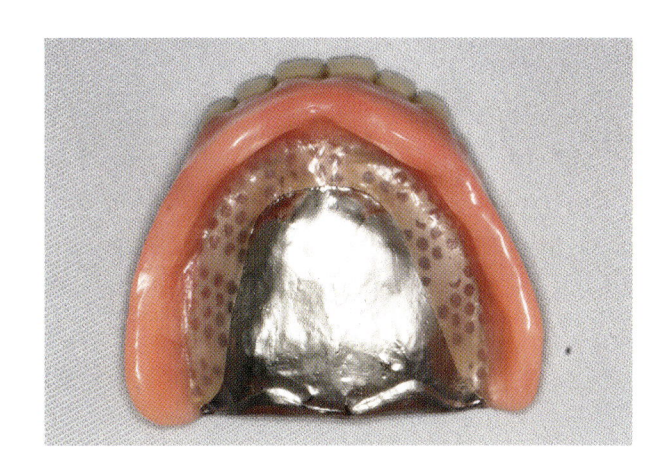

a：一般的なバタフライ型のポストダム。

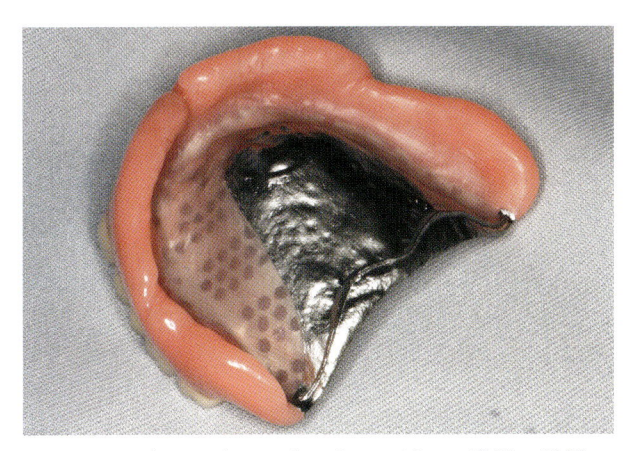

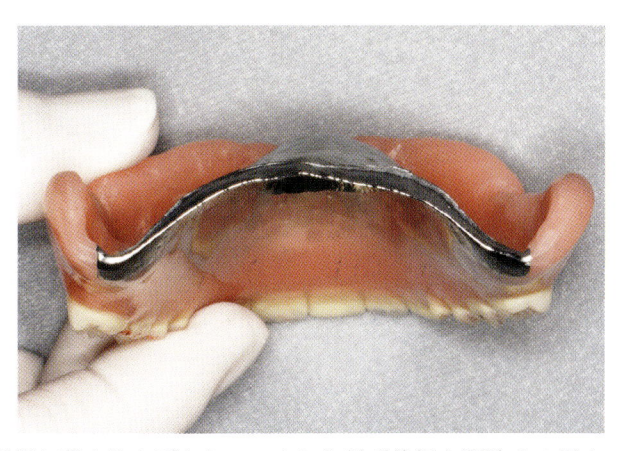

b、c：ビーディングタイプのポストダムの形態。粘膜への移行部が薄く仕上げられる。やむを得ず後縁を削除する場合でも対応が容易。

49

## 3-8 嘔吐反射をどう抑えるか

　アーラインにより慎重に後縁を設定したとしても、患者はそれを受け入れず、強い異物感や嘔吐反射を生じる場合がある。

　患者から後縁が長いと訴えられた場合、どこまで後縁を短くできるのだろうか。もう一度前出の図2-36の後縁部の解剖を確認してみよう。

　被圧縮性に富む口蓋腺の分布している範囲ならば、多少は義歯床後縁が前方に来てもポストダムが形成できるので、後縁封鎖は確保できる。ただし上顎結節を覆い、左右のハミュラーノッチを結ぶという後縁の設定原則は侵してはならない。それを忘れて図2-40の点線のように削除すれば義歯はたちまち落ちてしまう。したがってハミュラーノッチ部は残したまま、徐々に削除していけば、たとえ無口蓋義歯となっても急激に維持力が低下することはない[13]（図2-41）。

　そもそも嘔吐反射は軟口蓋や舌の後方2/3の部分を刺激することによって生じるとされている。その原因としては、今取り上げた、①後縁が長すぎる場合、厚すぎる場合のほかに、②維持力不足、咬合の不調和により咬合時に義歯後縁部が粘膜に接したり離れたりして軟口蓋が刺激される場合、③人工歯の位置が不正で舌房を侵害し、舌背をつねに刺激する場合、④心理的要因などが指摘されている。さらに⑤下顎義歯の舌側後方への過延長による場合もある。

　このうち、意外に多いのが②の維持力不足、咬合の不調和により咬合時に義歯後縁部が粘膜に接したり、離れたりして軟口蓋が刺激される場合である。

　咬合するたびに義歯がガタガタと動き、床縁が口蓋の奥を刺激すれば、嘔吐反射は必然的に生じる。咬合の不調和が原因ならば、後縁を削除することなく、咬合調整を行うだけで嘔吐反射を解消できるはずである。その見極めが大切である。

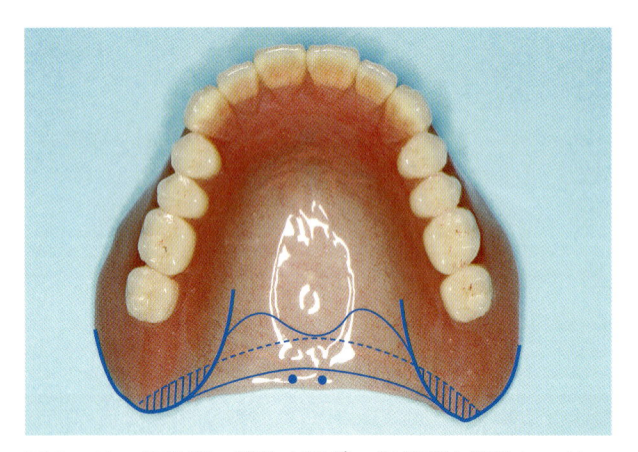

図2-40　後縁部の削除方法[13]。斜線部を削除してはいけない。

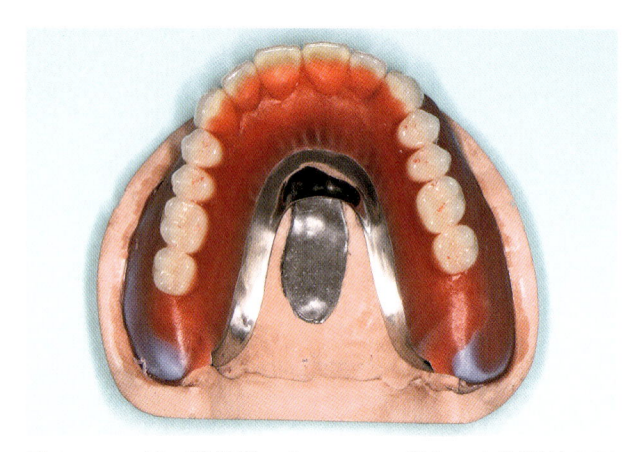

図2-41　無口蓋義歯でもルールに従う。上顎結節を覆いハミュラーノッチ部を残せば、維持力はある程度確保できる。

---

### 嘔吐反射の激しい人への予備印象採得法　　　Column

①適合の良いトレー
②印象材の硬さ、量、硬化時間
③表面麻酔※
④神経を他に集中させる
⑤鼻呼吸
⑥術者は手を絶対に動かさない

※高齢者には推奨できない

上顎義歯への戦略

　図2-42に示す症例（臨床ケース2-4）は、まるで下顎と見間違うほど小さく削除された上顎義歯である。嘔吐反射がひどいからと、患者の訴えるままに歯科医師が削除した結果、このような小さな上顎義歯となった。しかもここまで削除しても、一向に嘔吐反射は収まらなかった。

　図2-42cは筆者が再製して最終的に口腔内におさまった義歯である。前の義歯よりはるかに大きいにもかかわらず患者が受け入れることができたのは、十分な維持力の確保と咬合の安定により義歯の動きが最小となったからである。

　前医のように後縁設定のルールを無視して、ただただ削除してしまえば、口腔内に入れたとたんに義歯は落ちてしまう。これを無理矢理に舌で押さえようとして、嘔吐反射が生じたのだろう。

　これなどは基本に忠実に、ハミュラーノッチ部は絶対に削除してはならないということを示す一例である。

## 臨床ケース2-4　嘔吐反射への対応は維持力の確保と咬合の安定で

図2-42a〜c　嘔吐反射の著しい症例。

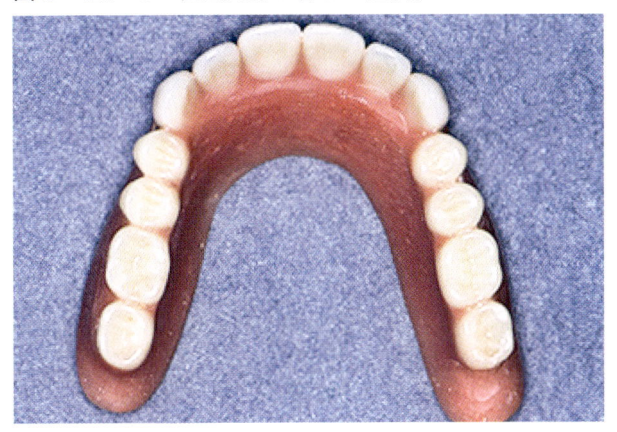

a、b：使用中義歯は吐き気がひどく入れられない。

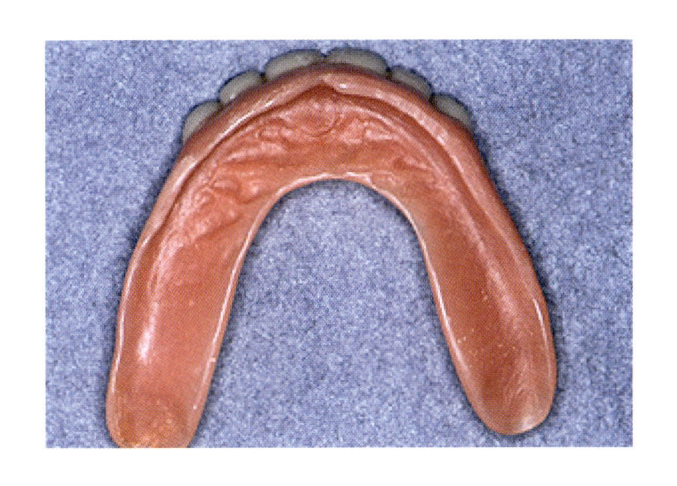

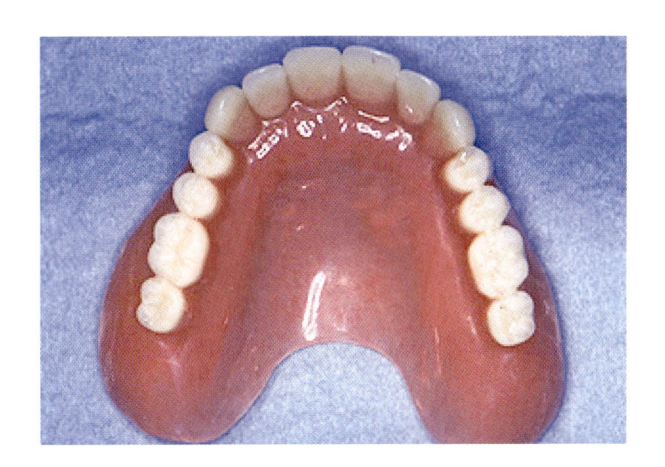

c：新義歯は大きいが、維持力が強いので十分に使用可能となった。

## 3-9 症例で確認：もう一歩上を排列で

臨床ケース 2-5（図 2-43）を通して、本章をまとめてみよう。

使用中の義歯は抜歯と修理を繰り返し、最終的に総義歯となっている。新義歯製作に際し「見た目を良くしてほしい」との希望であった。

上顎、下顎ともに中程度の吸収である。上顎顎堤には左側第二小臼歯部と左側犬歯部、第一小臼歯部に最近の抜歯をうかがわせる陥凹が認められる。上顎前歯部顎堤の左右差が著しい。そこで印象採得と人工歯排列に戦略を立て義歯製作を行った。

まず吸収の大きい右側辺縁は厚く、吸収の少ない左側はできるだけ辺縁が薄くなるように意識して印象採得を行った。こうすることで歯槽頂だけをみれば左右非対称であるが、外形は左右対称となった。

つぎに人工歯排列である。左側のように顎堤が隆々としていると、それだけでもリップサポートが強くなり、微笑時に口唇が上がりやすい。

一方、顎堤吸収が大きいと、印象辺縁を厚めに採得したつもりでもリップサポートが足りなく感じられる。それではリップサポートをどう確保するかである。

リップサポートに与える影響は人工歯の切縁よりも歯頸部の位置が大きい。また、中切歯よりも犬歯の位置が重要である[14]。そこで、上口唇の皺が気になるとばかりに上顎中切歯切縁の位置を大きく前方傾斜させて排列してもリップサポートはほとんど変わらない。

それよりも、中切歯の位置はそのままで、わずかに犬歯を前方に移動させ、歯頸部を際立たせるように排列すればリップサポートはずっと強くなる。

本症例でも左右対称に前歯部人工歯を排列するのではなく、切縁の位置はそのままで、顎堤吸収の大きい右側では犬歯の歯頸部を唇側寄りに立てて排列し、一方吸収の小さい左側では犬歯の人工歯基底部をバーで削除し、歯頸部ができるだけ内側に位置するように排列した。こうすることで、美しい笑顔が甦った。

上顎義歯への戦略

## 臨床ケース 2-5　印象採得と排列を工夫して審美性を回復

### 何が問題か？

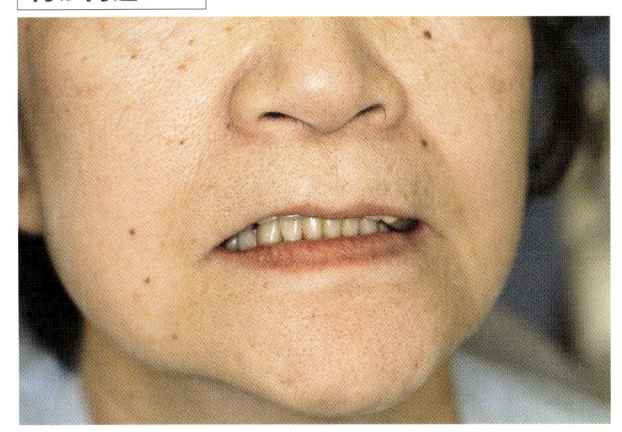

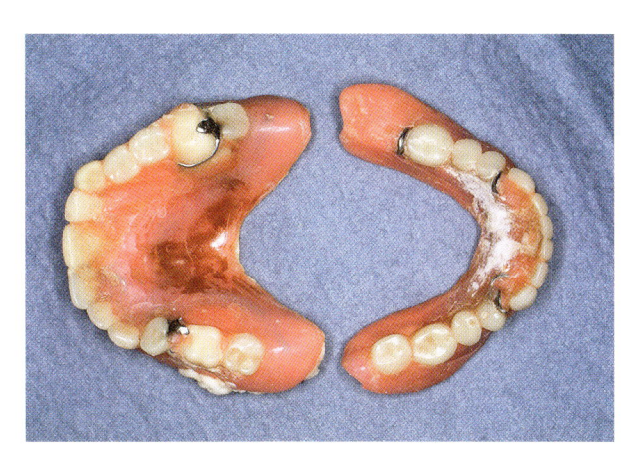

図2-43a、b　a：初診時の顔貌。上顎前歯がみえず口角が下がり審美性に劣る。b：使用中義歯。

### どんな戦略でいくのか？

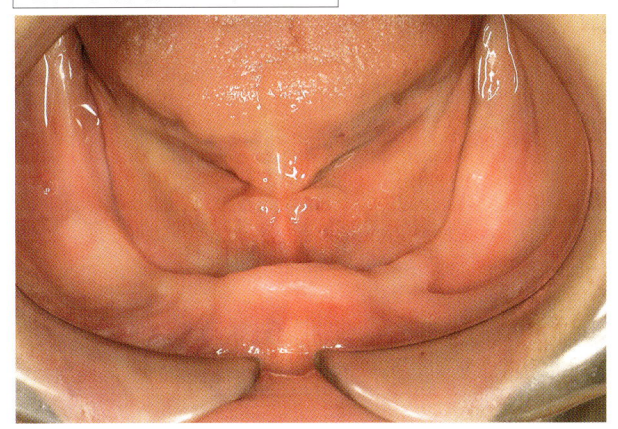

c、d：下顎の顎堤と作業用模型。

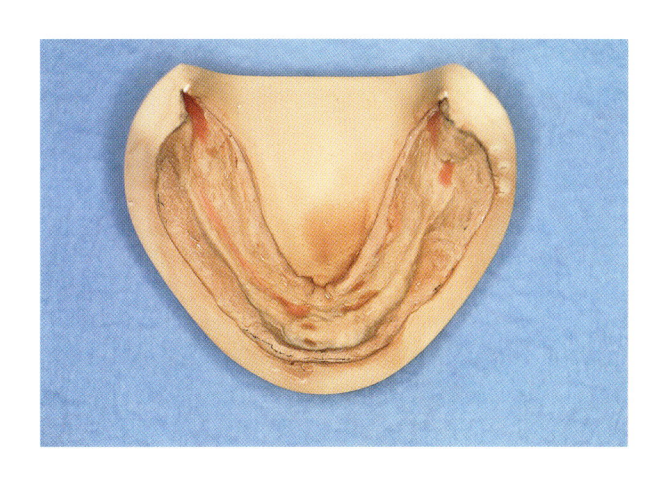

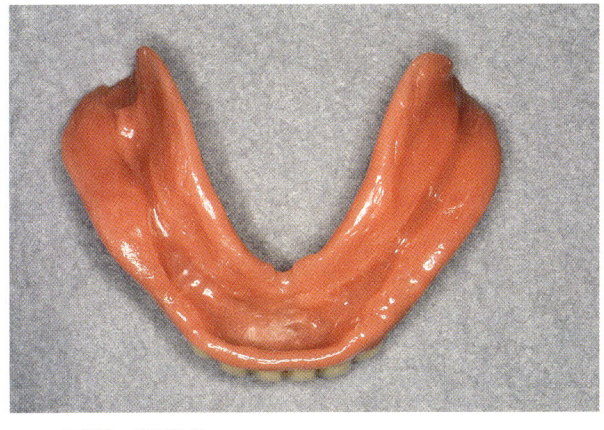

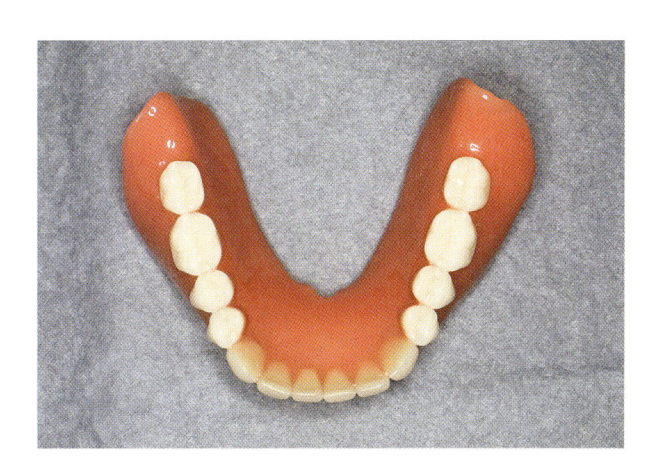

e、f：下顎の新義歯。

53

# CHAPTER 2

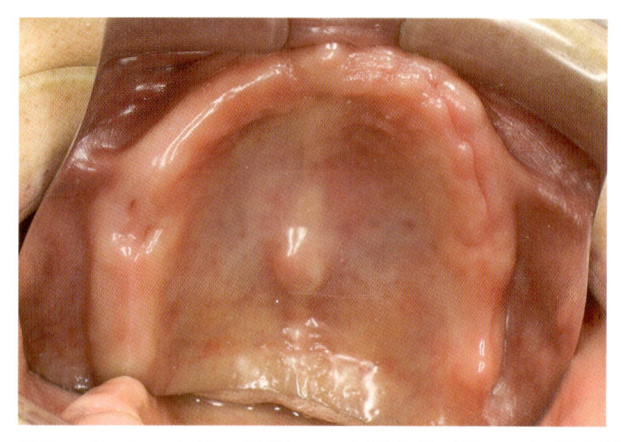

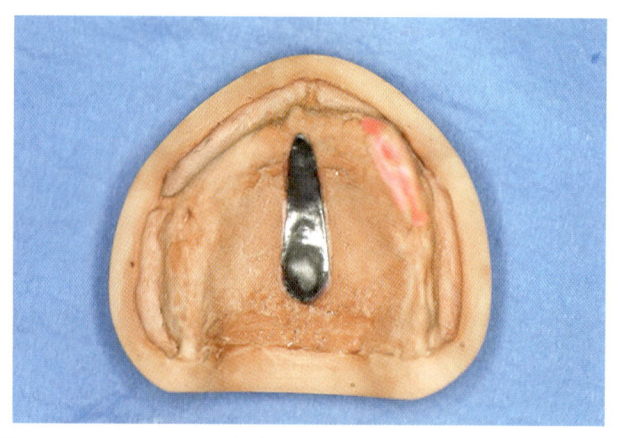

図2-43g、h　上顎の顎堤。g：左側犬歯、第一小臼歯は最近抜歯したとのこと。左側前歯部の顎堤は隆々としているが、右側の顎堤吸収が大きい。h：吸収差を考慮して右側は厚く、左側は薄くなるよう意識して印象された作業用模型。歯槽頂だけみれば左右側はまったく非対称である。

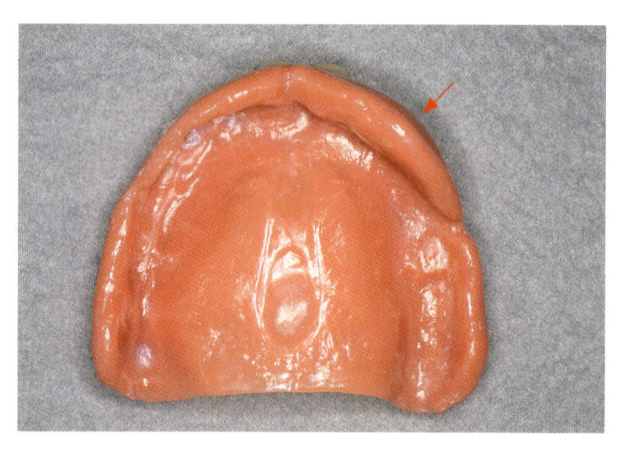

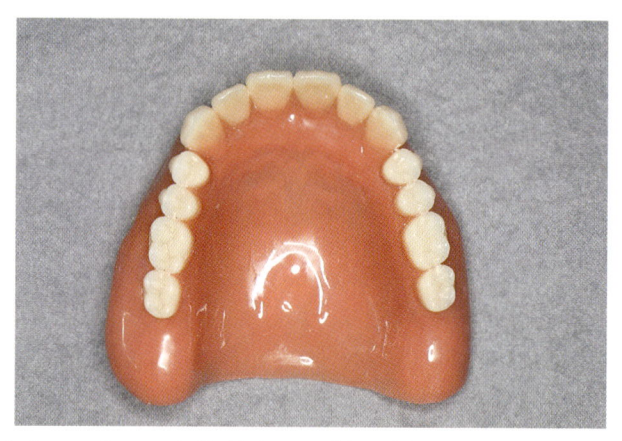

i、j：完成した上顎義歯。左側前歯床縁は十分に厚みが確保できた。これにより歯列弓はほぼ左右対称になるように排列できた。

k：左右差を考慮した上顎前歯部の排列。顎堤吸収の大きい右側の犬歯の歯頸部を突出させることで、リップサポートを強める。一方、顎堤の良好な左側犬歯部では歯頸部を奥に入れることで口唇がもち上がるのを抑えた。

**問題解決！**

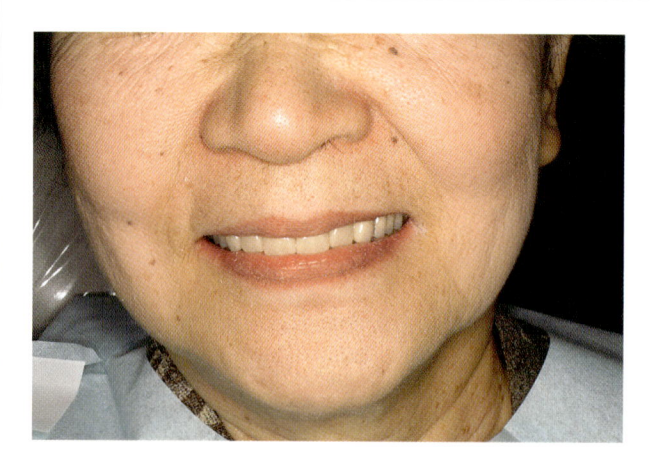

l：適切なリップサポートの確保により、美しい口元が回復された。

CHAPTER 2

# 4 上顎義歯のイメージをまとめる

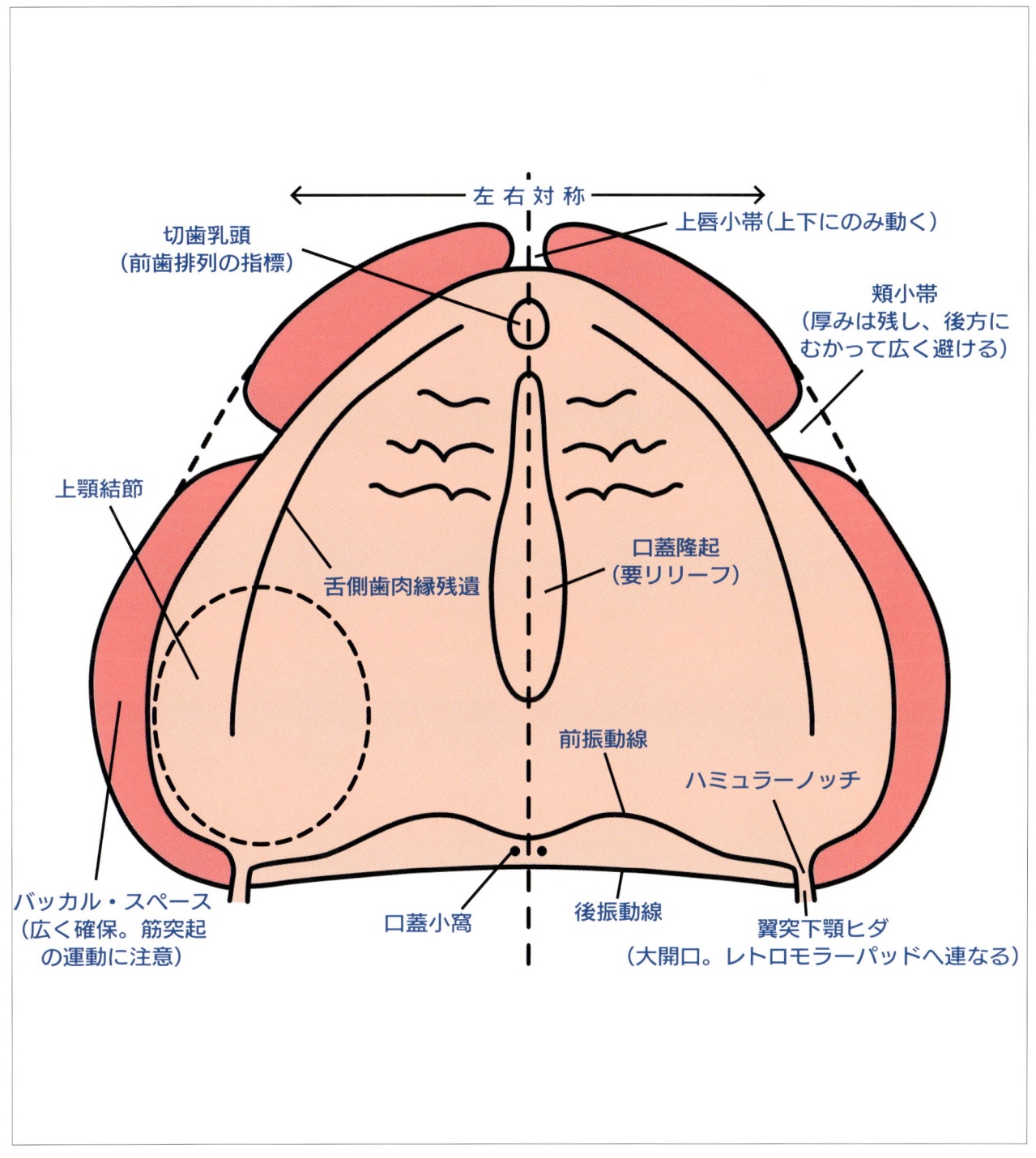

図 2-44 上顎のまとめ。

## 参考文献

1. Zarb GA, Bolender CL. Prosthodontic Treatment for Edentulous Patients : Complete Dentures and Implant-Supported Prostheses. 12th ed. St. Louis : CV Mosby co, 2004.
2. 細井紀雄, 平井敏博, 大川周治, 市川哲雄 編. 無歯顎補綴治療学第2版. 東京：医歯薬出版；2009.
3. 早川 巖. コンプリートデンチャーの理論と臨床－総義歯をイメージする－. 東京：クインテッセンス出版, 1995.
4. 林都志夫編. 全部床義歯補綴学 第3版. 東京：医歯薬出版, 1993.
5. Watt DM, MacGregor AR. Designing complete dentures. W.S Saunders. Bristol : Wright；1976.
6. 長尾正憲, 小林賢一, 鈴木哲也. 無歯顎の印象. 東京：口腔保健協会, 1993.
7. Kawai Y, Murakami H, Shariati B et al. Do traditional techniques produce better conventional dentures than simplified techniques? Dent. 2005；33：659-668.
8. 鈴木哲也. 総義歯の印象採得の特異性－顎堤吸収を読むことの重要性. YEAR BOOK 2009 現代の治療指針, 東京：クインテッセンス出版；2009, 72-73.
9. 鈴木哲也, 織田展輔. 義歯のメンテナンス（1）リラインとリベースの重要性. YEAR BOOK 2009 現代の治療指針. 東京：クインテッセンス出版, 2009；86-87.
10. 上条雍彦. 口腔解剖学5 内臓学. 東京：アナトーム社, 1969.
11. Chen MS. Reliability of the fovea palatine for determining the posterior border of the maxillary denture. J Prosthet Dent 1980；43：133-137.
12. Levin B. コンプリートデンチャーの印象（長尾正憲監訳）. 東京：クインテッセンス出版, 1985.
13. 小林賢一, 鈴木哲也. 総義歯臨床のおさえどころ－義歯の装着と調整－. 日本歯科医師会雑誌 1991；44：662-671.
14. 鈴木哲也. 上顎中切歯, 犬歯唇側面における筋圧. 補綴誌 1985；29：1-214.

CHAPTER 3

下顎義歯への戦略

## CHAPTER 3

# 1 ▶▶▶▶ 下顎の印象に対する苦手意識が義歯の形態をダメにする

### 1-1 陥りやすい下顎印象の誤り

　上顎に比べ、下顎の印象採得は難しいとされている。とくに舌側の印象が苦手とされる先生が多い。下顎には舌があり、この舌の動きや位置により口腔内はいろいろと変化してみえる。そのため、多くの先生方は下顎舌側の床縁をどこまで印象採得すれば良いかの判断に戸惑ってしまう。

　顎堤の吸収が著しければなおさらで、舌側がつねに不足しているのではないかとの不安感を拭いきれないようである。

　舌側さえ十分に印象採得できれば痛くなく、良く吸着する義歯ができるのではないかとの幻想を抱くのである。そこでティッシュコンディショナーを使って舌側の床縁をできるだけ大きく延ばそうと悪戦苦闘する（図3-1a）。その結果、図3-1b、cに示すような舌側が異常に延長された義歯ができ上がることがある。

　果たしてこのような義歯が口腔内で機能できるのだろうか。

```
陥りやすい発想

顎堤吸収が著しい
    ↓
下顎義歯の動揺が大きい
    ↓
動かないように、
    下顎舌側の印象を攻めよう！？
```

図3-1a

## Check!! 着眼しよう

# 1 誤った概念での印象が義歯を大きくしてしまう

図3-1b、c　誤った概念で作られた義歯。これらが口腔内で機能するかは疑問。

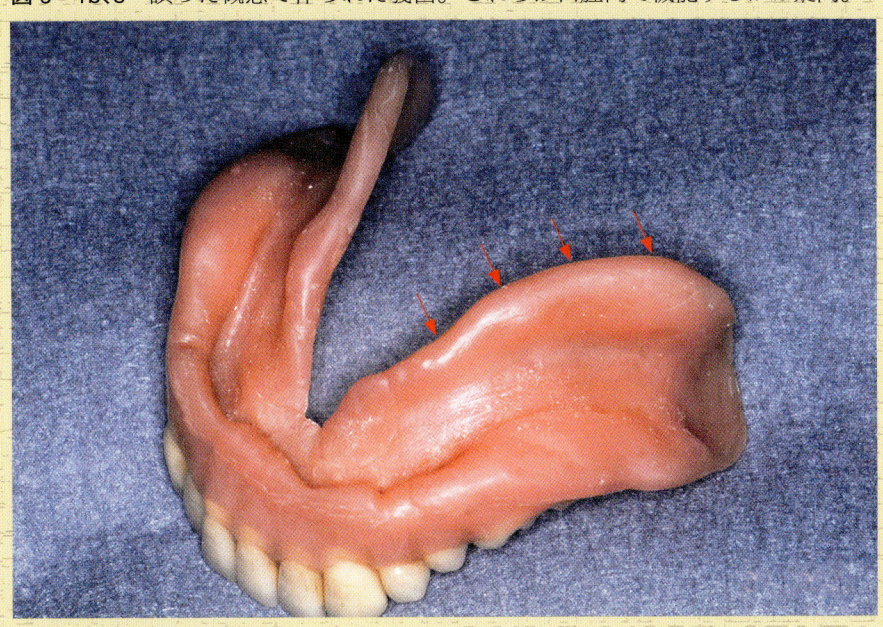

b：舌側全体が大きな義歯。

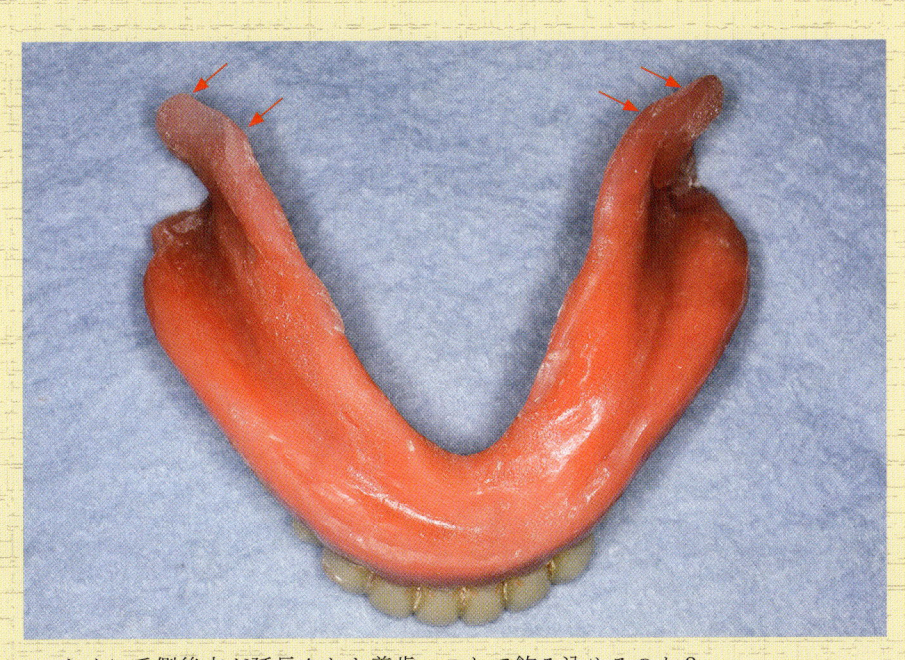

c：とくに舌側後方が延長された義歯。これで飲み込めるのか？

CHAPTER 3

# 2 すべて同じと考えよう 下顎の義歯形態

## 2-1 義歯には決まった形がある

「義歯には決まった形がある」とよく言われることである[1]。図3-2、3にみるように、確かに顎堤の吸収にかかわらず、外形は類似した形態となっている。その理由を考えてみよう。義歯は顎堤の上に乗っているのであるが、どのような義歯でも義歯周囲には顎舌骨筋や、頬筋があるように基本的には義歯周囲組織の解剖学的構造は同じである[1,2]。

唯一違うのは義歯床内面に覆われている顎骨の吸収程度だけである（図3-4）。したがって、顎骨吸収のいかんにかかわらず、外形はほぼ同じと考えられる。

そこで、この外形のイメージさえつかめば、それに合わせて筋圧形成を行うことで、印象採得はそれほど難しいものではなくなる[3]。

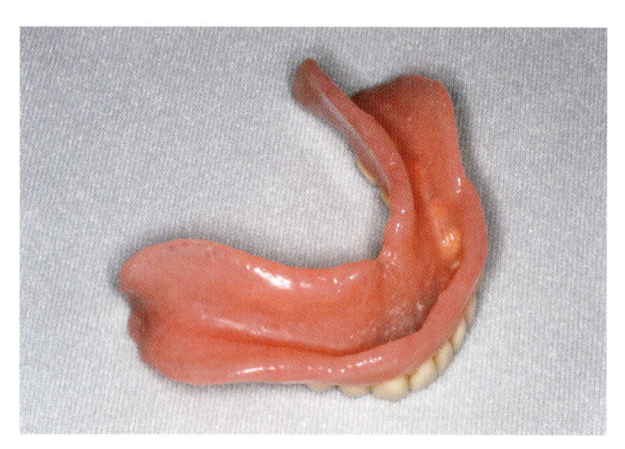

図3-2a、b　a：比較的顎堤吸収の少ない義歯。

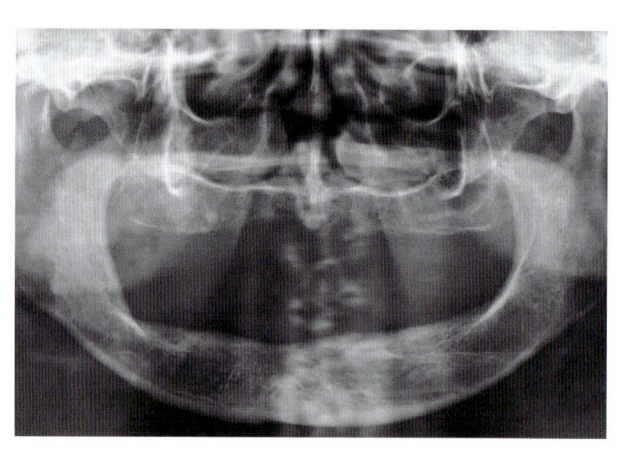

b：そのパノラマエックス線写真。

↕ 顎堤吸収にかかわらず義歯の外形は類似している

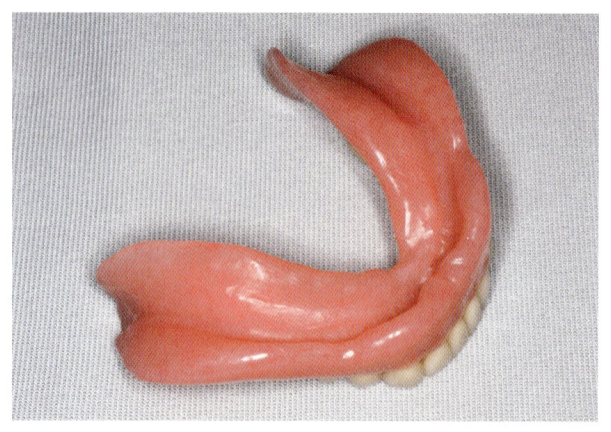

図3-3a、b　a：顎堤吸収の進行した義歯。

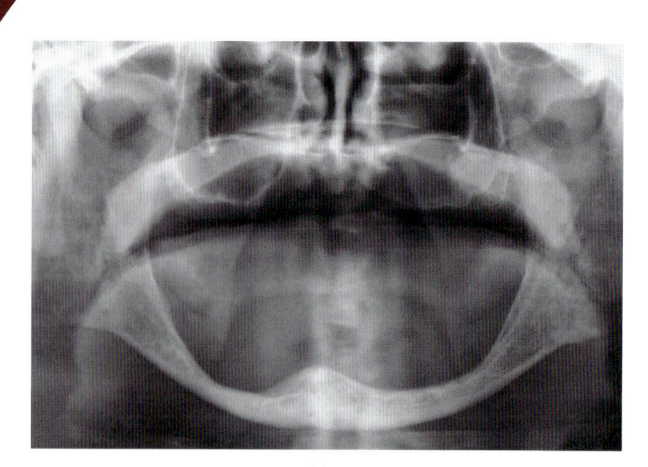

b：そのパノラマエックス線写真。

下顎義歯への戦略

Check!! 着眼しよう

## 2 義歯周囲組織の解剖は、顎骨の吸収があっても変わらない

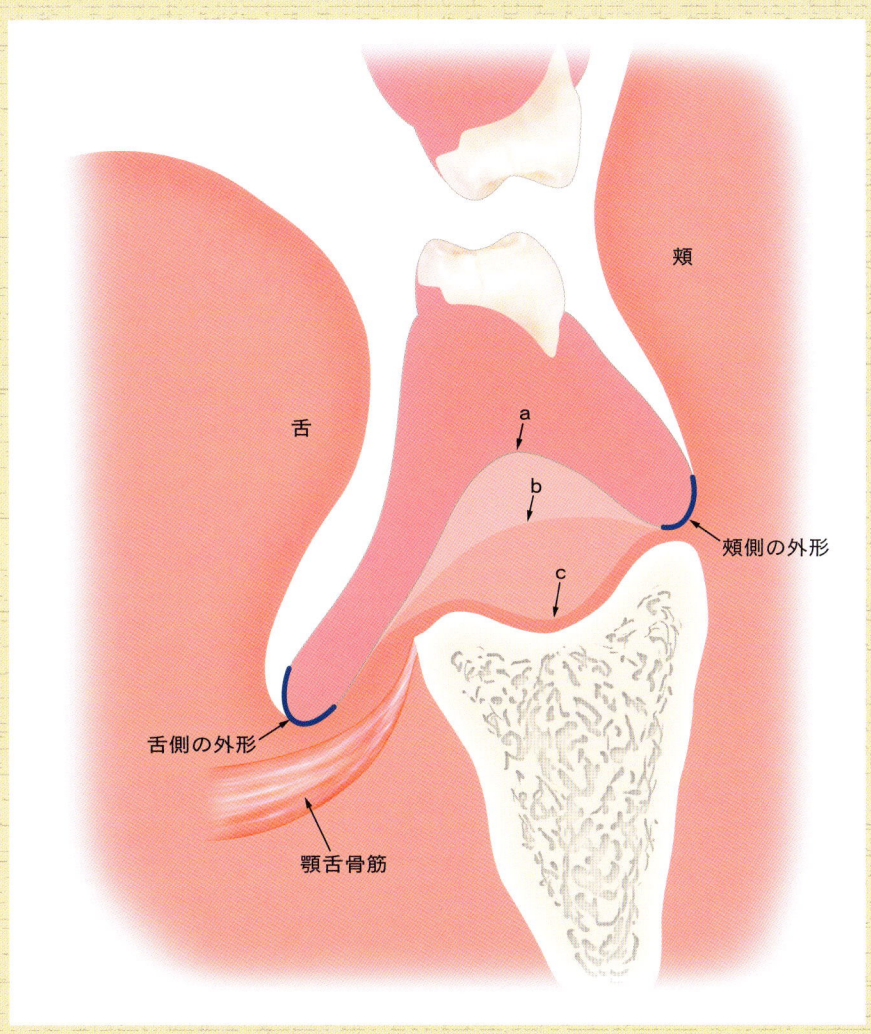

図3-4 義歯床内面に覆われている顎骨の吸収程度が違うだけで、義歯周囲組織の解剖学的構造は同じ[1]。そのため頬、舌側の外形線の位置は変わらない。
a：顎堤吸収が小さい場合。
b：中程度の吸収の場合。
c：吸収の大きい場合。

CHAPTER 3

# 3 義歯のイメージトレーニングのために

## 3-1 良い義歯を眺める

　義歯のイメージを作るには良い義歯を多くみることであると昔から言われてきた。そこでまず良い義歯をいくつか提示し、その形態を覚えることから始めよう。

　イメージをつかみやすいよう、やや強調した形態で中程度に骨吸収が進んだ症例を図3-5に示す。これら3つの義歯はまったく別の症例であるが、一瞬みただけでは間違えそうなほど類似している。これらのイメージをまとめると図3-6の模式図が描ける。

　それではなぜこのイメージが適切なのか、その理論的背景を以下に解説しながら、良い義歯かどうかのチェックポイントを示していきたい。また、各チェックポイントの解説に入る前に随時プレテストと称して不適切な義歯を例示する。どこが間違っているのかを考えてから読み進めてほしい。

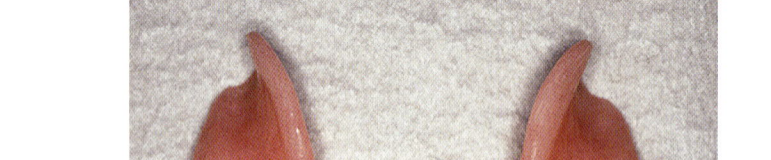

図3-5 a～c　異なる3症例の下顎義歯粘膜面観。外形はきわめて近似している。

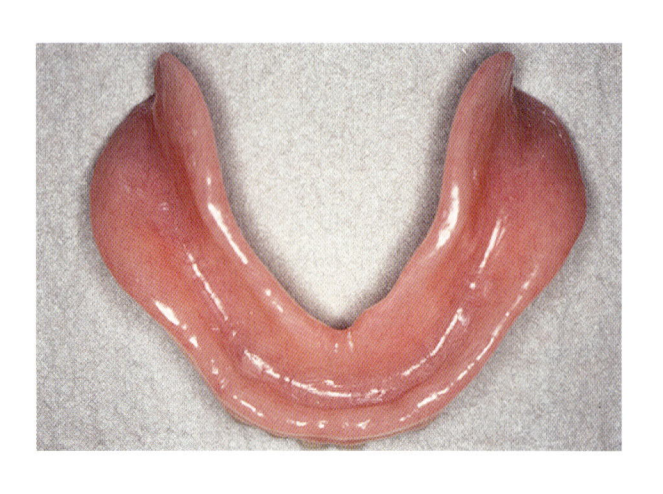

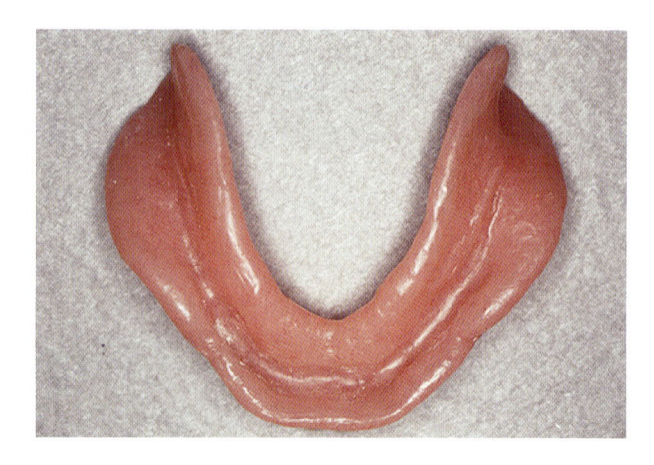

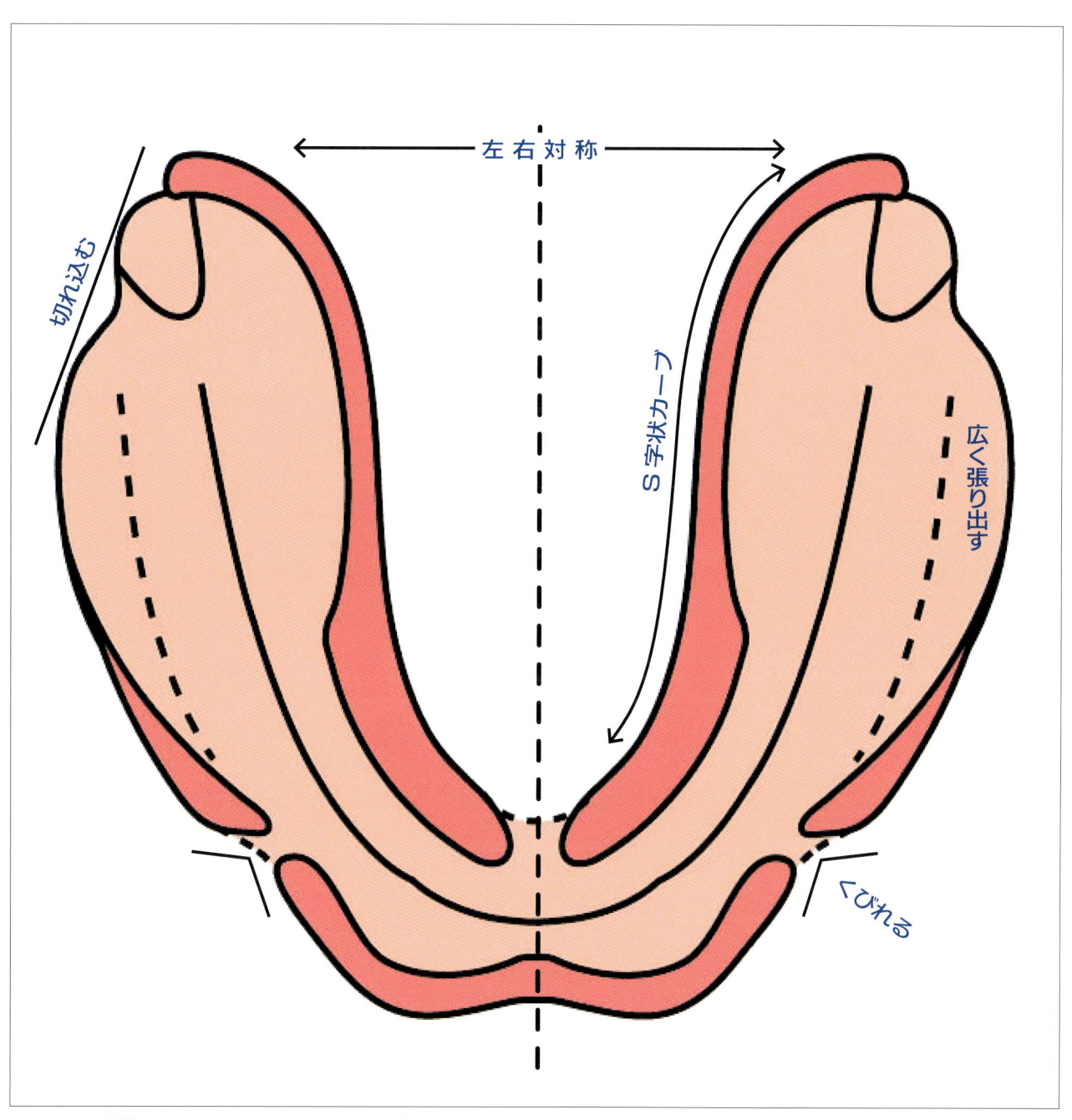

図3-6 粘膜面を真上からみたときの良い義歯のイメージ。ではこれがどうして良いのだろうか？

# CHAPTER 3

## 4 ▶▶▶▶ 義歯を見る眼を養おう①

### プレテスト1・この義歯の大きさは適切か？

**問題** この義歯は良く噛めないダメな義歯ということで再製作することになった。全体に小さいように思われるが、どこに問題があるのだろうか。

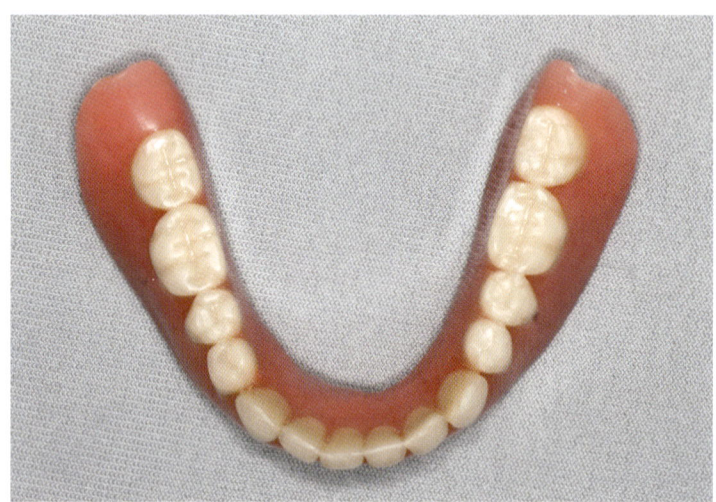

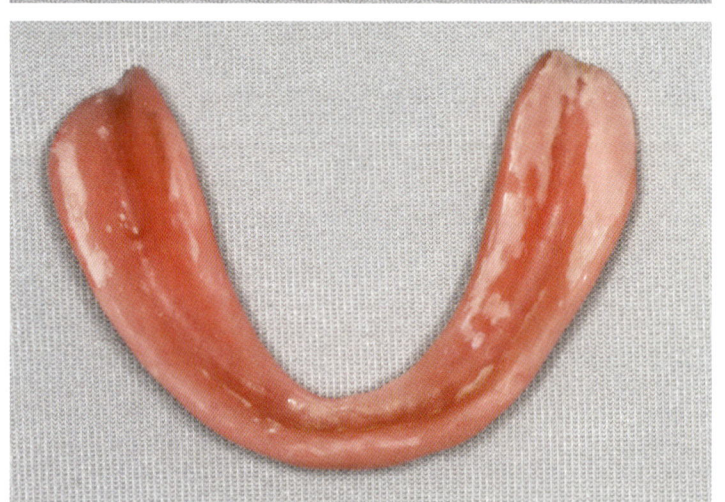

図3-7a、b

**下顎義歯への戦略**

**回答** 必要とされる解剖学的範囲まで床縁が延長されていない。

　図3-8a、bの点線は適切な義歯の外形線を示す。旧義歯は①から③の部位で床縁の長さが不足している。すなわち、

①後縁がレトロモラーパットの少なくとも1/2以上に達していないため、維持・安定が得られない。

②頬棚への延長が不十分であり、咀嚼力を支持できない。

③舌下腺部が口腔底まで達していないことにより、十分な維持が得られない。

　次頁からそれらへの延長の重要性について、まず頬側の①、②の部位について解説する。なお、舌側の③については6-5以降にて詳述する。

旧義歯

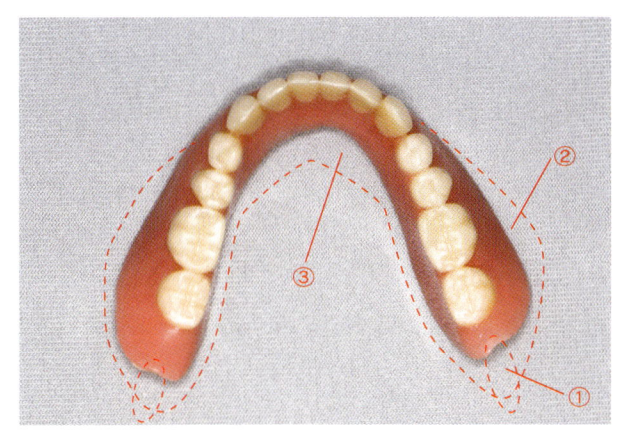

図3-8a

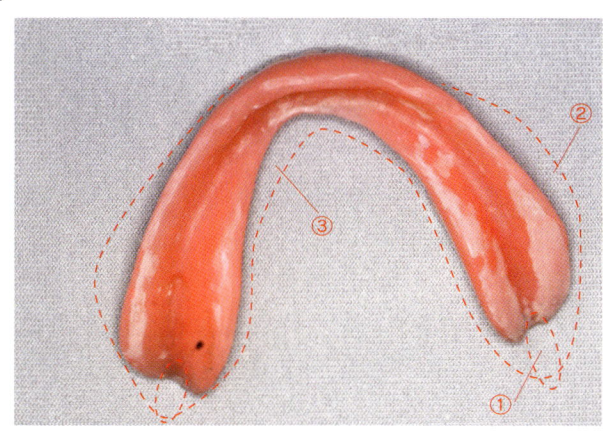

図3-8b

新義歯

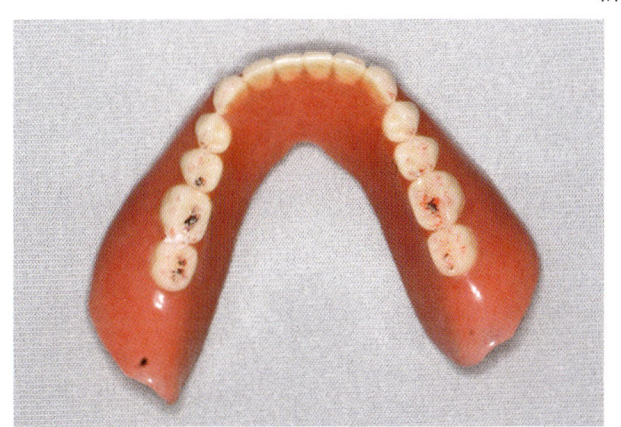

図3-8c

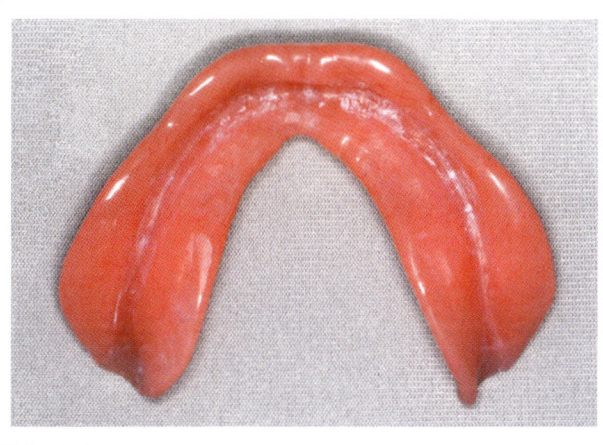

図3-8d

# CHAPTER 3

## 解説　基本中の基本―パッドと頬棚への延長

### 4-1　レトロモラーパッド（retromolar pad）

　下顎においても上顎と同様に、まず後方から形を決めることが大切である。後端がレトロモラーパッド（図3-9）に達していることは基本中の基本である。
　下顎義歯の辺縁設定については、以下のルールが順守されなければならない。「下顎義歯の辺縁は軟らかな部位に終わらせ、硬い部位にとどまってはいけない。隆起や鋭利な骨縁などがあれば、それを完全に避けるか、それができなければすべて覆い、中をリリーフする」というのが基本ルール、これが鉄則である（ルール6）。

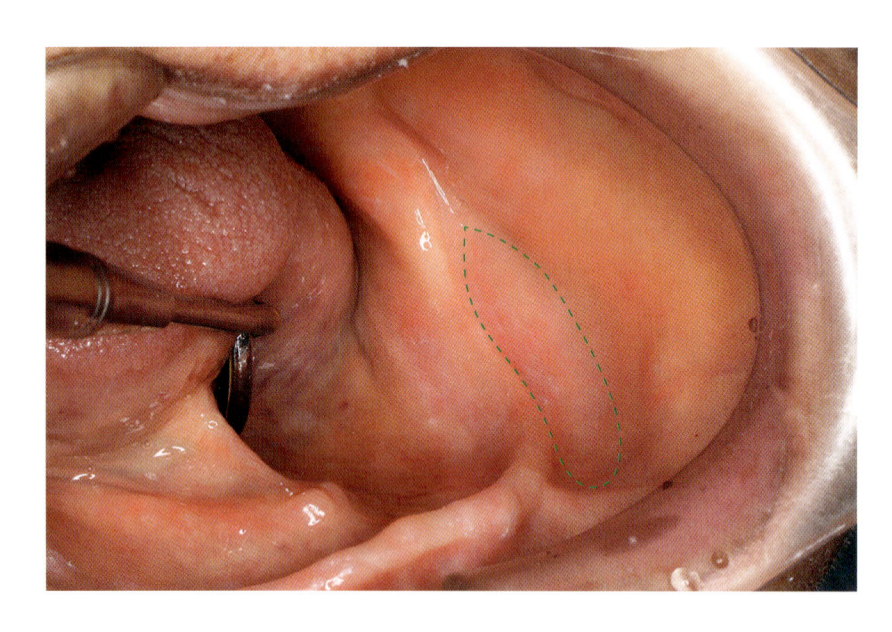

図3-9　プレテスト1の症例の口腔内写真。レトロモラーパッドと頬棚。レトロモラーパッドの近心側1/3は緻密な線維性結合組織（洋梨状隆起）でできており可動性は少なく、それより後方の軟らかな腺組織からなる部分（狭義のレトロモラーパッド）と区別されている。

## ルール6　下顎義歯の辺縁設定

**下顎義歯の辺縁は軟らかな部位に終わらせ、硬い部位にとどまらない。隆起や鋭利な骨縁などがあれば、それを完全に避けるか、それができなければ、すべて覆い中をリリーフする。**

下顎義歯への戦略

そうなると、軟らかなレトロモラーパッドは義歯の後端として最適である。しかし、レトロモラーパッドを詳細にみると、実はすべてが同一の組織ではない。レトロモラーパッドの近心側1/3は洋梨状隆起（pear-shaped pad）と呼ばれ、緻密な線維性結合組織でできており可動性は少なく、それより後方の軟らかな腺組織（臼歯腺）からなる部分と区別されている[4]（図3-9、10）。

後方すなわち遠心側2/3を狭義のレトロモラーパッドとし、全体を広義のレトロモラーパッドとして分ける場合もある。

そこで、軟かな腺組織上に後縁を設定するというルールに従えば、少なくともレトロモラーパッドの1/2を超える必要があることがわかる[5]（図3-11）。

### 解剖を押さえよう

図3-10　下顎第三大臼歯と臼後乳頭、レトロモラーパッド（Sicher図[4]より引用・改変）。レトロモラーパッドの後方は臼歯腺を含む疎性結合組織で義歯の後縁として適する。
①下顎第三大臼歯。
②臼後乳頭。
③臼歯腺。

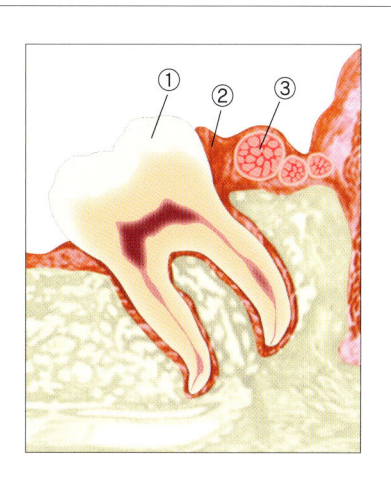

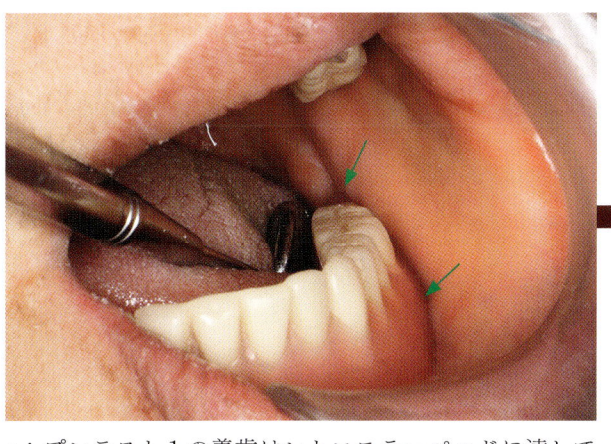

図3-11a、b　新旧義歯の比較。

a：プレテスト1の義歯はレトロモラーパッドに達していない。頬側も延長が不足している。

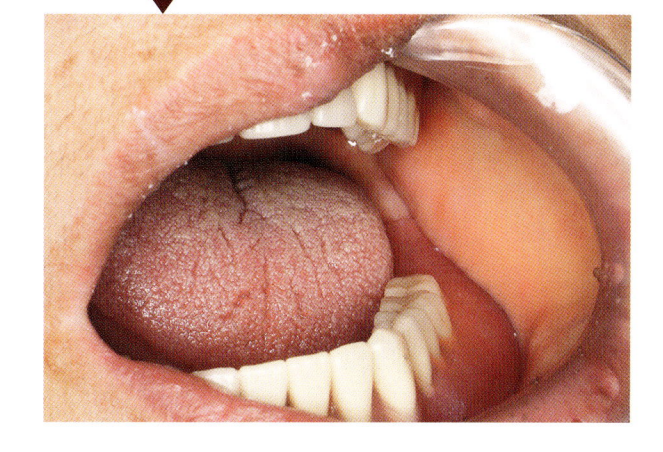

b：新義歯はレトロモラーパッドの1/2を覆い、頬棚に床が延長された。

# CHAPTER 3

 では、軟らかい部分はどこまで覆ったらいいのだろうか。実はレトロモラーパッドの最遠心端は上顎のハミュラーノッチを覆う翼突下顎ヒダへと続いている(図3-12)。そのため遠心部は開口時に翼突下顎ヒダ(翼突下顎縫線)の動きに引っ張られ、上方に移動する。

 一方、閉口時には舌側に倒れ込んでいることもわかっている。このように遠心端は開閉口運動での移動が大きく、印象時にどの程度の開口状態で採得したのかで遠心端部の形態は異なることになる。また、頬筋と上咽頭収縮筋の線維ならびに側頭筋腱の終末部もここに含まれており、これらの筋活動も後方延長を制限する。

 そこで、いくら軟らかいといっても機能時の変動の大きいところは避けようということで、レトロモラーパッドの近心1/2から2/3あたりが妥当な位置ということになっている[1,3,6]。

 ところが最近、閉口時にレトロモラーパッド上で頬粘膜と舌が接することで辺縁封鎖が完成されるとの考えから、レトロモラーパッドをすべて覆うべきとの考えが一部にある[7](図3-13)。

 しかし閉口時には接しても、開口時には両者は離れてしまう(図3-14)。閉口時ではなく開口時に吸着する義歯が求められるのである。レトロモラーパッドを完全に覆わなくても開口時に十分に吸着(維持)が得られることは筆者を含め過去の先人達が十分に実体験している。しかもレトロモラーパッドをすべて覆うと、咬合高径をかなり高いゾーンに設定しなければ、上顎義歯のハミュラーノッチ部とぶつかる症例が多い(図3-15)。

 レトロモラーパッド上は義歯で埋めるべきデンチャースペースではなく、前述したようにその最後端は可動性に富むことや、後述する後顎舌骨筋窩や咬筋影響部との兼ね合いもあることから、それほど重大に考える必要はないように思われる。

### 解剖を押さえよう

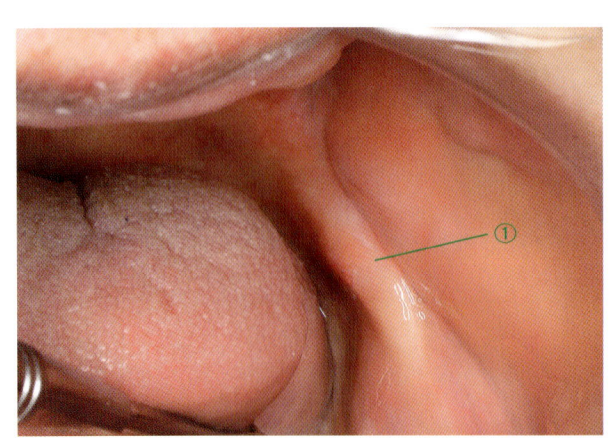

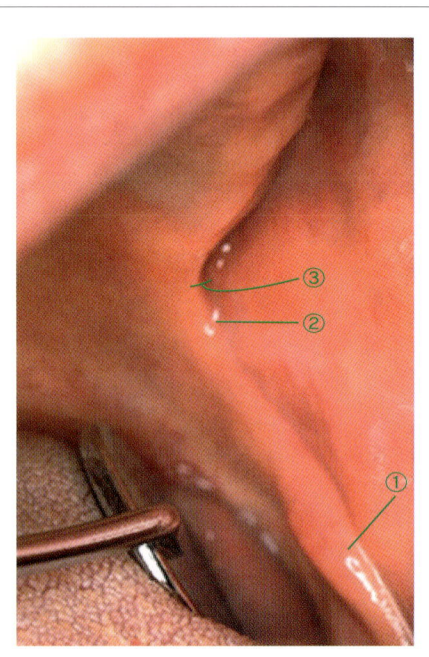

図3-12a、b レトロモラーパッドの最遠心端は上顎の翼突下顎ヒダへと続いており、閉口時には内側にハの字に倒れ込んでいるが、開口時には上方に引っ張られる。①レトロモラーパッド、②翼突下顎ヒダ、③ハミュラーノッチ。

下顎義歯への戦略

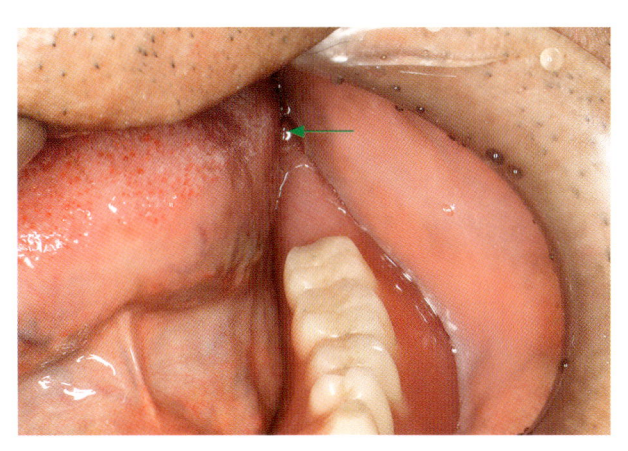

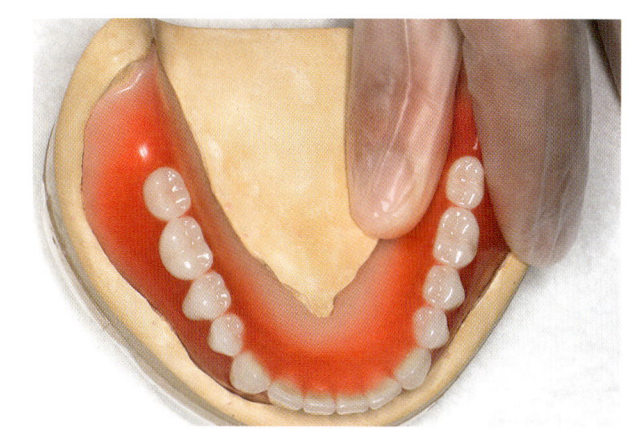

図3-13a、b 閉口時にレトロモラーパッド上で頰粘膜と舌が接することで辺縁封鎖が完成されるとの考えから、レトロモラーパッドをすべて覆うとの考えも一部にはある。

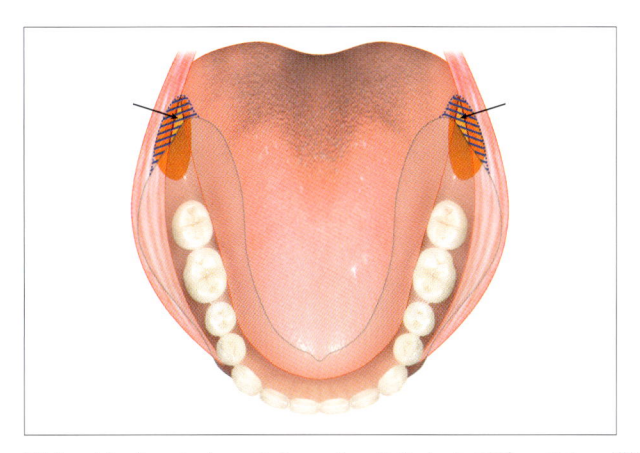

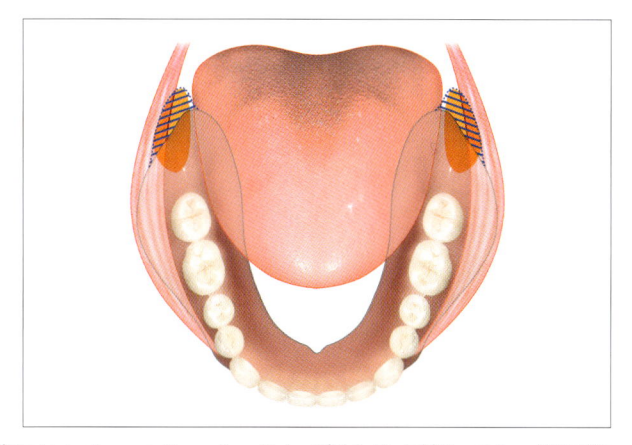

図3-14a、b レトロモラーパッドをすべて覆っても、閉口時にはレトロモラーパッド上で頰と舌が接しても、開口時に舌が後退すれば両者は離れてしまう。

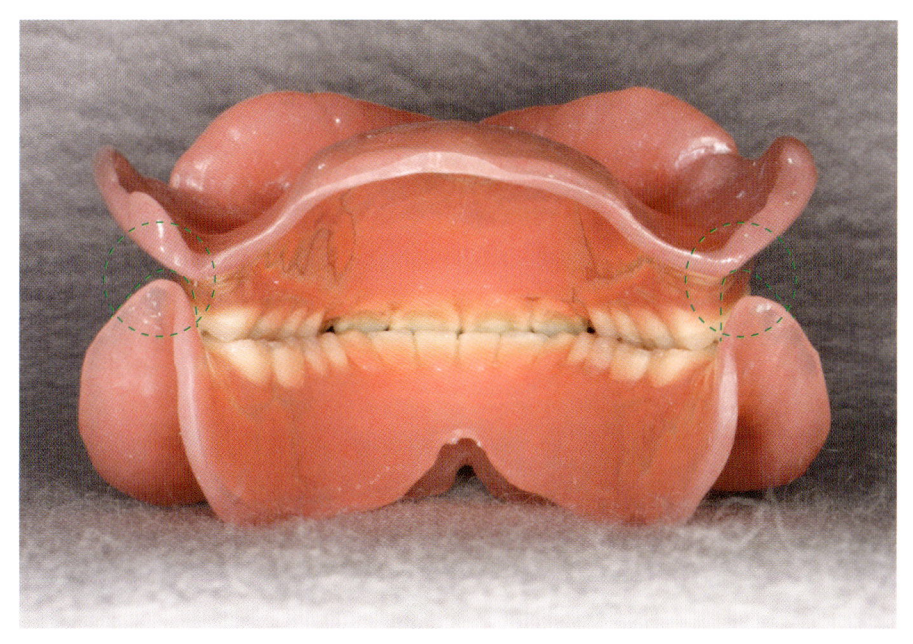

図3-15 レトロモラーパッドをすべて覆うと、かなりの症例で上顎義歯のハミュラーノッチ部とぶつかる場合がある。

69

# CHAPTER 3

## 4-2 頬棚（buccal shelf）

つぎにチェックするのが頬棚（buccal shelf）である（図3-16）。下顎総義歯の一次支持域としてもっとも重要な部位である。頬棚はレトロモラーパッドの前方で、内側を歯槽頂、外側を外斜線（external oblique line）、前方を頬小帯で囲まれた部分である。

ここは緻密な皮質骨で裏打ちされており、さらに咬合平面に対して平行に位置しているため、咬合力を支えるのにきわめて適している[1]（図3-17）。

ただし、頬棚には頬筋の起始部があるため、頬棚へ床縁を延ばせば、頬筋の上に義歯が乗ることになる。それでは離脱力が働かないのかとの懸念が生じる。ところが、頬棚では頬筋の厚さが1.5mm前後と薄く、さらにここを発する頬筋の筋束の走行が前後的で、義歯床辺縁と平行であるため義歯床を延ばしても義歯を浮き上がらせることはない[3,8]（図3-18）。

ここで再び戻ってプレテスト1症例の口腔内写真（図3-11a、b）をみてみよう。新義歯と比べ、頬棚への延長が不足しているのがわかる。

### 解剖を押さえよう

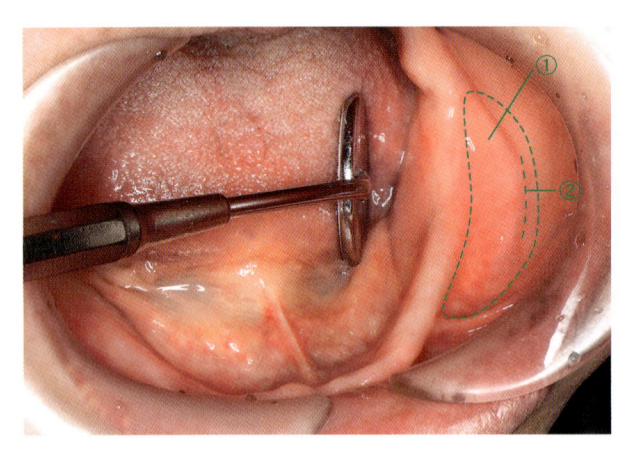

図3-16 ①頬棚と②外斜線。

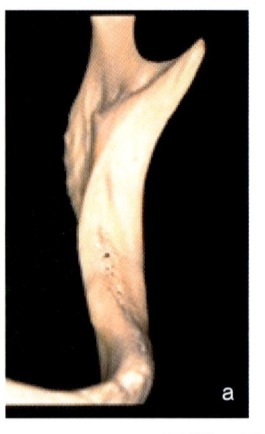

図3-17a、b 頬棚は緻密な皮質骨で裏打ちされており、さらに咬合平面に対して平行に位置しているため、咬合力を支えるのにきわめて適している。

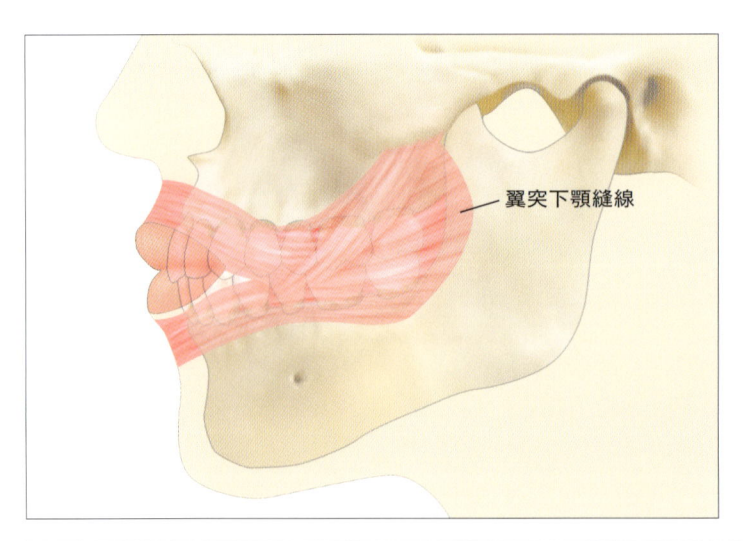

翼突下顎縫線

図3-18 頬棚では頬筋の厚さが薄く、筋束の走行が前後的で義歯床辺縁と平行であるため義歯を浮き上がらせることはない（上条図[8]より引用・改変）。

## 4-3 忘れてはならない咬筋の影響

頬棚に義歯床を延長するのであるが、後方の遠心隅角部では制限がある（図3-19）。ここを通る頬筋の外側に咬筋が垂直方向に走行している。噛みしめると咬筋が収縮して膨らみ、咬筋が頬筋と周囲の頬脂肪体を外側から押し、義歯にぶつかるようになる（図3-20）。

そこで印象面には頬側遠心隅角部に咬筋の動きに対応して凹みができる（図3-21）。これを咬筋切痕（masseter groove）と呼ぶ。義歯に咬筋切痕があれば、咬筋の収縮する咀嚼時などに義歯のあたりを防ぐことができる。ただし、咬筋の活動量には個人差があり、必ずしもすべての症例で咬筋切痕が義歯に必要なわけではない。

### 解剖を押さえよう

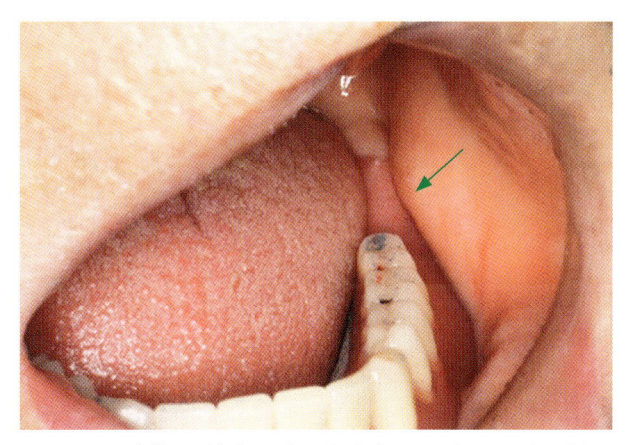

図3-19　頬棚の後方、遠心隅角部では床の延長が制限される。

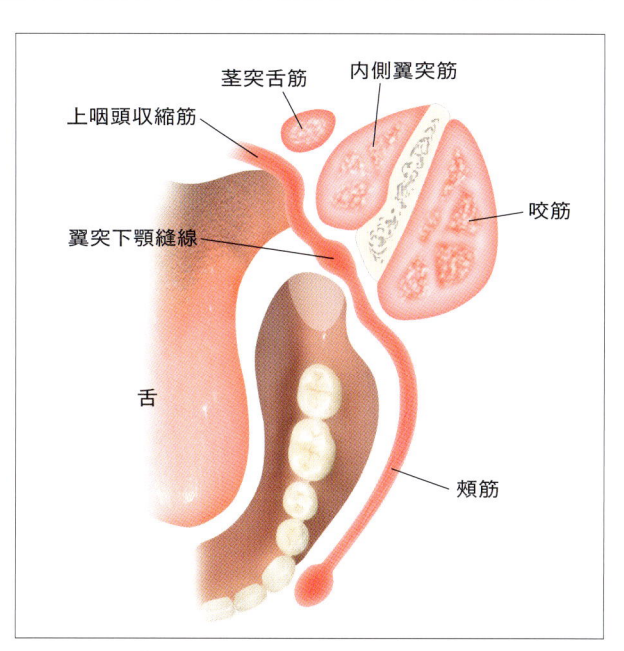

図3-20　噛みしめると咬筋が収縮して膨らみ、頬筋を外側から押して義歯にぶつかる（小林図[1]より引用・改変）。

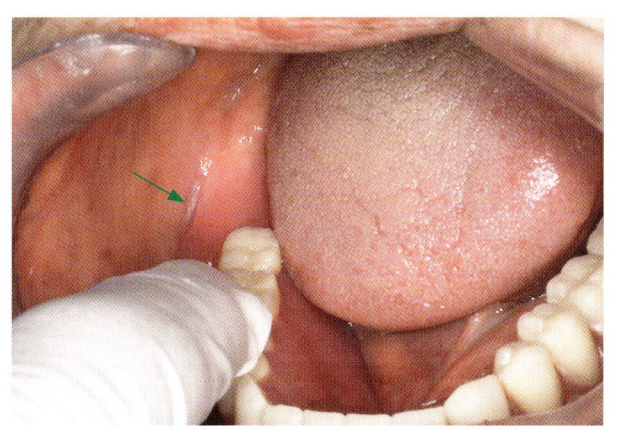

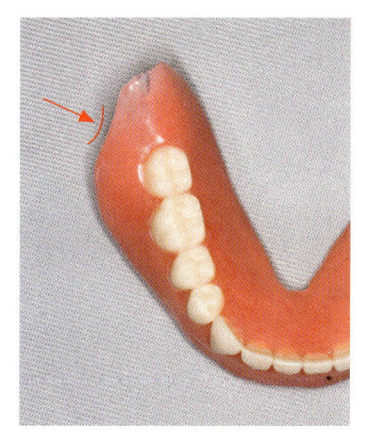

図3-21a、b　咬筋影響部。a：遠心隅角部に疼痛と潰瘍がみられたため同部を調整した。b：咬筋の動きに対応して義歯に凹み（咬筋切痕）をつける。

## CHAPTER 3

　Levinは遠心隅角部の形態をStraight、Concave、Convexの3種類に分類している[5]（図3-22）。分類があるということは個人差が大きいということである。

　オーソドックスな印象採得では、この部位にコンパウンドを巻き、軟化後口腔内に挿入したら下顎を手指で下方に押さえ、閉口を指示する（図3-23）。

　こうすることで、手圧に抵抗しようと咬筋が収縮し、噛みしめ時と同様の筋活動が起こる。そのようにして、咬筋の緊張を印記し、やっと筋圧形成が終了する。

　その後にシリコーン印象材などで最終印象を採得するのであるが、このときに患者にこの噛みしめ様運動をなかなか指示するのが難しい。

　結果として、再び頬側に膨らんだ元の形態に戻ってしまうことも多く、先ほどの筋圧形成は何だったのかということになってしまう場合もある。

　ではどう考えるかということである。ここで発想の転換をすると本質がみえてくる。「Aという運動をしたらBとなる」としよう。それでは「Bに合わせた場合、Aという運動をしないときはどうなっているか？」ということ考えてみよう（図3-24）。

　噛みしめると咬筋が膨らむということで遠心隅角部に凹みを設けたとすれば、噛みしめないときには凹みの分だけ隙間が空くと考えられる。もともと噛みしめない時間のほうがずっと長いはずであるが、噛みしめないときには辺縁封鎖が解けて義歯が浮いてしまいそうだ。

　しかし、咬筋切痕を付与してもそのような苦情は聞かない。実は好都合なことに、この部位には頬筋が上に乗り、義歯を押さえてくれる[9]（図3-25）。そこで、隙間があっても義歯が浮くことはないため、義歯の遠心隅角部は多少削りすぎても大きな問題は生じないということである。

　では再びどう考えるのがもっとも臨床的であろうか。とりあえず義歯を装着し、当たってきたら、そのときに削除するというのも一法である。また、当たると困るので、あらかじめ斜め45°程度に削除しておけば問題は少ないだろう。

| A | B | C |
|---|---|---|
| STRAIGHT | CONCAVE | CONVEX |

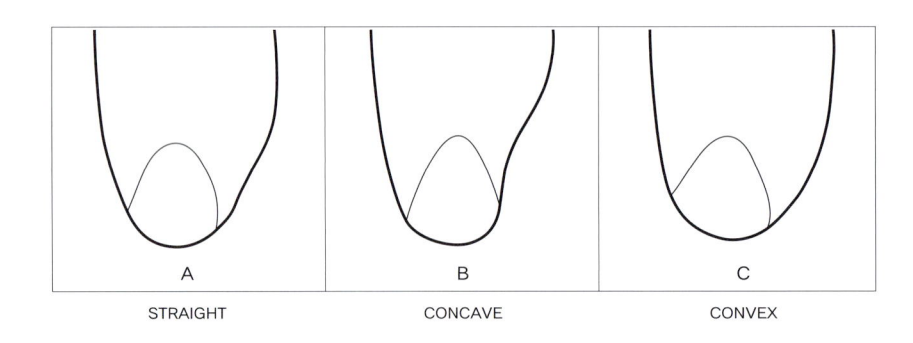

図3-22　Levinによる遠心隅角部の形態の分類。咬筋の活動量には個人差があり、必ずしもすべての症例で咬筋切痕が必要なわけではない[5]。

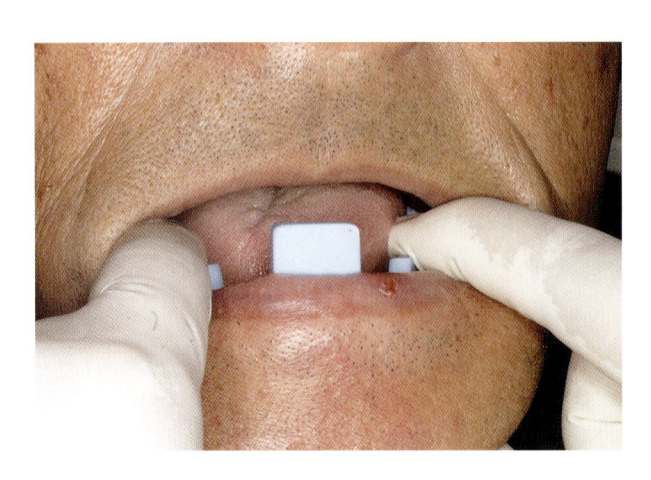

図3-23　印象採得時には遠心隅角部のコンパウンドを軟化後、手指で下顎を下方に押したり、噛みしめ様運動を指示するなどして咬筋の緊張を印記する。

72

下顎義歯への戦略

Check!! 着眼しよう

## 3 咬筋の収縮に対する発想の転換を

物事の見方を変える

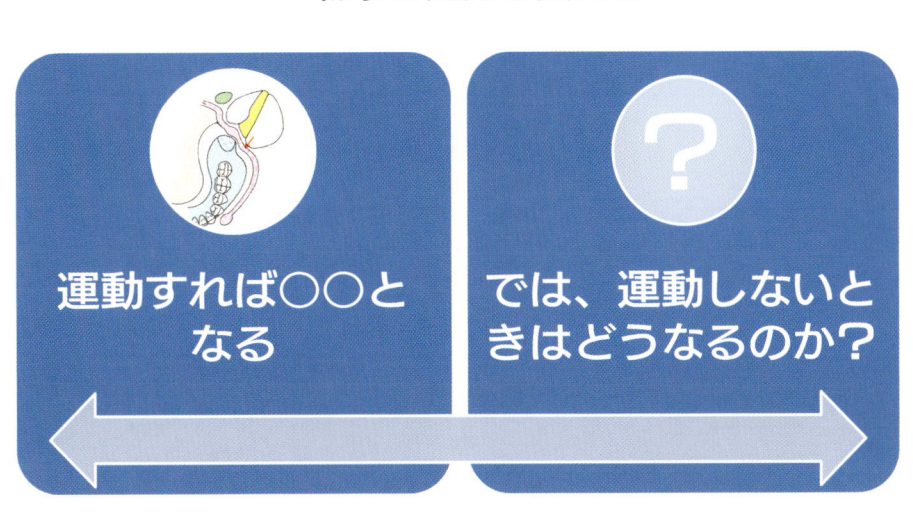

運動すれば○○となる ⇔ では、運動しないときはどうなるのか？

図3-24 発想の転換。噛みしめると咬筋が膨らむということで遠心隅角部に凹みを設けたとすれば、噛みしめないときには凹みの分だけ隙間が空くと考えられる。

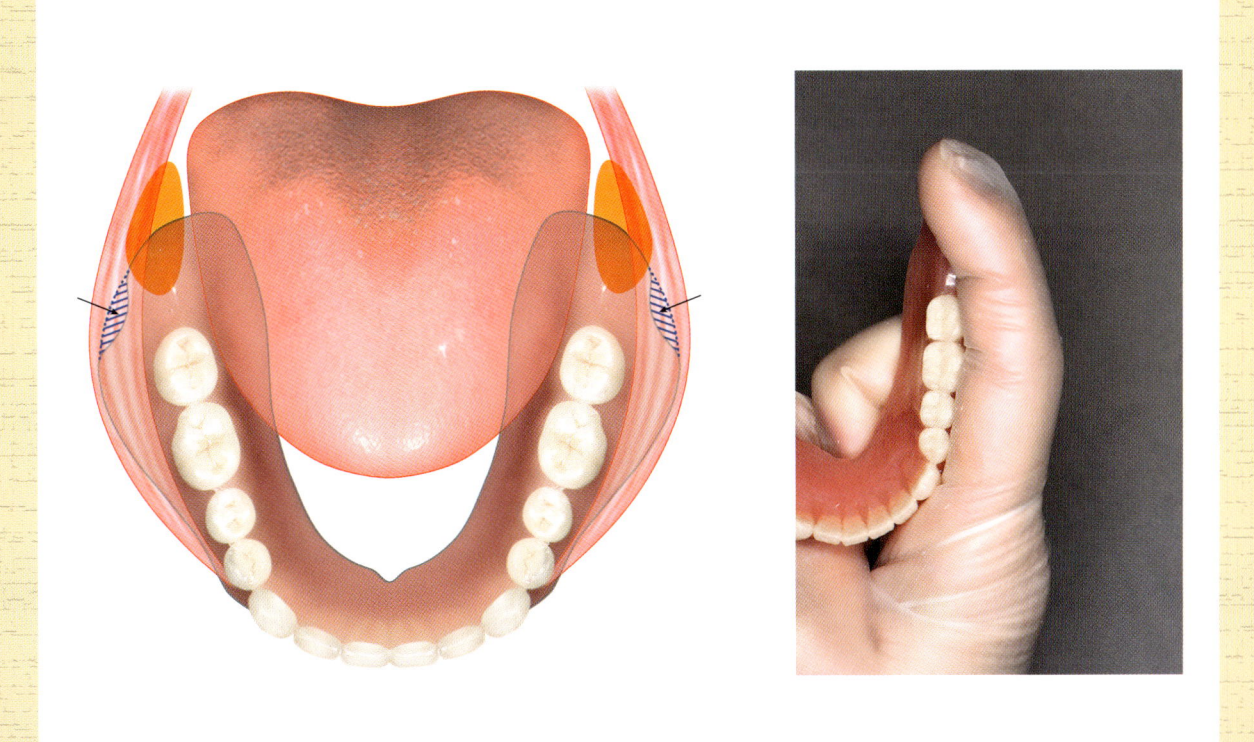

図3-25a、b 頰筋が上に乗り義歯を押さえてくれるので、咬筋切痕を強く付与して、遠心隅角部に多少隙間があっても心配はない。

73

## 4-4 左右を比較する習慣

ここで再び確認したい。頰棚が適切に確保できたかどうかの判断はまず左右を比較することである（図3-26）。

左右差があるとどうも上手くないが、左右差がなければ頰棚の幅が1〜2mm長くても、短くても大きく結果には影響しない。頰筋はおおらかで、外側から義歯を押さえてくれるからである。

しかしときに、外斜線を印象に含めるか否かの論議を聞く。「外斜線を超えて作ったら大きすぎだよ。異物感が強くて患者さんが入れてくれないだろう。大学の先生の義歯はデカすぎるよ」などと言われるところである。それでもどこまでが頰棚かを知るには境界としての外斜線は有益な目安である。そこで予備印象採得時には必ず外斜線が含まれるよう、大きめに採るように心がけている（図3-27）。

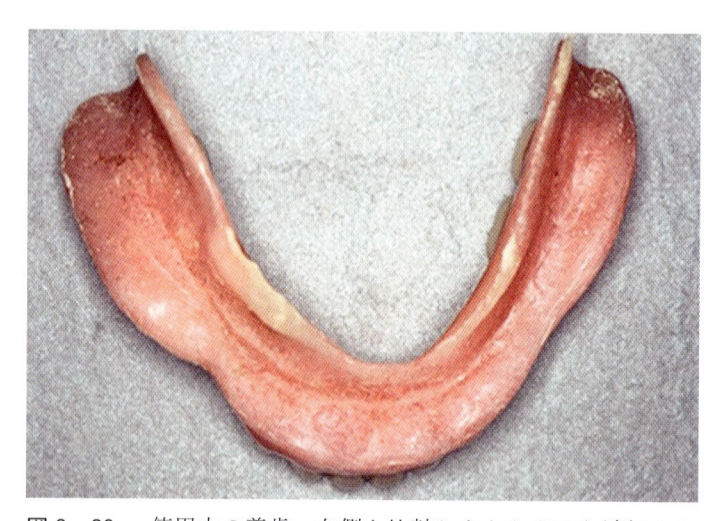

図3-26a　使用中の義歯。左側と比較しどちらがより適切かを考える。

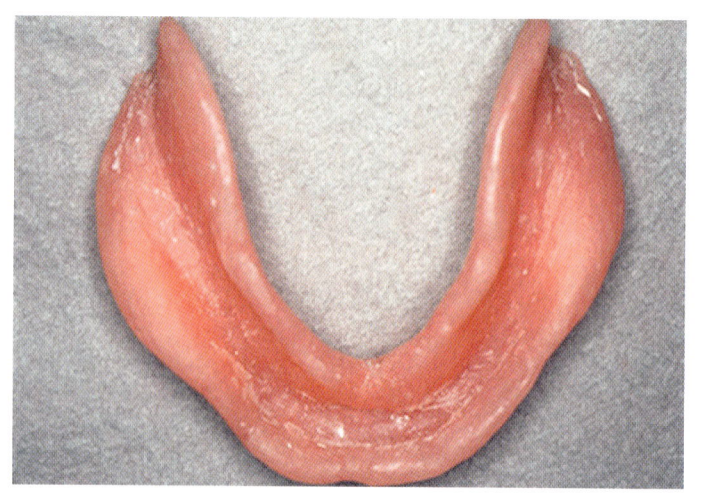

図3-26b　新義歯。

下顎義歯への戦略

しかし、最終印象時には、症例によって頬棚の幅を調整し、外斜線をわずかに超える場合も外斜線の手前でとどめる場合もある（図3-28）。患者の咬合力の強さ、頬組織の厚さや硬さ、そして開口時の緊張度などが判断基準となる。

頬を外側からそっとなで、突出感がないかどうかを調べたりもする。しかし、このようなバリエーションを語ると本書の目指すシンプルさが失われる。

本質は咬合力の支持域として頬棚は必須であり、それを確保するためには、外斜線付近までは床を延長する必要があるということである。1～2mmの増減は臨床的には大して問題にならないので、とりあえず外斜線ギリギリまで延長してみてはどうだろうか。そして、義歯装着時に後述するシリコーン系適合試験材を盛り、大開口を指示し、そのときの床翼の当たり具合から大きさを判断すればいいだろう。

ここでもまた左右を比べる習慣を忘れない。右か左かどちらかが相対的には、より適切である。一般的に初学者では大きい側に小さい側を合わせてみると良い。しかし、ある程度自信がついたころに、むしろ小さい側に合わせたらどうかと見方を変えると、1つの臨床の壁を超えるきっかけになるだろう（ルール7）。

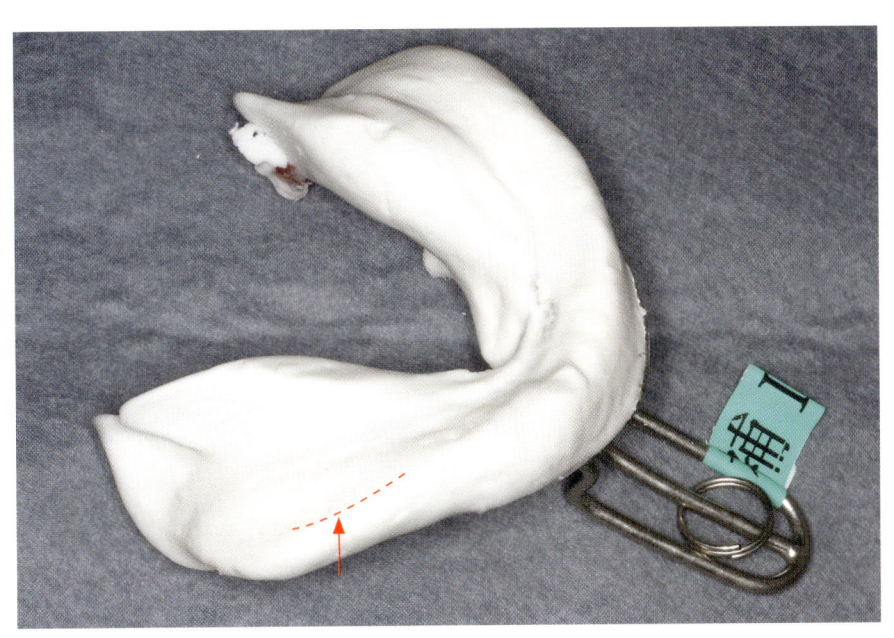

図3-27　予備印象では必ず外斜線が含まれるように、大きく採得するよう心がける。

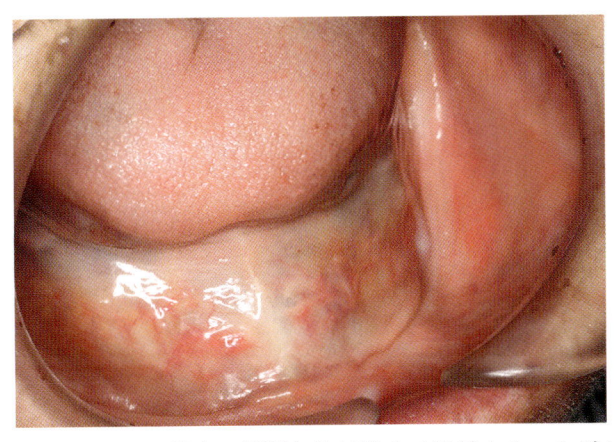

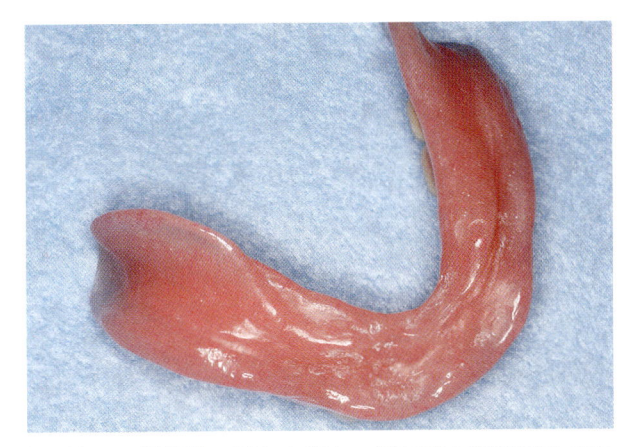

図3-28a、b　基本は頬棚を外斜線まで延長する。ただし咬合力の強さ、頬組織の厚さや硬さ、開口時の緊張度などにより、本症例のように外斜線の手前でとどめる症例もある。

## CHAPTER 3

### 4-5 不要な部位は削る（デンチャーカービングという考え方）

図3-29はよくみかけるアンバランスな義歯の一例である。右側頰側の形態は後方にいくほど広がっている。アルジネート印象材を硬めに練って使い、手指で頰を絞らずに採得するとこのような形態になりやすい。

ここでは、とくに印象採得方法を問題としているのではない。それよりずっと重要なポイントは、印象で大きく採れてもそのまま作り、装着するべきではないということである。

そもそも印象採得時に、すべての機能運動時の形態を写し採ることは難しい。ましてや在宅診療など限られた状況下での印象採得ではなおさらである。

採れたら採れたで仕方がないが、それをそのまま口腔内に装着するのではなく、大きければ削ってあげることが大切である。前章で述べたように、かつては義歯の床縁を削ることは恥のように言われていた。しかし、床縁の削除も治療システムの一環と考えれば、それも1つの術式として妥当性はある。

義歯には決まった形がある。その形に向かって義歯を削り、形態修正することを筆者の造語であるが「デンチャーカービング」と呼ぶことにしよう。

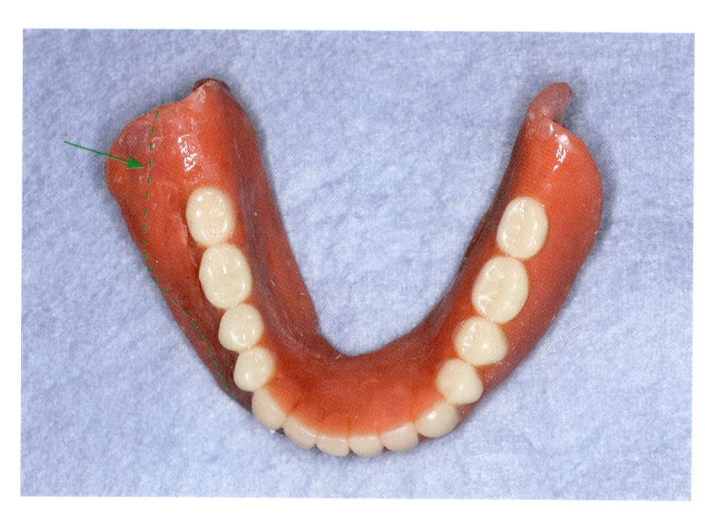

**図3-29** 印象された形態でそのまま口腔内に装着するのではなく、大きければ削ってあげるとの判断が大切である。

### ルール7

#### 義歯の左右対称性！

- 対称と思うことから、まずはじめ。
- 右左、どちらか一方 モア（やや）ベター！
  大きいほうにまず合わせる。

# CHAPTER 3

# 5 知っているようで知らない下顎唇側の形態

## 5-1 見落としやすい顎堤吸収パターン

　下顎臼歯部については顎堤吸収が進むと、下顎のアーチはやや外側に移動するが、下顎前歯部の挙動は異なる。

　下顎前歯は一般に咬合平面に対してわずかに唇側に傾斜しているため唇側の骨吸収が大きく、その歯槽頂は上顎と同様に内側に移動する[10]（図3-30a、b）。下顎骨幅が下方部にいくに従って大きくなるため、吸収により下方に広がったようにみえる。そのため、下顎唇側については、上顎と同様に歯槽頂にとらわれることなく吸収を読み、顎堤吸収に合わせて十分な厚みを確保する必要がある（図3-31）。なお、上条[11]は歯槽堤が平になるものより、歯槽骨が尖鋭となるものが64.3％と大きいと述べており、歯槽頂部は圧負担域とはなりにくく、リリーフが必要となる症例が多いことを示唆している。

　下顎唇側でとくに注意すべきは、ここに付着しオトガイの皮膚に停止するオトガイ筋である[12]（図3-32）。このオトガイ筋は顎堤吸収が進行すると水平方向に走行し、症例によっては歯槽頂近くに付着しているようにみえることもある[12]。

　そのため術者が下唇を強く上方に引っ張れば、唇側前庭部はなくなってしまう。こうなっては前歯を排列する場所がない。ところが通常の咀嚼時に患者自身が下唇を大きく引っ張るような運動をすることはほとんどない。

　そこで、この部位の印象採得時にはできるだけ閉口させ、安静時の深さを基準に下唇で辺縁を包むように軽く押す程度にとどめ、あまり短くならないように注意する必要がある（図3-33）。

　また、義歯床縁が適切かの判断には、オトガイ結節に注目すると良い。顎堤吸収にともなって左右のオトガイ結節が顎堤頂近くに現れる（図3-34）。この左右のオトガイ結節を探し、それらを覆うように床縁を設定するのがポイントである。

# CHAPTER 3

## Check!! 着眼しよう

## 4 | 下顎前歯部の顎堤吸収は下顎臼歯部とは挙動が異なる

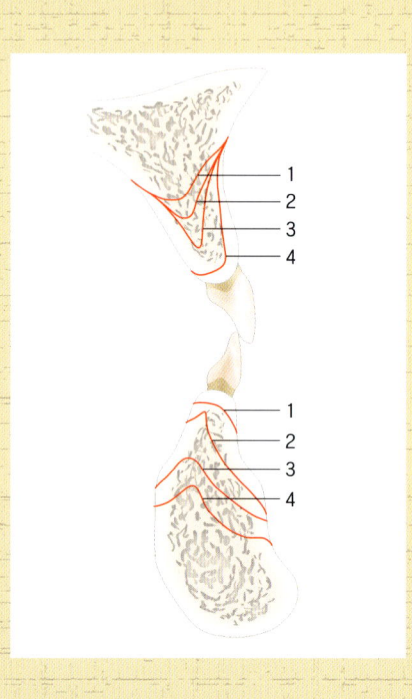

図3-30a　前歯部の顎堤吸収。下顎前歯はわずかに唇側に傾斜しているため唇側の骨吸収が大きく、その歯槽頂は上顎と同様に内側に移動する（Mercie 図[10]より引用・改変）。

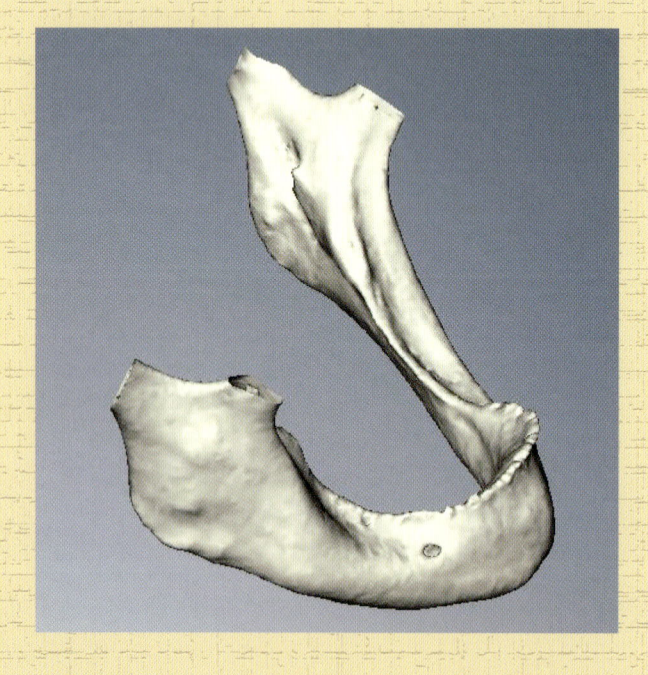

図3-30b　下顎前歯部は歯槽骨が尖鋭となる症例が多い。

下顎義歯への戦略

図3-31a～c　歯槽頂にとらわれることなく、顎堤吸収にあわせて十分な厚みを確保する必要がある。こうすることで、左右対称な排列が可能となる。

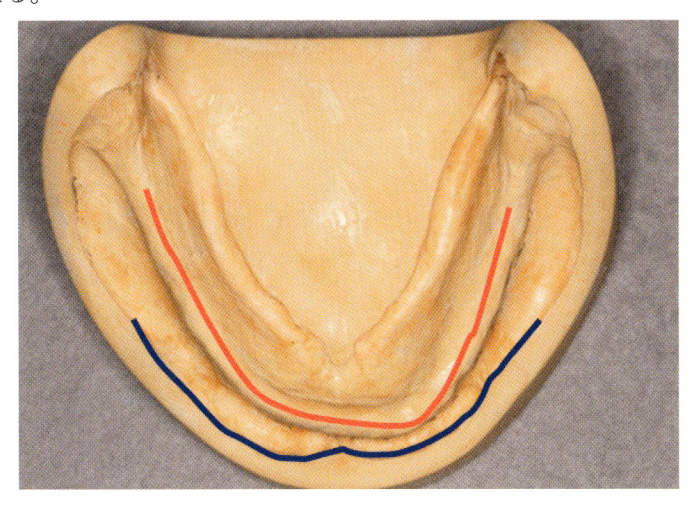

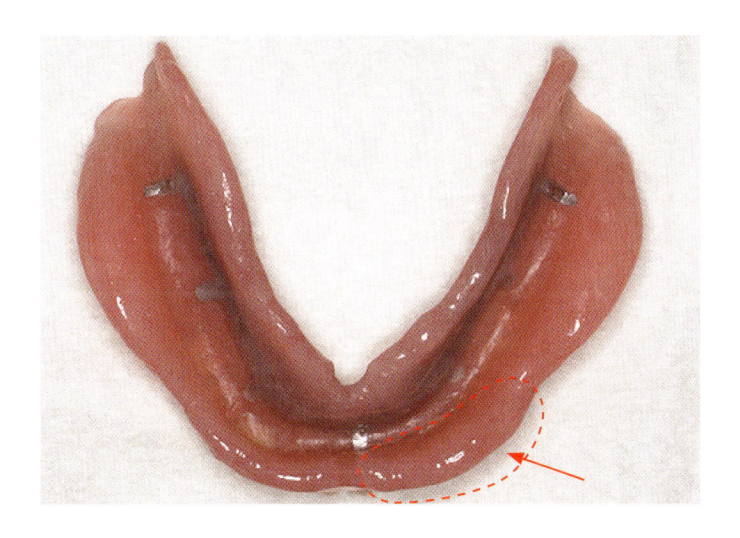

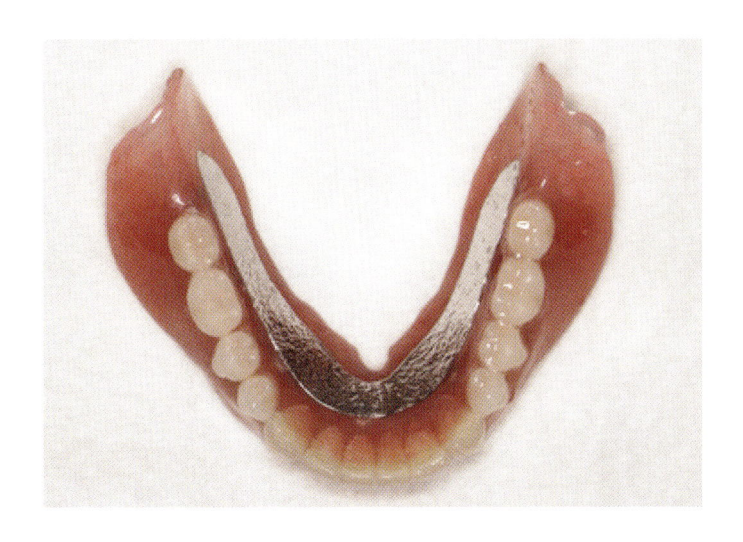

79

# CHAPTER 3

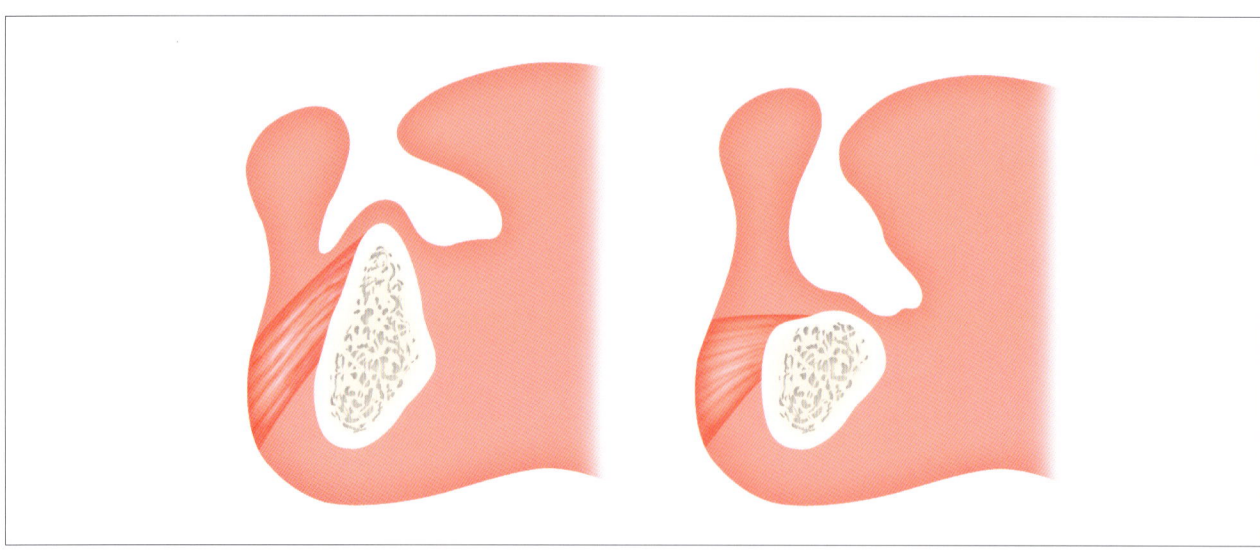

図3-32 下顎唇側にはオトガイ筋が付着。顎堤が吸収(右)すると水平に走行する。下唇を強く引けば唇側前庭部は消えてしまう(阿部図[12]より引用・改変)。

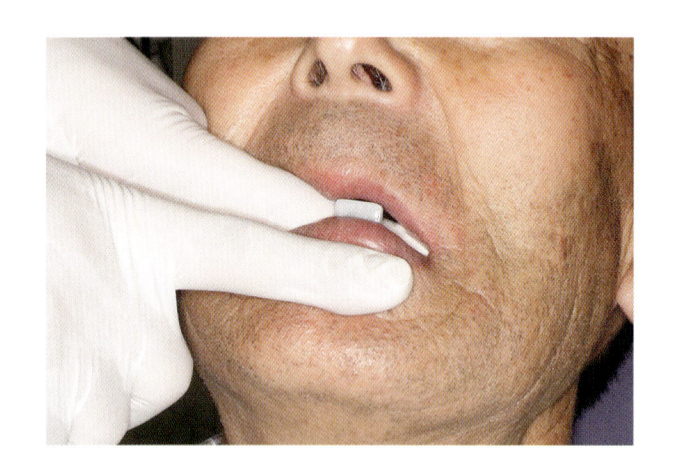

図3-33 印象採得時にはできるだけ閉口させ、安静時の深さを基準に下唇で辺縁を包むように軽く押す程度にとどめ、あまり短くならないように注意する。

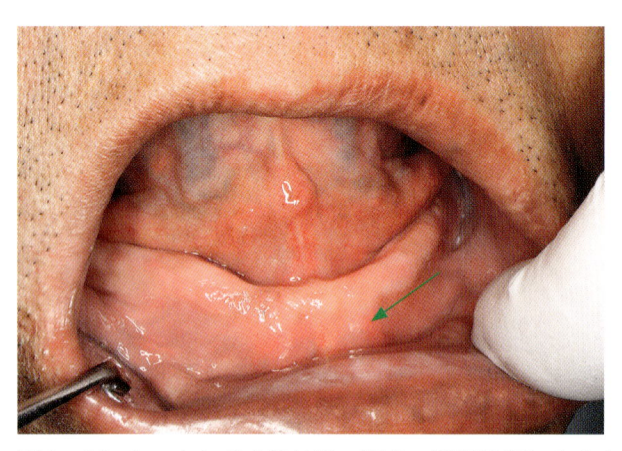

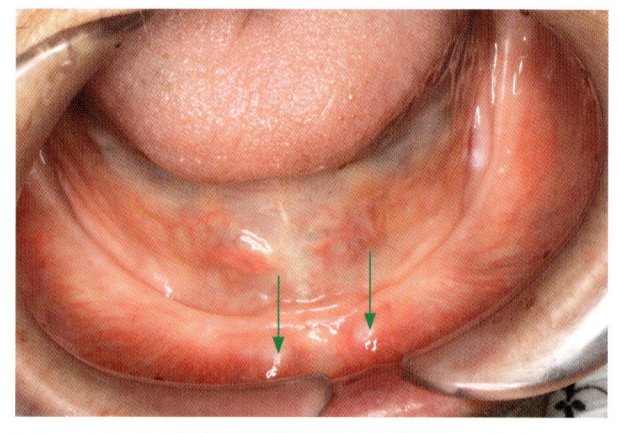

図3-34a、b オトガイ筋付近の印象。顎堤吸収にともなって左右のオトガイ結節が顎堤頂近くに現れる。左右のオトガイ結節を探し、覆うように床縁を設定する。

## 5-2　下唇の緊張が強い症例への対応

先に唇側床縁を適切に延長する必要性を述べたが、下唇の緊張が強い人では唇側床縁が長いと義歯が浮き上がってしまうのではないかと考える人が多い。そこで唇側床縁をどんどん短くするが一向に義歯の浮き上がりは収まらない。それというのも唇側床縁が短くなれば、当然辺縁封鎖は確保できなくなるからだ。

また一方で、下顎人工歯を内側に排列することで、浮き上がりを解消しようと考える人もいる[13]（図3-35）。これも実際には問題が多い。

下顎前歯部人工歯を内側に排列すれば、確かに口唇圧は減じるが、上顎前歯の排列位置がそのままでは水平被蓋が大きくなって噛みにくくなる。

それではと、上顎前歯も合わせて内側に排列すれば、審美性は著しく損なわれる。そもそも、下顎前歯歯列が舌側に移動すれば、舌房が大きく阻害されることになる。舌房の侵害は総義歯でもっとも避けるべき項目である。

そこで、そのような場合の実践的な対応として床縁も排列もそのままで、下顎前歯部人工歯の歯頸部付近および研磨面を大きく削除する方法を提案したい。これだけで、意外と浮き上がりがなくなるものだ。

口輪筋の走行を思い出してみよう。口輪筋はちょうど下顎前歯部人工歯の歯頸部あたりを通っている[6]（図3-36）。そのため、そのあたりに一番強い筋圧が働くようだ。

そこで、その周囲を凹ますことで、口唇圧を減じることができる（図3-37）。とくに犬歯の歯頸部付近を人工歯の厚みを減じるように大きく削除すると有効である。

歯頸部を削っても切縁の位置はそのままなので、咬合関係には変化はない。もともと切縁部には口唇圧は強くかからない。削除することで審美性を心配する先生もいるかと思う。ところが、下顎ならば人工歯唇面を削除しても審美的にはほとんど問題は生じない。

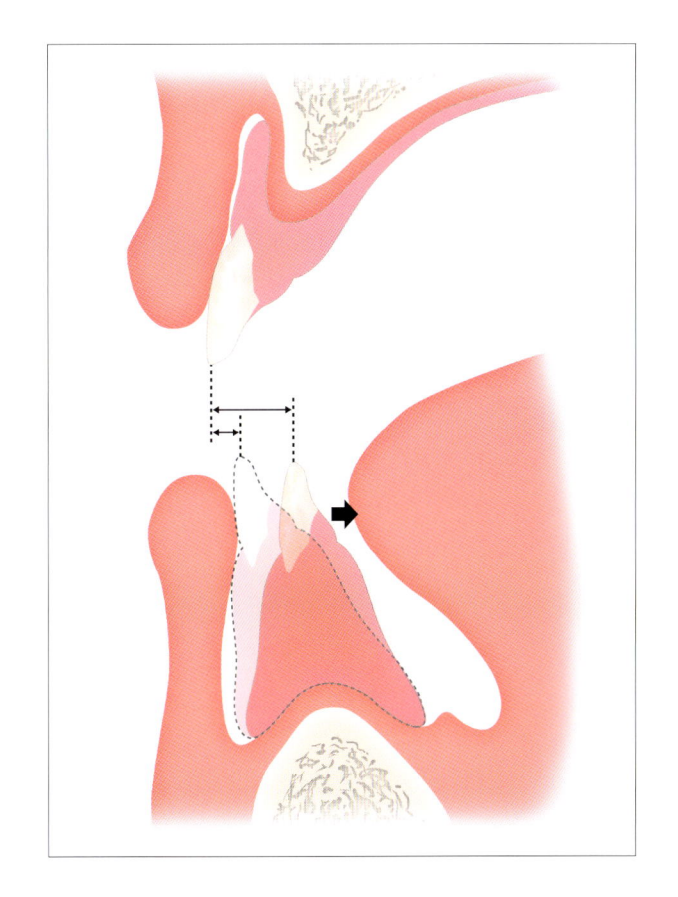

図3-35　下唇の緊張が強い場合、下顎人工歯を内側に排列することで、浮き上がりを解消しようとの考えもある（Beresin & Schiesser 図[13]より引用・改変）。しかし、内側に排列すれば、上顎前歯の位置がそのままでは、水平被蓋が大きくなる。しかも、舌房が著しく阻害される。

# CHAPTER 3

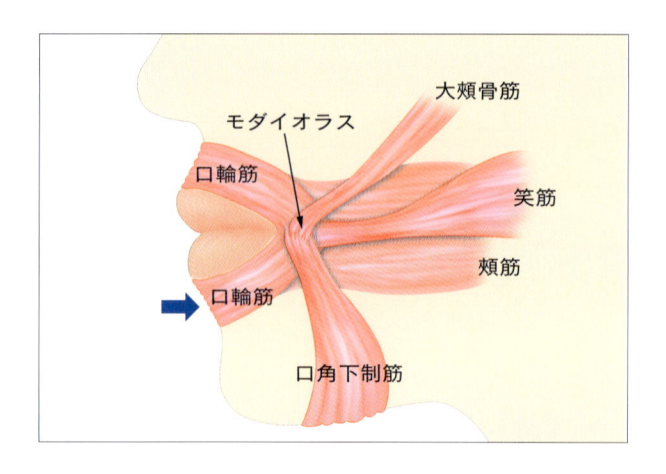

図 3-36 下顎前歯部人工歯の歯頚部あたりに口輪筋が強く作用する（Boucher 図[13]より引用・改変）。

図 3-37a～d 下唇の緊張が強い場合の調整方法。

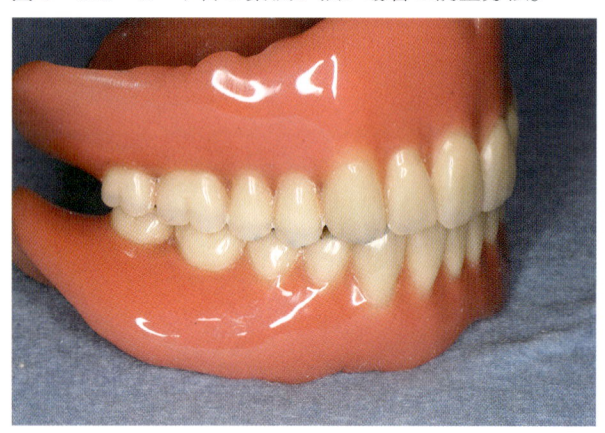

a：使用中義歯はすぐに浮く。

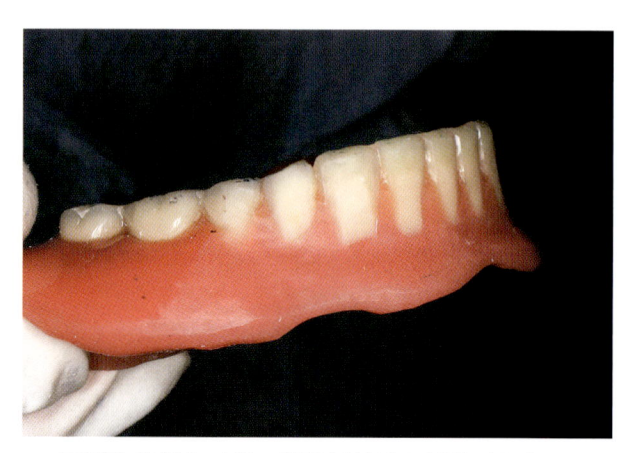

b：下顎前歯部人工歯の歯頚部付近と研磨面を大きく凹ますように削除する。

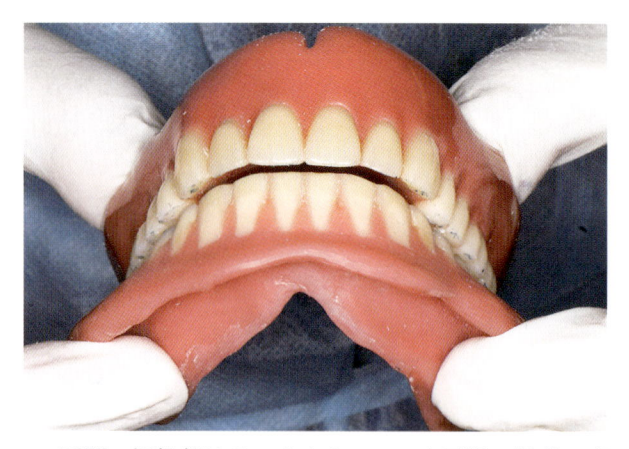

c：下顎の切縁部はそのままなので、上下顎の被蓋は変化していない。

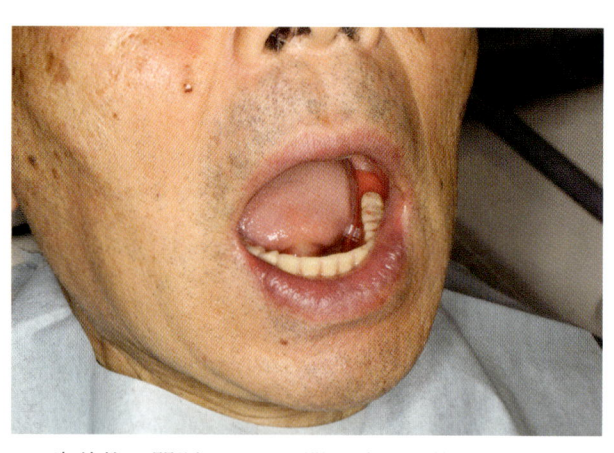

d：審美的に問題はなく、開口時にも義歯は浮かなくなった。

CHAPTER 3

# 6 義歯をみる眼を養おう②

## プレテスト2・このダイナミック印象は適切か？

**問題** これは装着当時の義歯と3年後の義歯の形を示したとする写真である。ティッシュコンディショナーを用い、ダイナミック印象を行ったとされる写真である。3年後には顎堤の吸収により随分と辺縁が厚くなったと述べられている。果たしてこれは本当にそうなのだろうか。

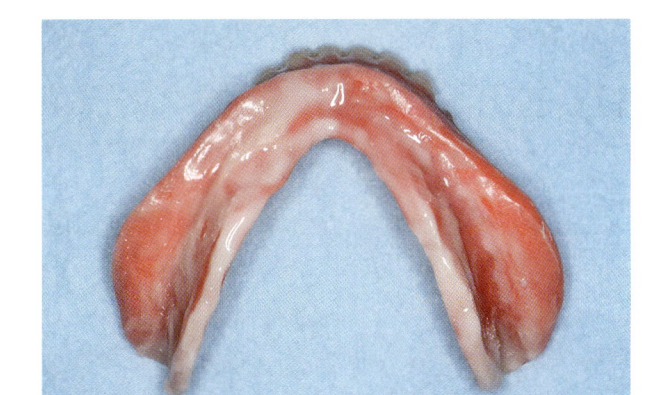

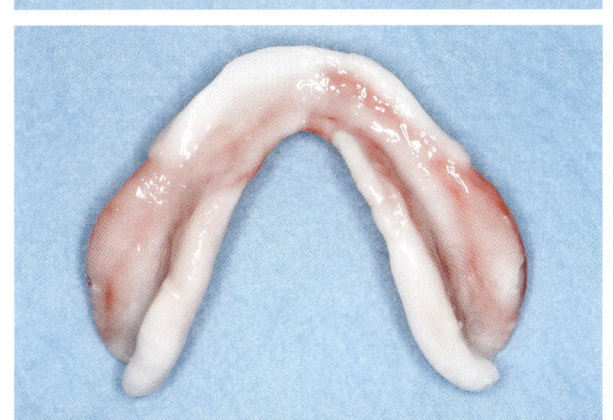

図3-38a、b
a：装着当時の義歯によるダイナミック印象。
b：3年後の同じ義歯によるダイナミック印象を示したとする写真。

## CHAPTER 3

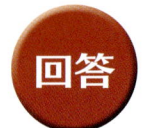

**回答** 3年後とされる下顎舌側後方（顎舌骨筋線部から後顎舌骨筋部にかけて）の床縁（斜線部）が厚すぎる。顎舌骨筋線部の厚みは最小限にとどめるべきだ。

　下顎義歯舌側床縁は下顎骨から離れ、口腔底に延長された部位である。そのため顎骨吸収の影響はなく経時的に床縁の厚みは変化しない。3年後と言われた写真ではティッシュコンディショナーを盛る量が多かったため厚くなっただけである。これをそのままダイナミック印象として、ハードレジンに置き換えてはいけない。術者が斜線部分をトリミングしなければ、舌側の分厚い義歯ができ上がってしまう。

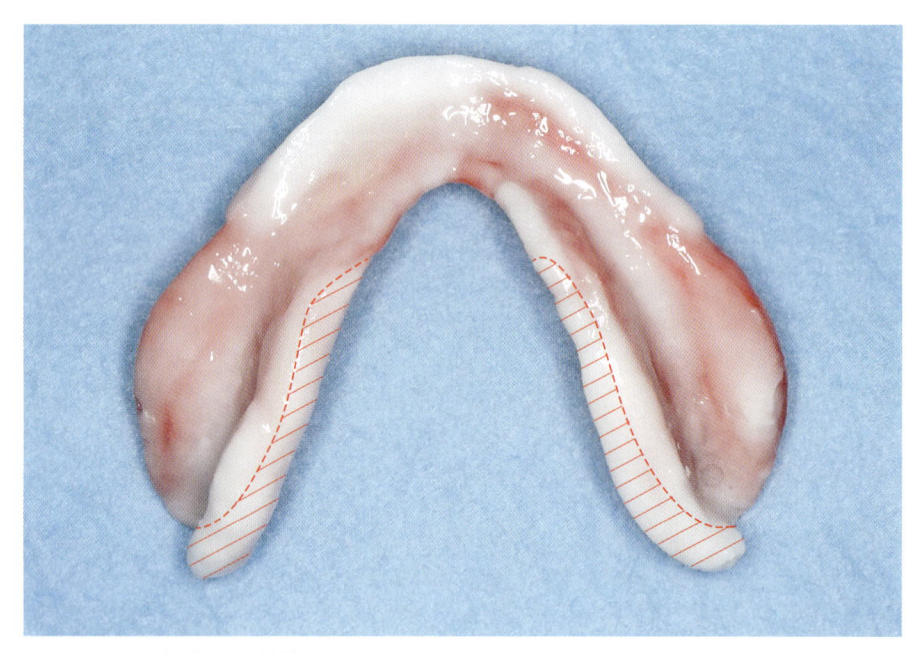

図3-39　舌側後方の斜線部のティッシュコンディショナーをトリミングして厚みを減じる必要がある。

## 解説　プレテスト2　顎舌骨筋線部の筋の運動を考える

### 6-1　顎舌骨筋線部の印象手順は何を意図しているのか？

下顎の舌側は3つの部位に分けて考える[14]（図3-40）。まず舌小帯から前顎舌骨筋窩（premylohyoid fossa）までの部位を舌下腺部（sublingual gland region）、その後方を顎舌骨筋線部（mylohyoid ridge region）、さらにその後方を後顎舌骨筋窩部（retromylohyoid fossa region）と呼ぶ。それぞれの部位で厚みも長さも異なっている。

はじめに、もっとも多くの先生方に誤解されている顎舌骨筋線部から解説することにする。顎舌骨筋は顎舌骨筋線から起こり、正中部（顎舌骨筋縫線）で反対側からの筋束と合流し、後方で舌骨に付着する[6]（図3-41）。

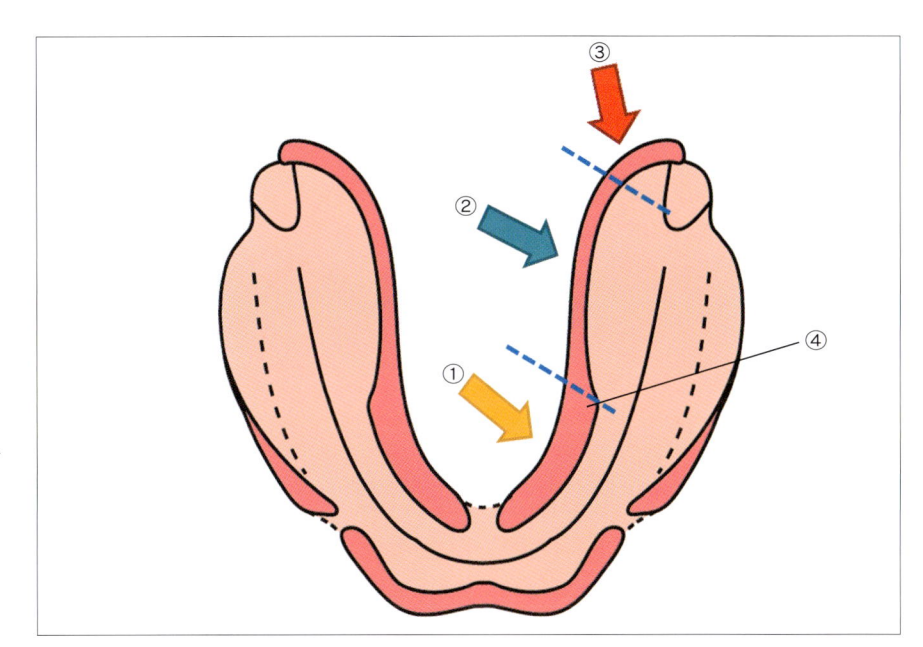

図3-40　下顎舌側は3部位に分ける。
①舌下腺部。
②顎舌骨筋線部。
③後顎舌骨筋窩部。
④前顎舌骨筋窩。

図3-41　さまざまな部位における顎舌骨筋の関係。
A：犬歯部。
B：小臼歯部。
C：第一大臼歯部。
D：第三大臼歯部。
顎舌骨筋は顎舌骨筋線から起こり、正中部で反対側からの筋束と合流し、後方で舌骨に付着する（Boucher図[6]より引用・改変）。

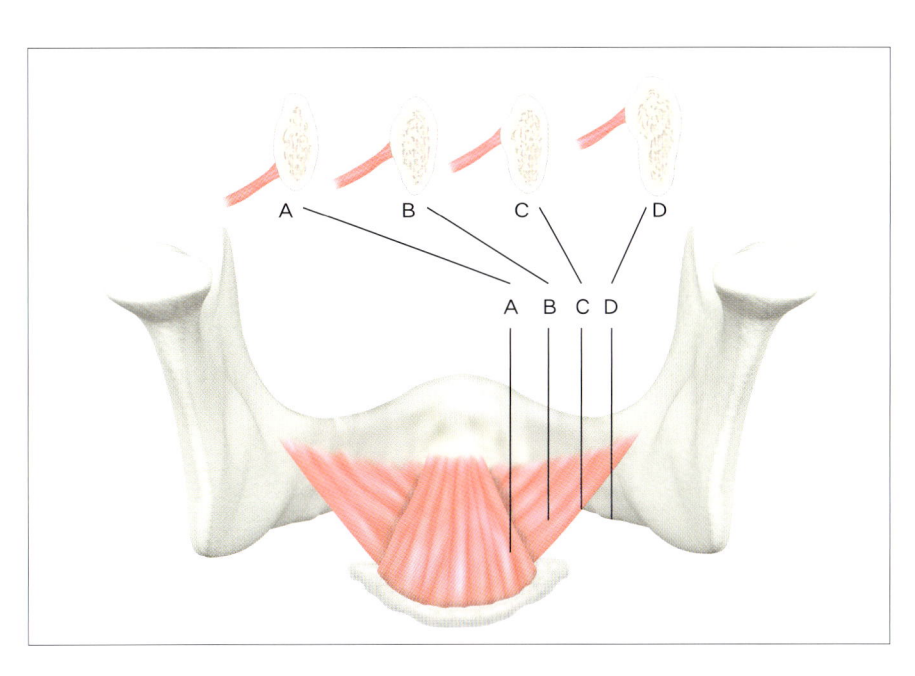

# CHAPTER 3

　顎舌骨筋は下顎骨体内面を前下方に走行し、小臼歯部付近から前方では舌下腺の下方を走行する。そこで顎舌骨筋が直接辺縁に影響する後方部のみを顎舌骨筋線部として扱う。

　顎舌骨筋線は硬く尖った骨の隆起として触診できる(図3-42)。舌側床縁がここで終わると、咬合圧が加われば硬い骨縁部にぶつかって痛みがとれない[3](図3-43a)。下顎義歯の床縁は軟らかいところで終わらせるのがルールである。

　そこで硬い顎舌骨筋線部を超えて軟らかな口腔底に向かって床縁を延ばし、義歯には顎舌骨筋線部をリリーフすることで義歯の当たりを避けることとする(図3-43b)。ただし、下顎骨を固定した状態で顎舌骨筋が収縮すると、舌骨は挙上し、口腔底は高位となる。

　一方、弛緩すると舌骨は下がり口腔底も低位となる(図3-44a)。とくに嚥下時には顎舌骨筋の収縮が著しいとされている。そこで床縁がこの顎舌骨筋の運動を阻害しないように外開きに延長する(図3-44b)。

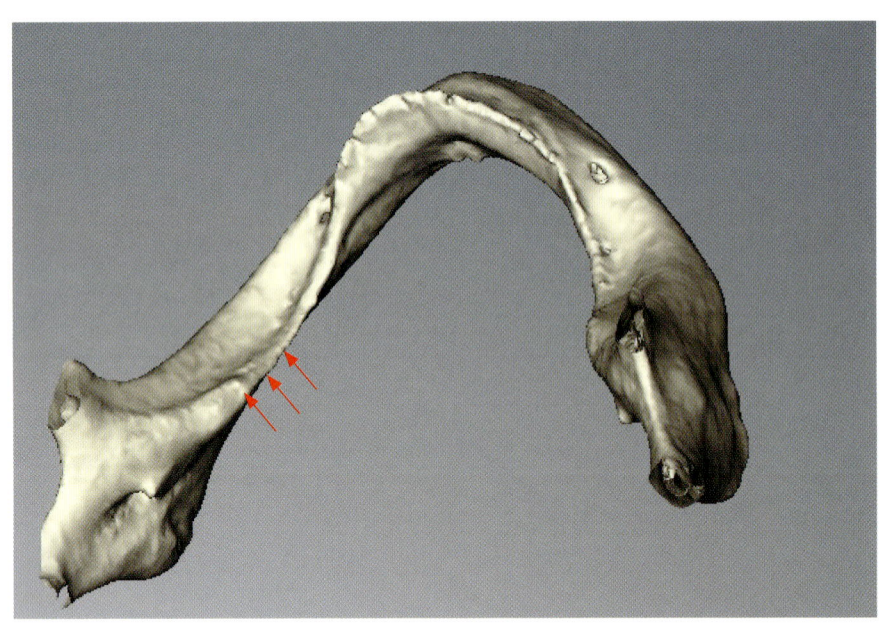

図3-42　顎堤吸収の著しい症例での下顎骨のCT画像。顎舌骨筋線は硬く尖った骨の隆起。

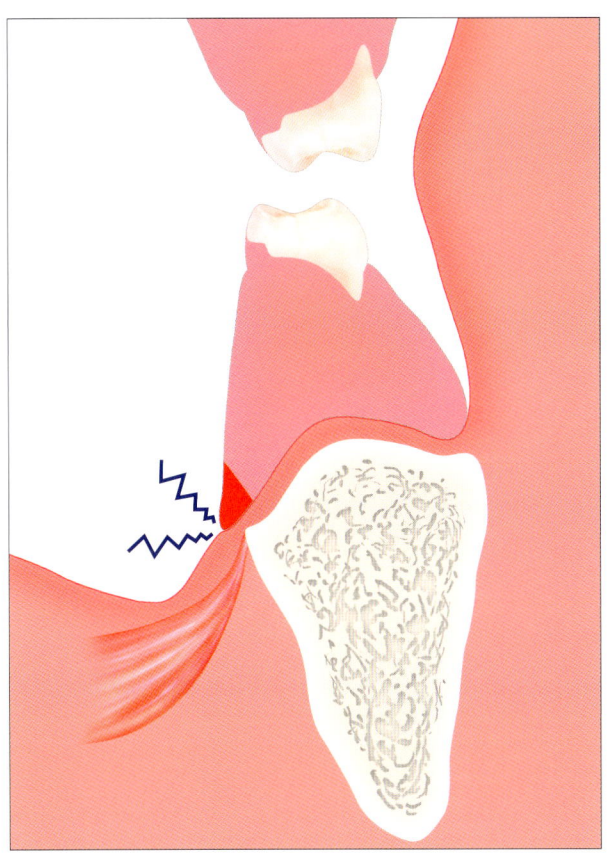

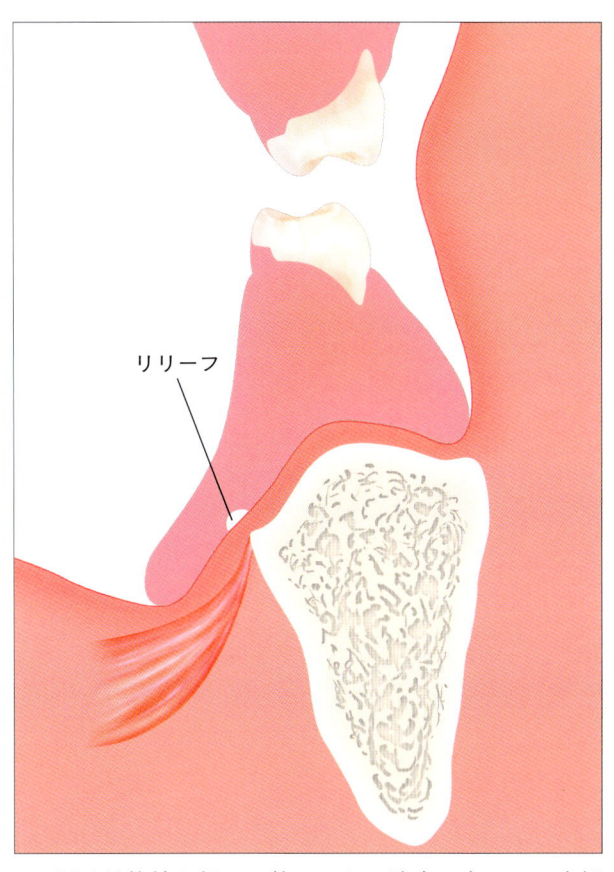

下顎義歯への戦略

図3-43a、b　a：舌側床縁が顎舌骨筋線付近で終わると咬合時に硬い骨縁部にぶつかる。

b：顎舌骨筋線を超えて軟らかな口腔底に向かって床縁を延ばし、顎舌骨筋線部をリリーフする。

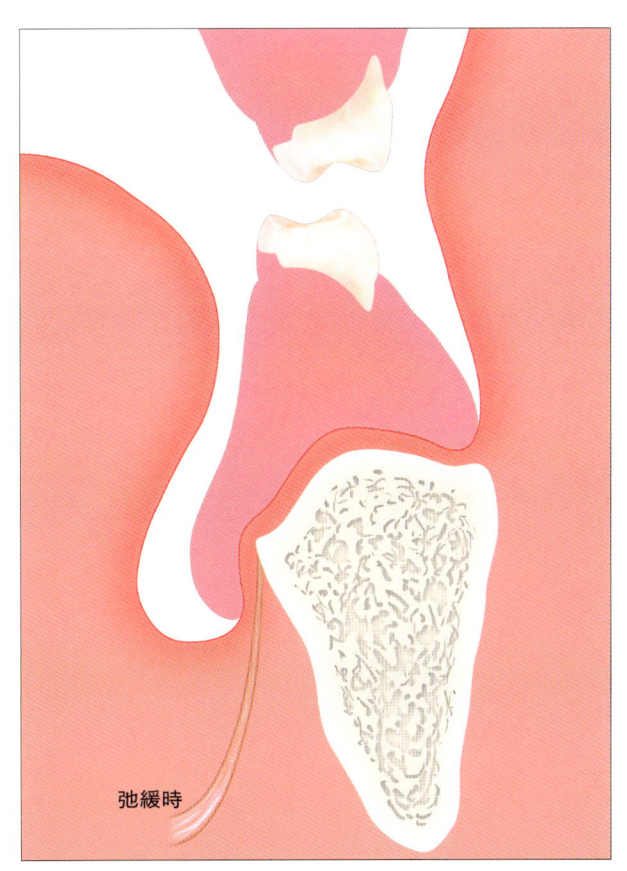

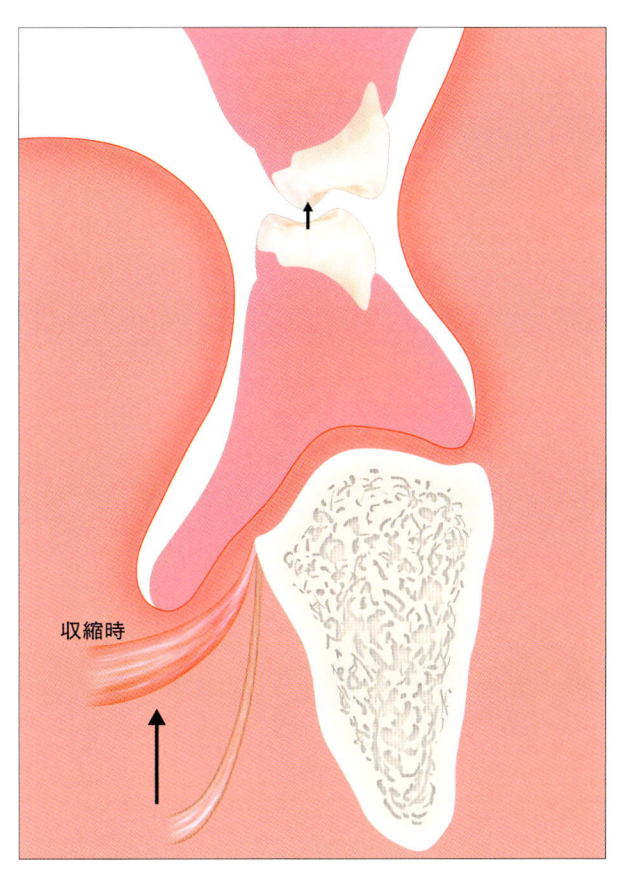

図3-44a、b　a：顎舌骨筋の弛緩時は舌骨が下がり口腔底は低位である。

b：嚥下など顎舌骨筋の収縮時には舌骨は挙上し、口腔底は高位となる。そこで、顎舌骨筋の運動を阻害しないように舌側床縁を外開きに延長する。

87

## CHAPTER 3

　以上の概念を具体化するために、顎舌骨筋線部の印象採得時は2ステップで考える[1]（図3-45）。まず顎舌骨筋線を超えることを第一に辺縁を下方に延長する。

　つぎに下方に延びた床縁のコンパウンド内面を軟化し、微温湯でテーパリングした後、口腔内に個人トレーを挿入し、嚥下を指示し、機能印象を完成させる。でき上がった辺縁は舌側に張り出し、これにより舌側辺縁にいわゆるS字カーブが現れる。

　さてここで図3-46をみて考えてみよう。シリコーン系適合試験材が顎舌骨筋線部に厚い層となって認められる。

　これはやはり顎堤の吸収によるものだろうか。それならばリラインも考慮しなければならない。

　もう一度この場所の印象法を思い出すとその説明がつく。嚥下時に顎舌骨筋の運動を妨げないようにわざわざ外開きになるように印象した場所である。

　そこで再び発想の転換をしよう（図3-47）。

　Aという運動をしたらBとなる。では運動をしなかったらどうかである。嚥下時に顎舌骨筋の収縮を邪魔しないように外開きの形態にしたのである。

　それでは、嚥下しないとき、すなわち安静時にはどうなっているのだろうか。安静時には外開きにした床縁ではここに隙間があると考えることができる（図3-48）。シリコーン系適合試験材の層は安静時におけるこの隙間を表わしていると考えるのが妥当である。

　このスペースを埋めようとリライン材を添加すれば、嚥下がしづらくなり、痛みや違和感を生じることとなる。こう考えると顎舌骨筋線部は普段は隙間があるぐらいの"ホドホド"の場所である。この部位の長さにそれほど神経質になる必要はないと言うことに気づく。

図3-45a～c　顎舌骨筋線部の印象採得は2ステップで考える。

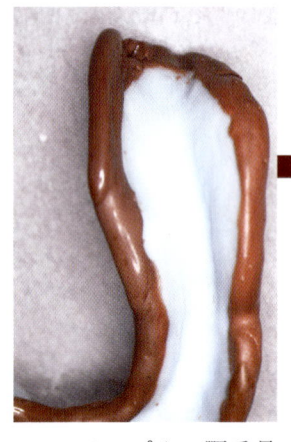

a：ステップ1。顎舌骨筋線を超えることを第一に辺縁を下方に延長する。

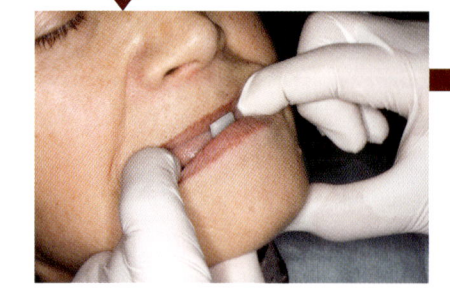

b：ステップ2。コンパウンド内面を軟化し嚥下を指示する。

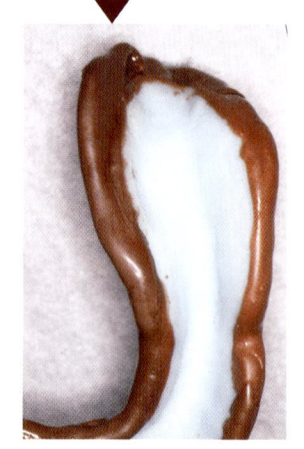

c：辺縁は舌側に張り出す。

下顎義歯への戦略

Check!! 着眼しよう

## 4 | 発想の転換！ 嚥下しないときに顎舌骨筋部には隙間がある

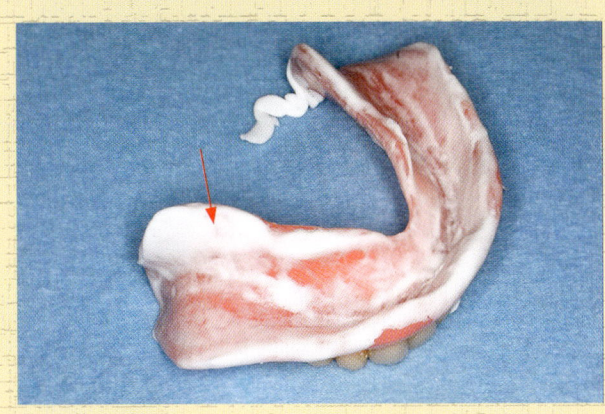

図3-46 顎舌骨筋線部にシリコーン系適合試験材が厚い層となって認められる。これは何を示すのだろうか。

物事の見方を変える

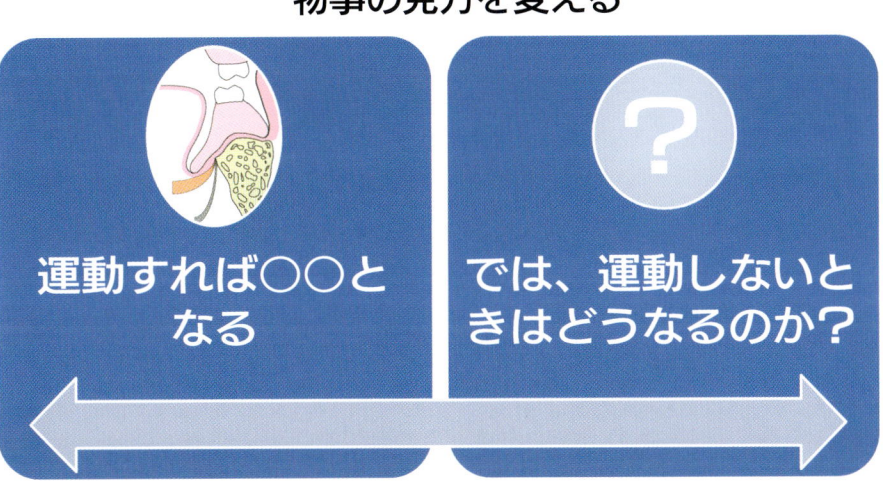

運動すれば○○となる ←→ では、運動しないときはどうなるのか？

図3-47 発想の転換。嚥下運動時に顎舌骨筋の収縮を邪魔しないように外開きの形態にした。それでは外開きの床縁では、嚥下をしていない安静時にはどうなっているのか。

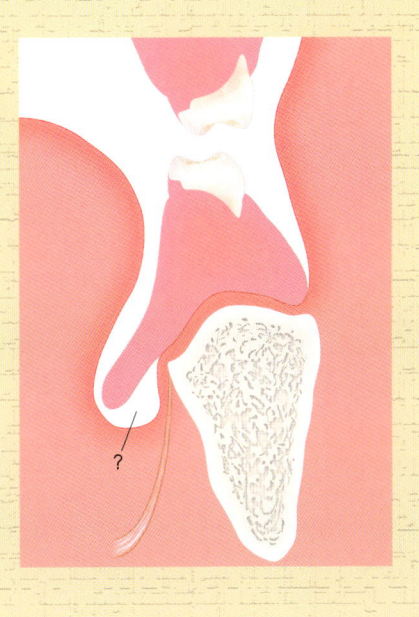

図3-48 安静時には顎舌骨筋線部にある程度の隙間があると考えられる。

## 6-2 舌と舌側フレンジの関係

ここで隙間が空いていたら辺縁封鎖がとれず、義歯が浮き上がってしまうのではないかとの疑問が生じる。ところが実際には義歯は浮き上がらない。

それは、舌が舌側フレンジに乗り、義歯を外側から押さえ、辺縁封鎖を維持しているからである[14]（図3-49）。そこで舌による封鎖が得やすいように舌側フレンジに凹面形態を付与しておく必要がある[3]（図3-50）。

さて、ここでプレテスト2（図3-39）に示した症例に戻ろう。顎舌骨筋線部の辺縁は軟らかい場所に設定するために骨から離れた軟組織上にある。骨の支持がない部位ということは骨吸収とはまったく無縁の部位ということになる。

したがって義歯辺縁の厚みを経年的に増加させる必要はない。図3-39の症例は単にティッシュコンディショナーを多く盛ったために床縁が厚くなったにすぎない。これがダイナミック印象の落とし穴である。

印象材もティッシュコンディショナーも盛る量が多ければ、外側にはみ出し厚くなるのは当然である。このままでは無用に厚く大きな義歯ができ上がってしまう。床縁を外側から適切な厚さになるようトリミングできるかどうかでその術者の実力がわかる。

以上をまとめると顎舌骨筋線部の床縁は鋭利な顎舌骨筋線をリリーフ可能なようにそこを超えて口腔底に延長されている。つまり同部の床縁は骨の支持のない場所であるため経時的な変化はない（図3-44）。

また、床縁の延長に際して嚥下時の顎舌骨筋の運動を阻害しないようにやや外開きに設定される。そのため安静時にはむしろ隙間があるが、ここを外から舌が押さえて辺縁封鎖を確保している。このように考えると顎舌骨筋線を超えた先はデンチャースペースではないので、その厚みは必要最小限あれば良いということになる。

そこで、印象が採れたからといって、図3-51のような顎舌骨筋線下のアンダーカット部に入り込んだ厚い突起があるような義歯をそのまま装着しても、意味がないことが理解できる。また、経時的な変化がないということであれば、図3-52のように下顎金属床では同部の辺縁を金属としても経年的に何ら問題が生じないと考えられる。

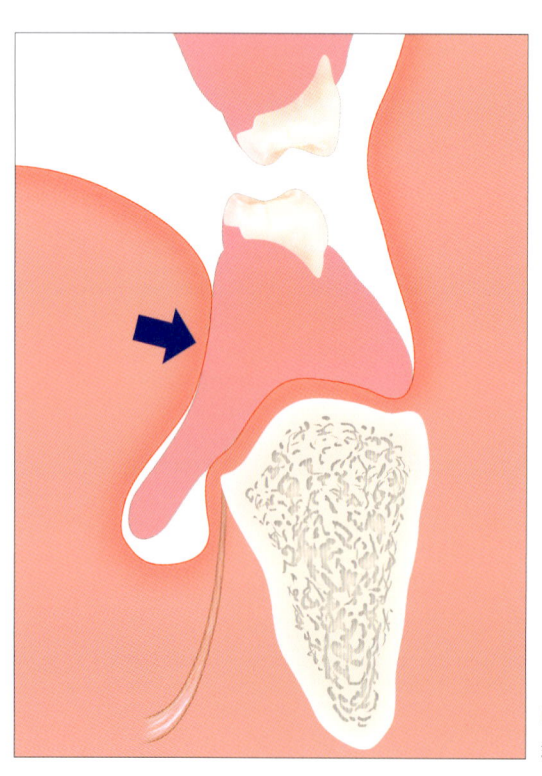

図3-49　舌が舌側フレンジに乗り、義歯を外側から押さえ、辺縁封鎖を維持している。

下顎義歯への戦略

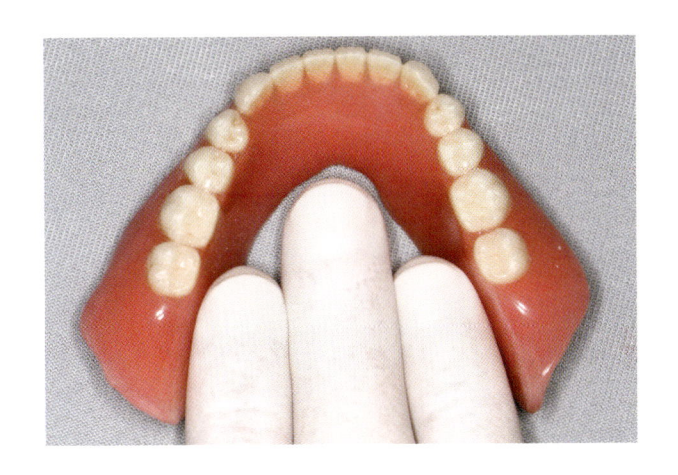

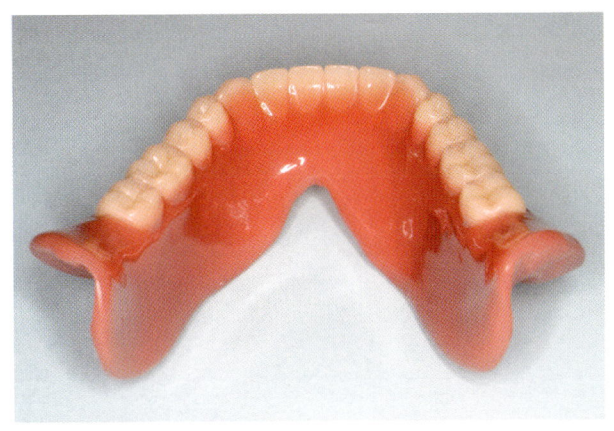

図3-50a、b　顎舌骨筋線部では舌による封鎖が得やすいように舌側フレンジを凹面形態にする。

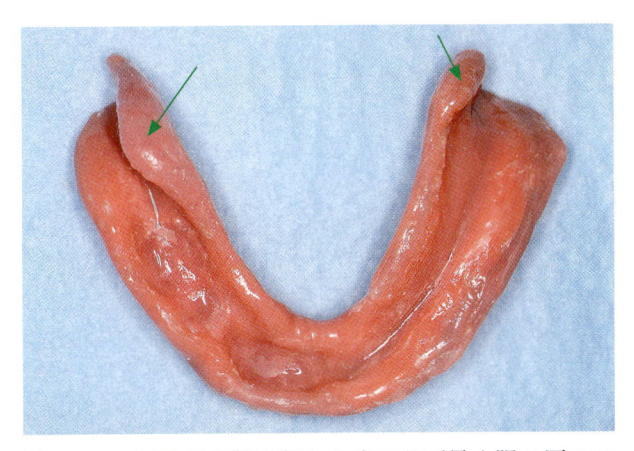

図3-51　顎舌骨筋線を超えた先は必要最小限の厚みで良い。印象時に採得されたからといってアンダーカット部に入り込んだ無意味な出っ張り（矢印）は削除すべきだ。

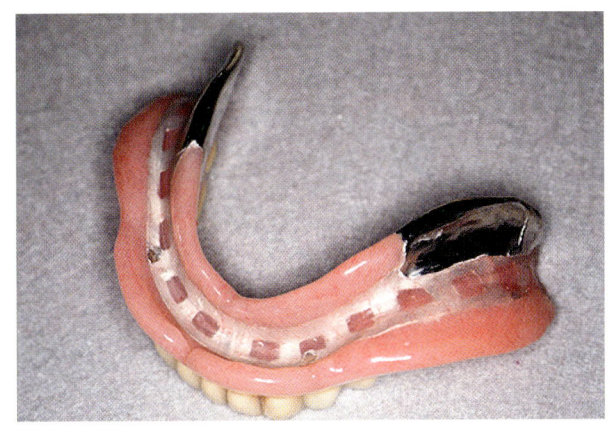

図3-52　経時的な変化がないので、顎舌骨筋線部は辺縁をすべて金属としても問題は生じない。

# プレテスト3・下顎後縁の長さは適切か？

**問題** 図3-53をみて、下顎後縁に違和感を覚えないか。左側には何か尻尾がついているように思える。

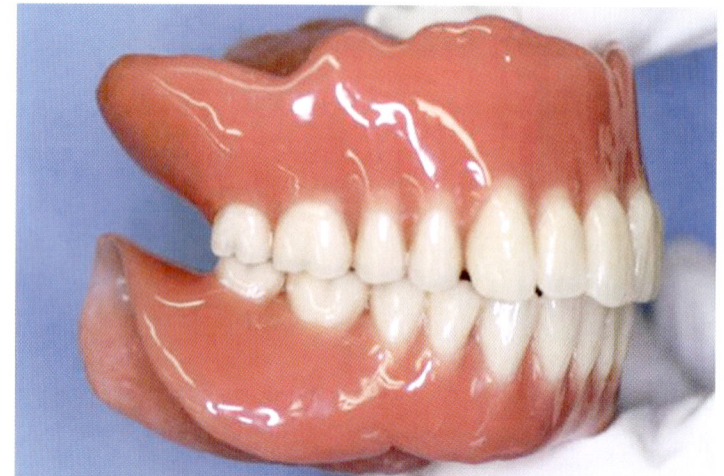

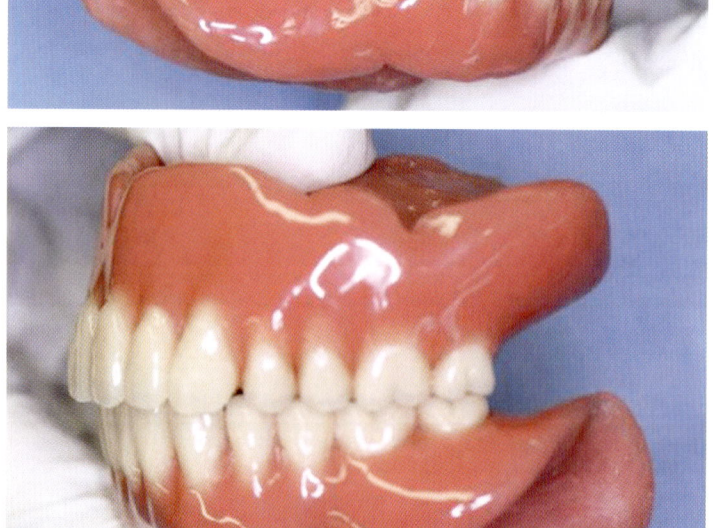

図3-53a、b　新義歯の左右側面観。とくに左側の下顎後縁に違和感を覚えないか。

# 下顎義歯への戦略

**回答** 後顎舌骨筋窩へは無理に延長しない。

　後顎舌骨筋窩への過剰な延長は舌の運動を妨げ、嚥下を困難にする。同部への延長の可否は個人差が大きい。難しいわりには維持力向上に寄与する割合は低いように思われる。失敗しない義歯を目指すならば、図3-54の斜線部は不要である。

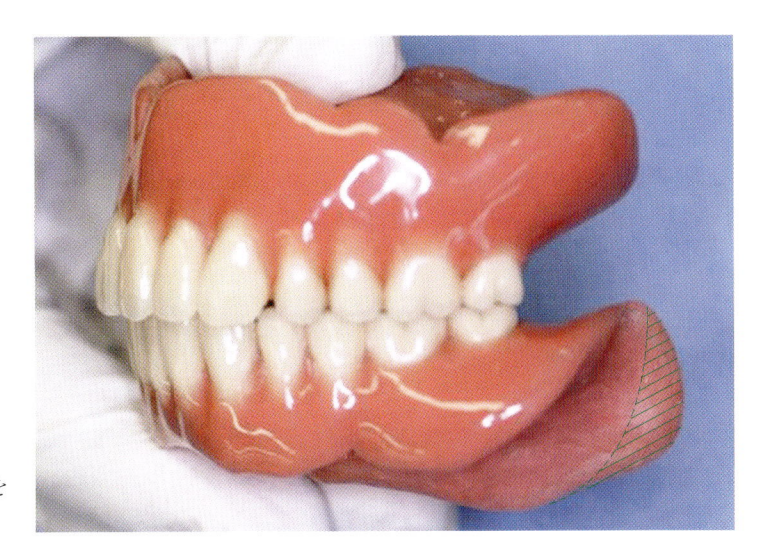

**図3-54a**　義歯咬合時の左側からの側方面観を示す。斜線部は不要。

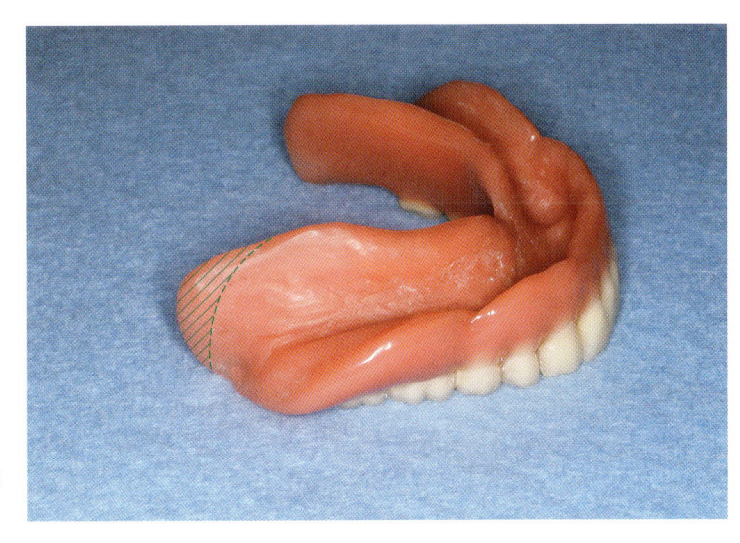

**図3-54b**　同下顎の粘膜面観を示す。斜線部は不要。

# CHAPTER 3

## 解説　下顎舌側後縁の長さに対する考え方

### 6-3 後顎舌骨筋窩の補綴学的意義は？

顎舌骨筋線部の後方を、後顎舌骨筋窩（retromylohyoid fossa）と呼ぶ。顎舌骨筋の影響から外れるので、顎舌骨筋線部で舌側に張り出した床縁は後顎舌骨筋窩では下顎枝方向に向きを変え、延長可能となる（図3-55）。

ここで床縁が彎曲することでS字状カーブが完成し、舌を前方に誘導しやすい形態が生まれる（図3-56、57）。

一般に後顎舌骨筋窩に床縁を的確に延長できれば、義歯の維持が高まり、義歯の横揺れ防止にも貢献するとされている。しかし、この部位への辺縁の延長は十分に可能な場合とそうでない場合がある。

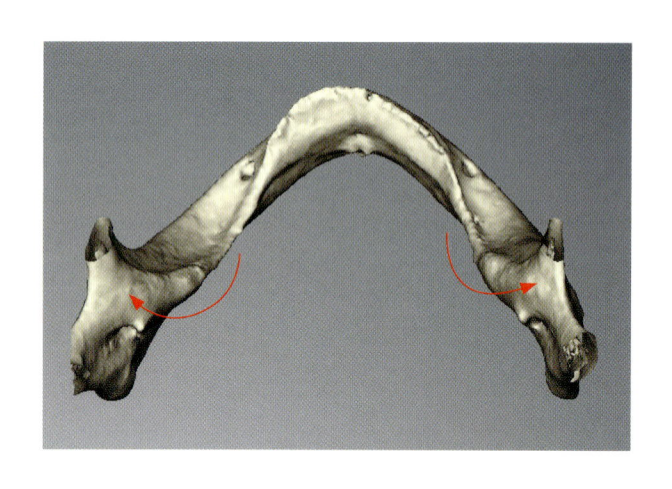

図3-55　顎舌骨筋線部で舌側に張り出した床縁は、後顎舌骨筋窩では下顎枝方向に向きを変え、延長可能となる。

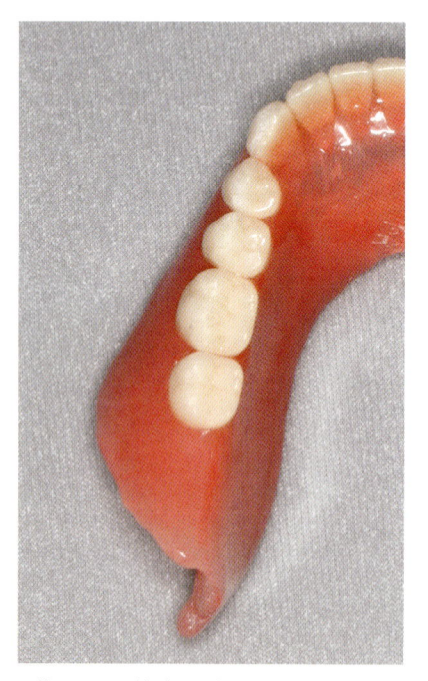

図3-56　後顎舌骨筋窩で床縁が彎曲することでS字状カーブが完成する。

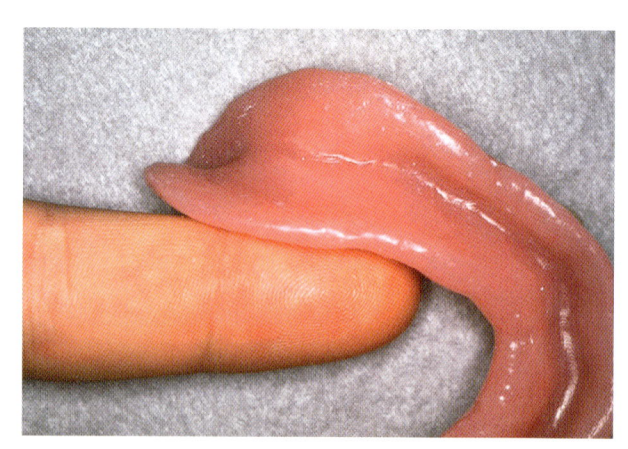

図3-57　舌を前方に誘導しやすい形態となる。

後顎舌骨筋窩の後内側は口蓋垂筋に、後外側は上咽頭収縮筋とこれを覆う後顎舌骨筋幕(retromylohyoid curtain)よりなり、内側には舌が、下部には顎下腺がある(図3-58)。上咽頭収縮筋の背後には内側翼突筋が位置している。舌の突出や嚥下運動により内側翼突筋が収縮すると上咽頭収縮筋が押し出され、後顎舌骨筋幕は前方に移動し、結果として後顎舌骨筋窩は狭まる[6](図3-59)。

　そこで、機能時の後顎舌骨筋幕の移動量の大きい患者ではここへの辺縁の延長ができないことになる。Neilはその形態を3つに分類している[5](図3-60)。遠心隅角部の形態の分類と同じように分類があるということは個人差が大きいということである。

　手指やデンタルミラーでその動きと反発力を触診すると個人差がわかるとされている。そこで、個々の患者に合わせ的確にこの部位を印象採得できる者を名人と考える向きもある。

## 6-4　後顎舌骨筋窩への延長は必要か？

　一般に顎堤の良好な症例では比較的簡単に延長できるが、顎堤吸収の著しい場合は難しい。顎堤が良ければ、あえて維持向上に後顎舌骨筋窩を利用する必要はない。一方、後顎舌骨筋窩への延長を必要とされる顎堤条件の悪い場合には、なかなか採得できない。無理に延長すれば舌が上手く動かないということになってしまう。

　しかしながら、ここはそれほど重要であろうか。そこで発想の転換をしよう。後顎舌骨筋窩は歯の欠損により生じたデンチャースペースなのか。

　デンチャースペースでないならば、はじめから延長することを辞めてしまっても良いのでないか[14]。そうすれば過剰に延長し、かえって舌の後退位をまねくといった問題はなくなる。

　もともと多少延長しようとも維持の向上にさほど影響はないというのが筆者の臨床上の感想である。

　下顎の辺縁封鎖は後述する舌下腺部が最重要で、そこさえ押さえれば後顎舌骨筋窩など取るに足らないようにも感じている。優先順位が臨床では重要である。

　そこで、ここは思いきって無視することで形態を単純化することを提案する(図3-61)。たとえ印象採得時に後顎舌骨筋窩に延長できたとしても、機能時にそれが受け入れられるかは別である。チェックに時間をかけるよりも、そこは思いきって咬合平面に垂直にカットしてしまおう。もともと対象となる多くの高齢者では後顎舌骨筋窩を採得するために機能運動を指示してもなかなか思うようにはやってもらえない。最初から不要と考えれば、ずっと気楽に印象採得に臨めることになる。

CHAPTER 3

## Check!! 着眼しよう

## 6 | 発想の転換！ 後顎舌骨筋窩はデンチャースペースではない

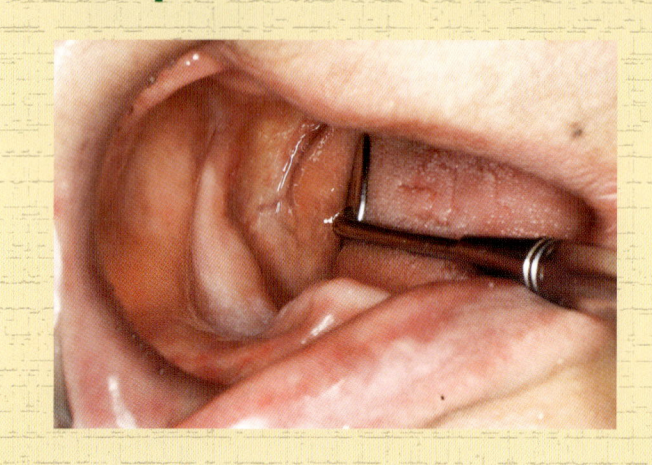

図 3-58 後顎舌骨筋窩の後外側は、上咽頭収縮筋を覆う後顎舌骨筋幕により制限される。

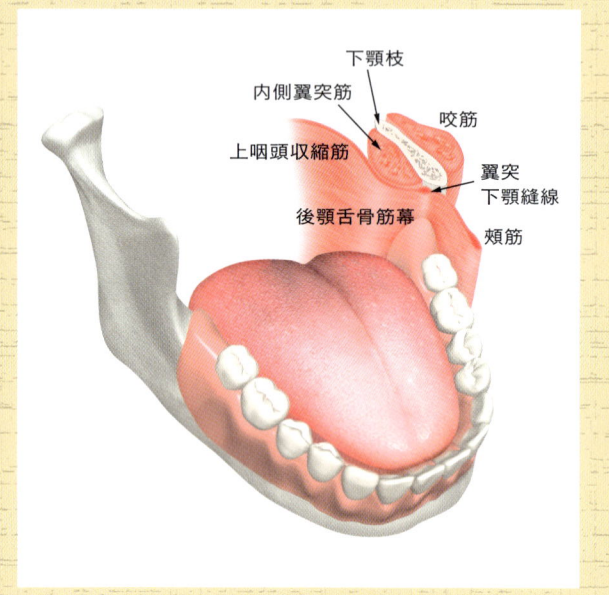

図 3-59 後顎舌骨筋窩の解剖模式図。舌の突出や嚥下運動により内側翼突筋が収縮すると上咽頭収縮筋が押し出され、後顎舌骨筋幕は前方に移動する（Boucher 図[6]より引用・改変）。

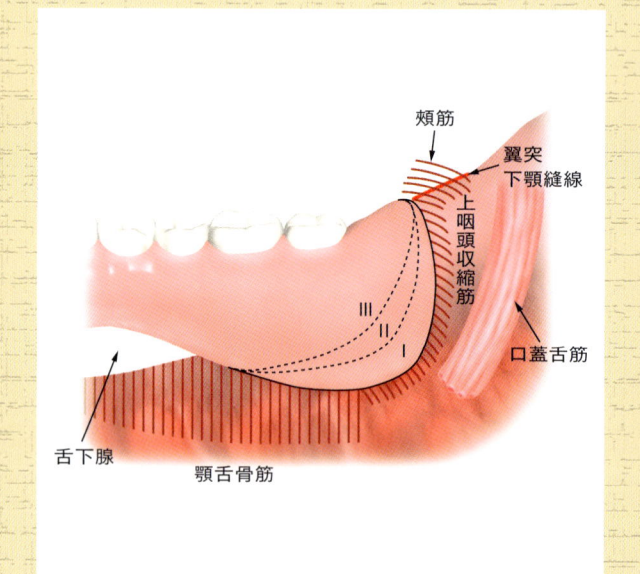

図 3-60 後顎舌骨筋幕の移動量は個人差が大きい。Neilは後縁の形態を3つに分類している（Levin[5]図より引用・改変）。

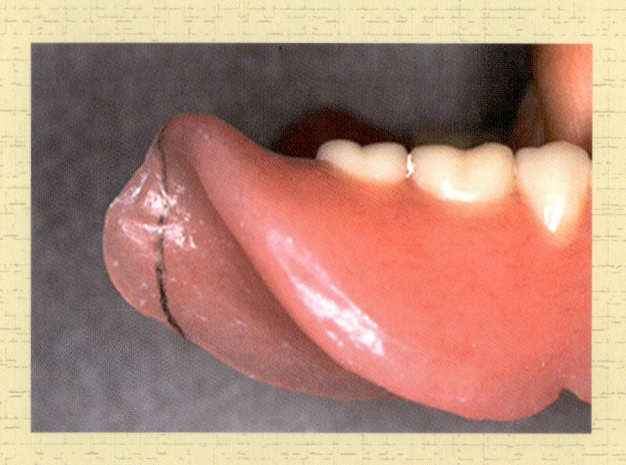

図 3-61 後顎舌骨筋窩に延長できたとしても、機能時にそれが受け入れられるかはわからない。チェックに時間をかけるよりも、思いきって咬合平面に垂直にカットしてしまう。

下顎義歯への戦略

## プレテスト4・舌下腺部の床縁の厚みは適切か？

**問題** 図3-62の症例はどこがおかしいのだろうか。頬棚を広げすぎという点もあるが、舌下腺部の床縁の厚みに問題があるようだ。

図3-62a、b

97

# CHAPTER 3

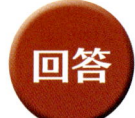

**回答** 舌下腺部の辺縁が薄く、丸み（厚み）が不足しており、同部での辺縁封鎖が期待できない。また、頬側および後縁は過剰な延長がなされている。

図3-63a、bに不足部位および過剰部位を点線で示す。図3-64は適切に設定された舌下腺部の床縁形態を示す。両症例を比較すればその違いは明らかである。

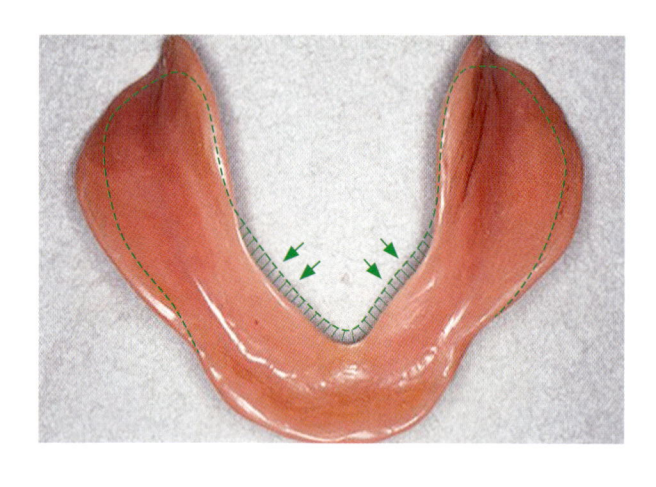

図3-63a　粘膜面観。舌下腺部の厚み（斜線部）が不足しており、辺縁封鎖が期待できない。

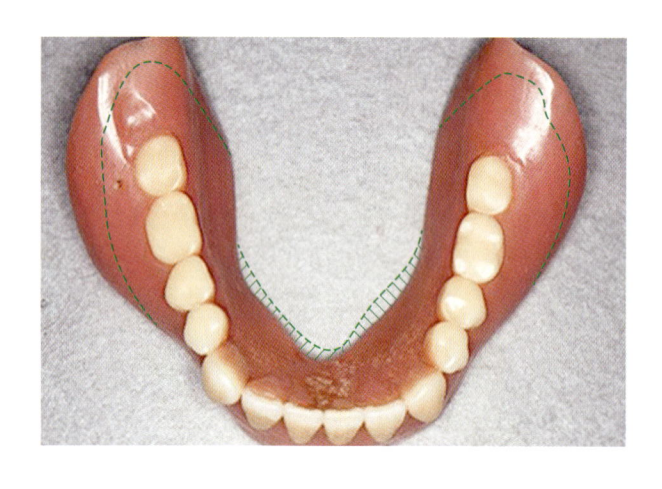

図3-63b　咬合面観。舌下腺部の厚み不足に加え、頬側への延長が過剰である。これではわずかに開口しただけで義歯が浮き上がってしまう。

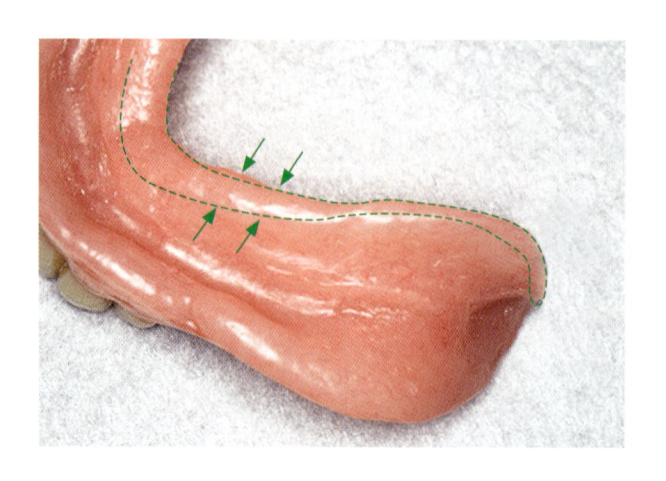

図3-64　適切に設定された舌下腺部の形態。顎舌骨筋線部と異なり厚みを有する。

98

> **解説** 舌下腺部の床縁の長さに対する考え方

## 6-5 舌下腺部は吸着のキー

舌下腺部（sublingual gland region）では舌の挙動を理解する必要がある。舌は安静時には比較的前方まで出ているが、開口時には自然と後方に引かれる[7,14,15]（図3-65）。

つまり、開口時は舌下腺部から舌が離れ、同部の辺縁封鎖が難しいということになる。そこで患者が開口時にも舌を前方に保持するように訓練すれば、大開口しても義歯が浮かないと考えられる（図3-66）。

義歯の使い勝手はまさにここにあるとばかりに、患者にその指導を勧める成書もある。とくに、舌の後退位の著しい患者では下顎前歯部舌側研磨面に刻みや突起を付与して、それを舌先で触れさせることで舌の前方への保持を訓練させる方法も古くから紹介されている[15,16]（図3-67）。

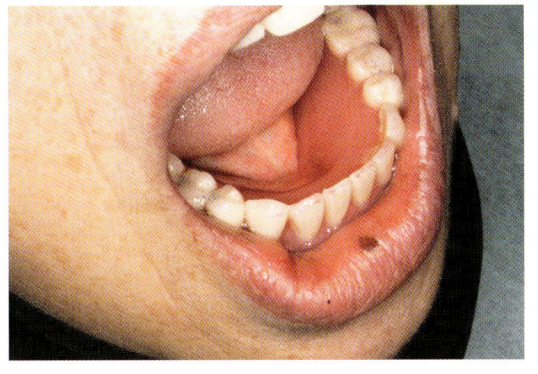

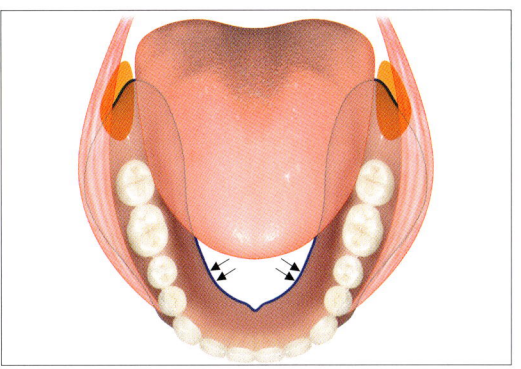

図3-65a、b　a：舌は安静時には比較的前方まで出ているが、開口時には自然と後方に引かれる。b：舌下腺部から舌が離れて辺縁封鎖が難しい。太線部の辺縁封鎖が吸着のキーとなる。

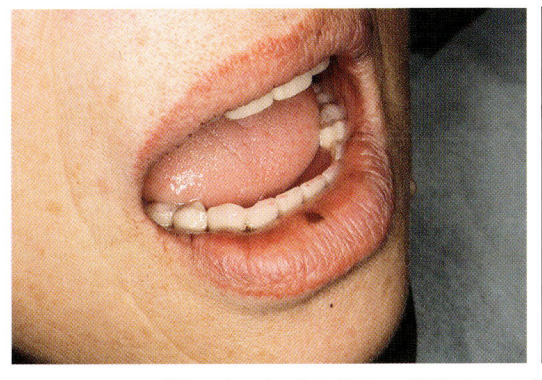

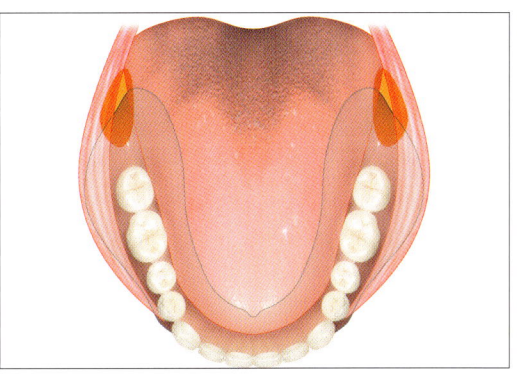

図3-66a、b　開口時にも舌を前方に保持するように訓練すれば、大開口でも義歯が浮かないと考えられる。

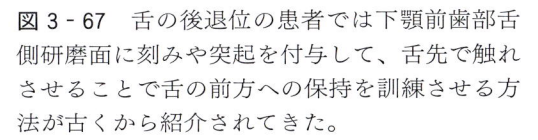

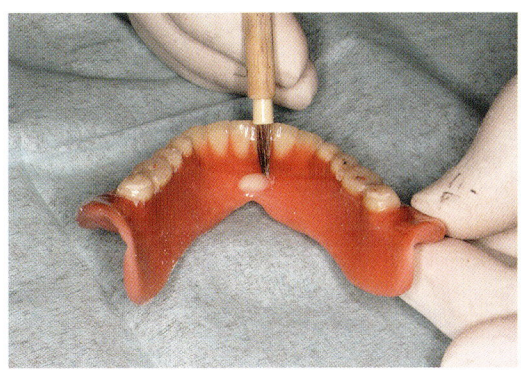

図3-67　舌の後退位の患者では下顎前歯部舌側研磨面に刻みや突起を付与して、舌先で触れさせることで舌の前方への保持を訓練させる方法が古くから紹介されてきた。

しかし、実際には開口時に舌を前方に保持させるのはなかなか難しい。閉口時ではなく開口時に浮かない義歯が必要である。そうなると舌下腺部では、顎舌骨筋線部と異なり、舌による辺縁封鎖は期待できない[14, 15]。

ここでは覚悟を決めて床縁が単独で辺縁封鎖を確保しなければならないということである。幸いにも舌下腺部の辺縁はその下に被圧変位性に富む大きな舌下腺がある。いわばクッションの上に乗っているようなもので、辺縁封鎖に大いに利用できる（図3-68）。

そこで、安静時の舌の位置を基準に、舌下腺をわずかに押して辺縁封鎖を図る。しかし、あまり辺縁が薄く尖っていると、食い込んで痛みを起こす。また口腔底の水平的な移動にも対応できない。そこである程度の厚みを確保する必要がある（図3-69）。

プレテスト4の症例（図3-62）は、図3-69に示した症例と比較すれば、明らかに舌下腺部の厚みが不足している。全体的に大きいにもかかわらず、舌下腺部の封鎖が期待できないことがわかる。

### 解剖を押さえよう

図3-68　安静時の舌の位置を基準に、被圧変位性に富む舌下腺をわずかに押して辺縁封鎖を図る。（早川図[3]より引用・改変）

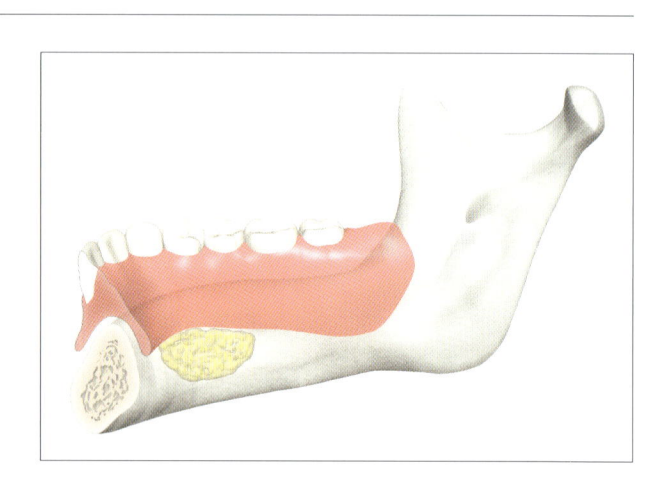

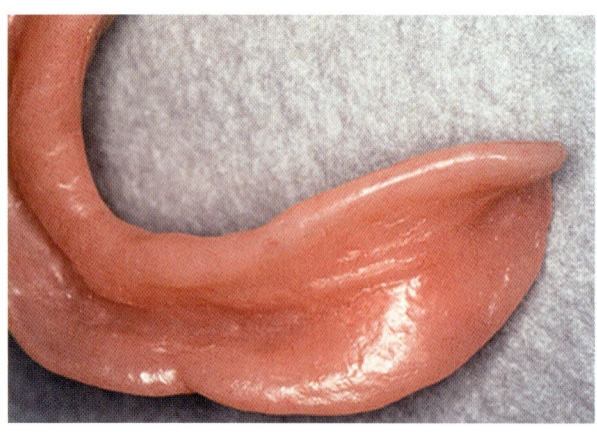

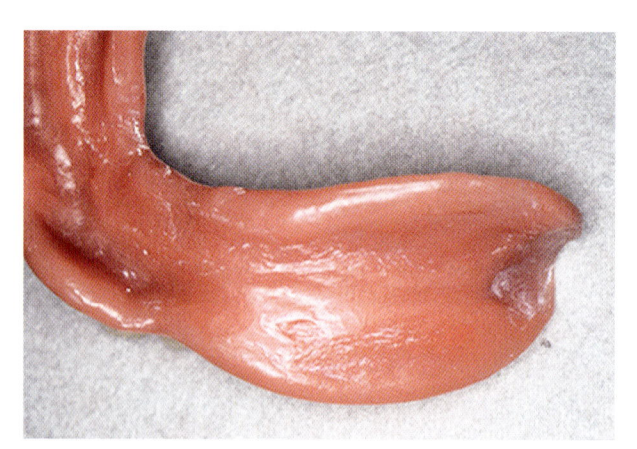

図3-69a、b　舌下腺部の辺縁はある程度の厚みを確保する必要がある。

下顎義歯への戦略

## 6-6 舌下腺部の床縁の位置は

　嚥下時には顎舌骨筋の影響でその上にある舌下腺も挙上することが知られている（図3-70）。前述の顎舌骨筋線部では嚥下時の形態に合わせたのに、今度は安静時の位置で大丈夫だろうか。同じ顎舌骨筋の活動に対し、顎舌骨筋線部と舌下腺部では対応を変えるのはどうも腑に落ちないという向きもある。

　それでは舌下腺部も嚥下時の口腔底の位置に合わせて、高い位置に辺縁を設定すればどうなるか。困ったことに嚥下時以外ではつねに隙間が空くことになる[3]（図3-71）。

　舌下腺部では顎舌骨筋線部とは異なり、外側から舌による辺縁封鎖は期待できないのである。そこで辺縁が短く隙間があれば、舌が後退する開口時には義歯は浮き上がってしまう。

　一方、安静時の高さに設定した場合には、嚥下時には口腔底粘膜が床縁を押すことになる。しかし、口腔底の挙上圧はそれほど大きくはなく、舌下腺が大きなクッションとして機能するので、義歯をもち上げることは少ない[3]。また、問題とされる嚥下時では顎位の保持が必要なため上下顎の人工歯は咬合接触し、義歯を押さえるため、浮き上がることがない[3]。

　なお、この部位には舌下ヒダと呼ばれる高まりがみられる場合があり、これが発達していると口腔底の位置が変化しても床縁が舌下ヒダに接することで辺縁封鎖が強固に確保されるといわれている[2,16]（図3-72）。

### 解剖を押さえよう

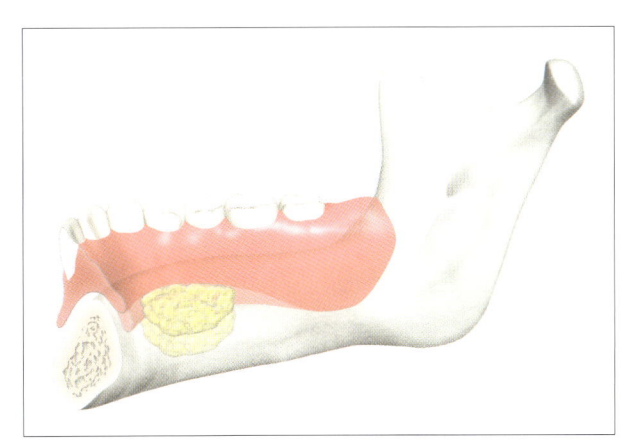

図3-70　嚥下時には顎舌骨筋の影響で舌下腺も挙上する（早川図[3]より引用・改変）。

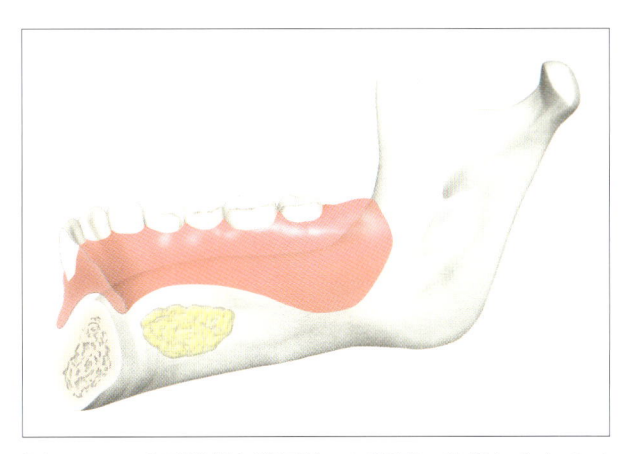

図3-71　舌下腺部も嚥下時の口腔底の位置に合わせて高い位置に辺縁を設定すれば、嚥下時以外では隙間が空くことになる（早川図[3]より引用・改変）。

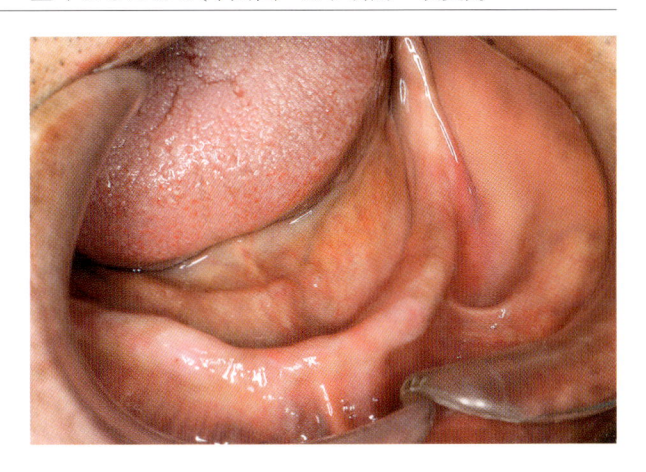

図3-72　舌下ヒダが発達していると辺縁封鎖が強固に確保される。

# CHAPTER 3

　この舌下ヒダに接するためにも辺縁の厚みの確保が必要となる。しかし、舌下ヒダが発達していない場合はどうかということだが、舌下ヒダの存在にとらわれて、悲観しても仕方がない。その場合でも下顎義歯の辺縁封鎖はあきらめることはない。

　それはそれとして、舌下腺部ではある程度の厚みと丸みをもった辺縁が安静時の口腔底をわずかに加圧して接地していれば、開口時に浮かない義歯は十分に可能であると考える。

　完成した義歯の舌下腺部の床縁の位置が適切かを口腔内でチェックすることは意外とやさしい。舌をリラックスさせ、わずかに開口したときの位置が舌下腺部の口腔底の高さの基準となる（図3-73）。ここが、辺縁封鎖、吸着にもっとも重要な部位であり、その位置は誰でも簡単に直視できることをぜひ確認してほしい。

　ここで、ひも状義歯がなぜ口腔内でガタガタとすぐに外れる理由を考えてみよう。ひも状義歯では舌下腺部においては床縁が口腔底に達することができず、その後方の顎舌骨筋線部では舌で押さえるフレンジの長さが足りない。これでは、簡単に浮き上がってしまうのは当然だろう（図3-74）。

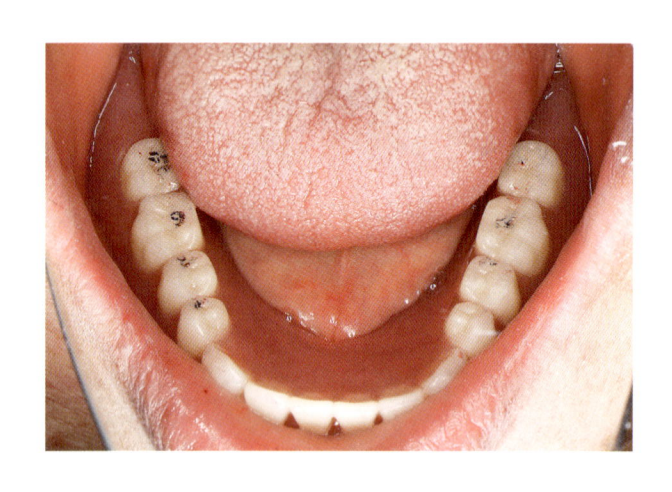

**図3-73**　舌をリラックスさせ、わずかに開口したときの位置が舌下腺部の口腔底の高さの基準となる。

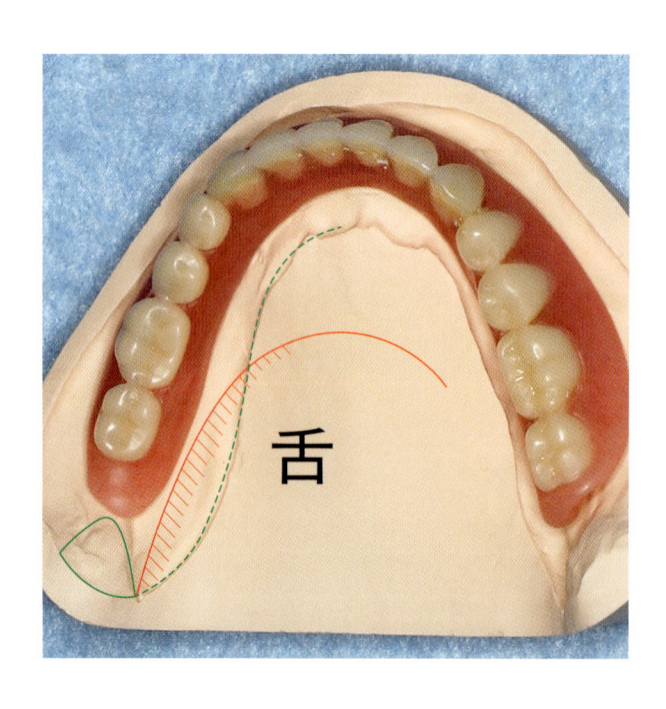

**図3-74**　ひも状義歯は舌下腺部では口腔底に達することができず、その後方では舌で押さえるフレンジの長さが足りないため、簡単に浮き上がってしまう。

# CHAPTER 3

## 7　義歯をみる眼を養おう③

### プレテスト5・顎舌骨筋線部の長さは適切か？

**問題**　義歯を横から眺めてみるとまた別の判断ができる。図3-75は舌下腺部に比べ、顎舌骨筋線部が長すぎるように思える。どのような基準で判断したら良いのだろうか。

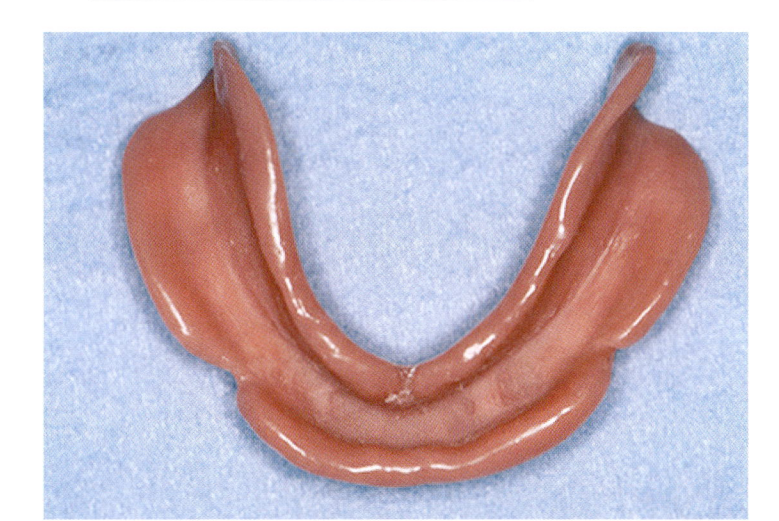

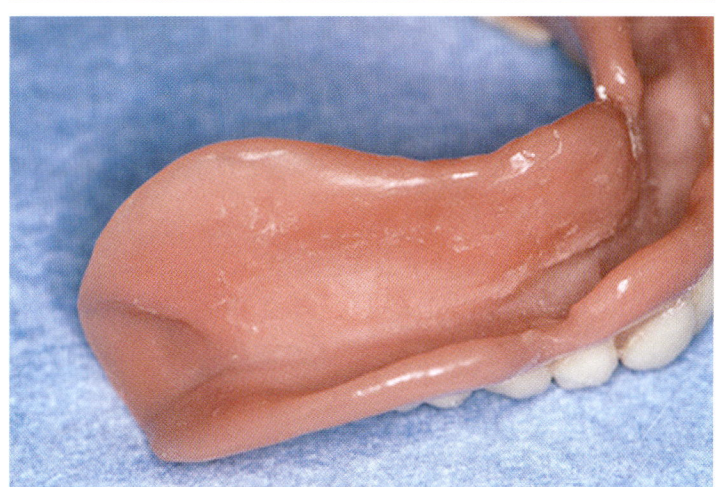

図3-75a、b　a：真上からみた写真。b：横からみた写真。

103

# CHAPTER 3

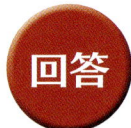

**回答** 顎舌骨筋線部の床縁が長すぎる。顎と口腔内で直視可能な舌下腺部を基準として、そこから水平に顎舌骨筋線部に移行するイメージが大切である。

　一般に顎堤が良好な症例ほど顎舌骨筋線部が長くなりやすい。下顎義歯を横からみたとき、顎舌骨筋線部の床縁は舌下腺部の床縁とほぼ水平に移行する。

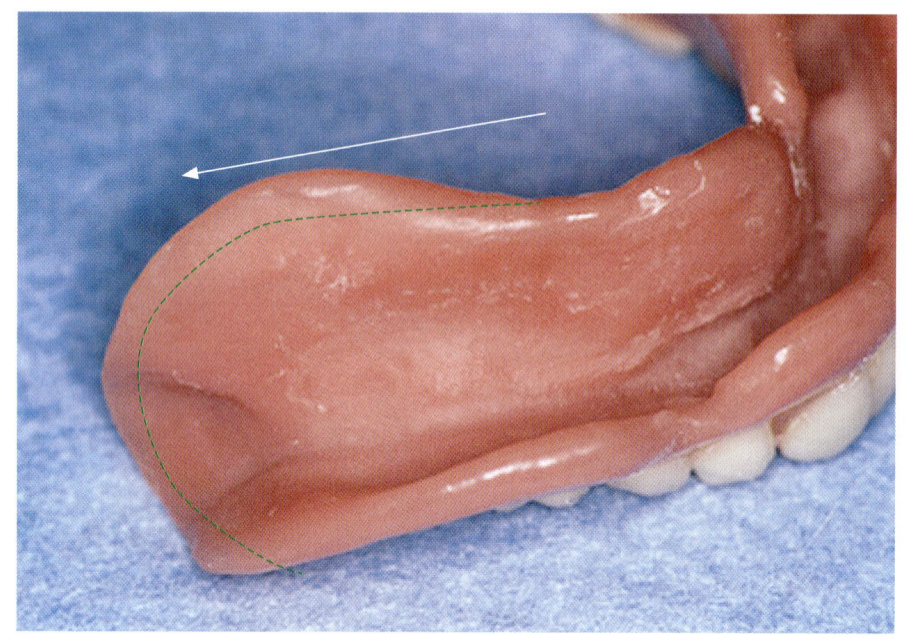

図 3-76　義歯の印象面を横からみた写真。舌下腺部に比べ顎舌骨筋線部の床縁が長い。水平に移行するように点線部まで削除する必要がある。

## 解説　顎舌骨筋線部の相対的な長さに対する考え方

### 7-1　横から眺める義歯のイメージ

とりあえず、横から舌側床縁を眺めてみよう。前方の舌下腺部と後方の顎舌骨筋線部の境には口腔内に前顎舌骨筋窩((premylohyoid fossa)図3-77)と呼ばれるくぼみが触診できる。

印象および義歯にはそれに対応する隆起(前顎舌骨筋隆起)が現れる(図3-78)。前述のように舌下腺部の床縁は直視し判断できるが、顎舌骨筋線部の判断は難しい。

前顎舌骨筋隆起をはさんで舌下腺部と顎舌骨筋線部の床縁がほぼ水平なっているかが、顎舌骨筋線部の長さの1つの判定基準となる[18](ルール8)(図3-79)。

舌下腺部に対して顎舌骨筋線部が盛り上がっているようでは顎舌骨筋線部が長すぎ、反対に凹んでいるようでは顎舌骨筋線部が短すぎないかを疑う(図3-80)。

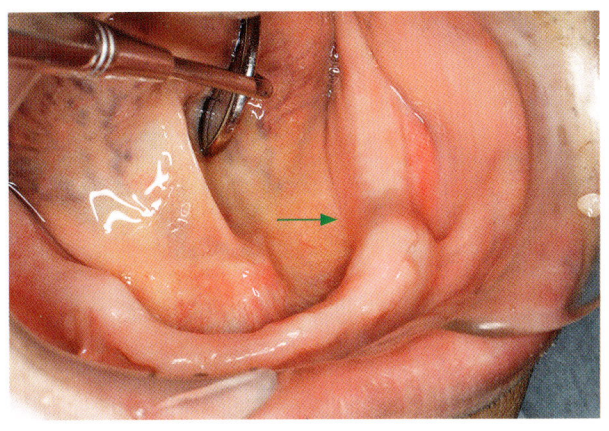

図3-77　前顎舌骨筋窩。

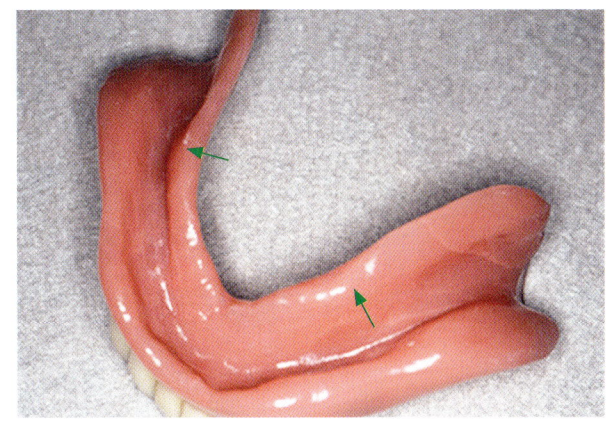

図3-78　義歯に現れる前顎舌骨筋隆起。

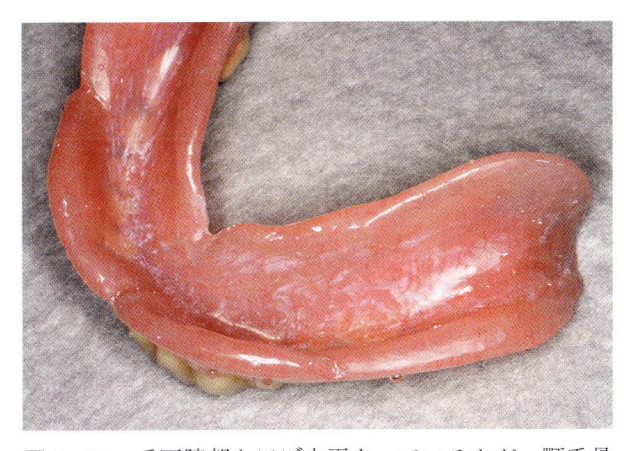

図3-79　舌下腺部とほぼ水平なっているかが、顎舌骨筋線部の長さの判断基準の1つとなる。

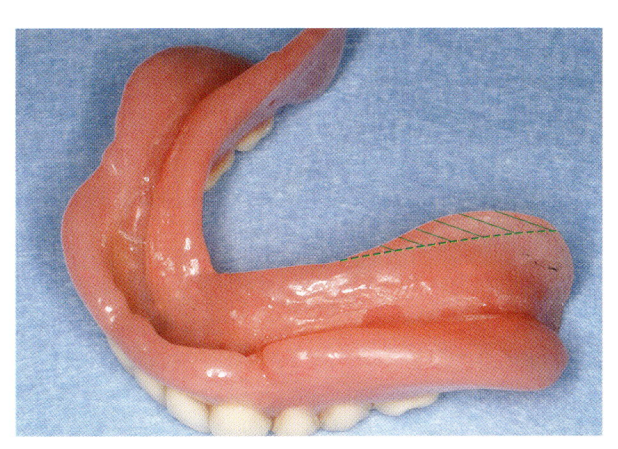

図3-80　舌下腺部に対して顎舌骨筋線部が盛り上がっているようでは、顎舌骨筋線部が長すぎないかを疑う。

### ルール8　下顎舌側床縁：水平のルール

舌下腺部と顎舌骨筋線部はほぼ水平に移行する。さらに、仮想咬合平面や下顎骨下縁とも平行になる。

# CHAPTER 3

　前述したように顎舌骨筋線は後方に向かうに従い、斜め上方に走っている。前方の小臼歯部付近では顎舌骨筋は粘膜下の比較的浅い位置にあり、収縮時では顎舌骨筋線と同程度の高さまで挙上される[19]（図3-81）。

　しかし、第一大臼歯部、第二大臼歯部と後方にいくに従って、顎舌骨筋の収縮時でも顎舌骨筋線よりもずっと下方に位置することになる。そのため後方にいくほど舌側床縁を顎舌骨筋線より下方に延長できることがわかる。

　そこで顎舌骨筋線部の床縁が下顎骨下縁および仮想咬合平面とも平行に設定できる。これをCT画像で診ると興味深い（図3-82）。

　義歯床縁は顎舌骨筋線を超えリリーフできることがもっとも重要なルールである。そのため図3-83の青線のように後方に向かいやや辺縁が短くなってもルールからは外れない。ただし、外側から舌が乗り、押さえやすくするにはそれなりの面積を確保しておく必要がある。

　そこでほぼ水平ぐらいにしておけば十分で、それ以上に深いと異物感が強いだろうということである。

## 解剖を押さえよう

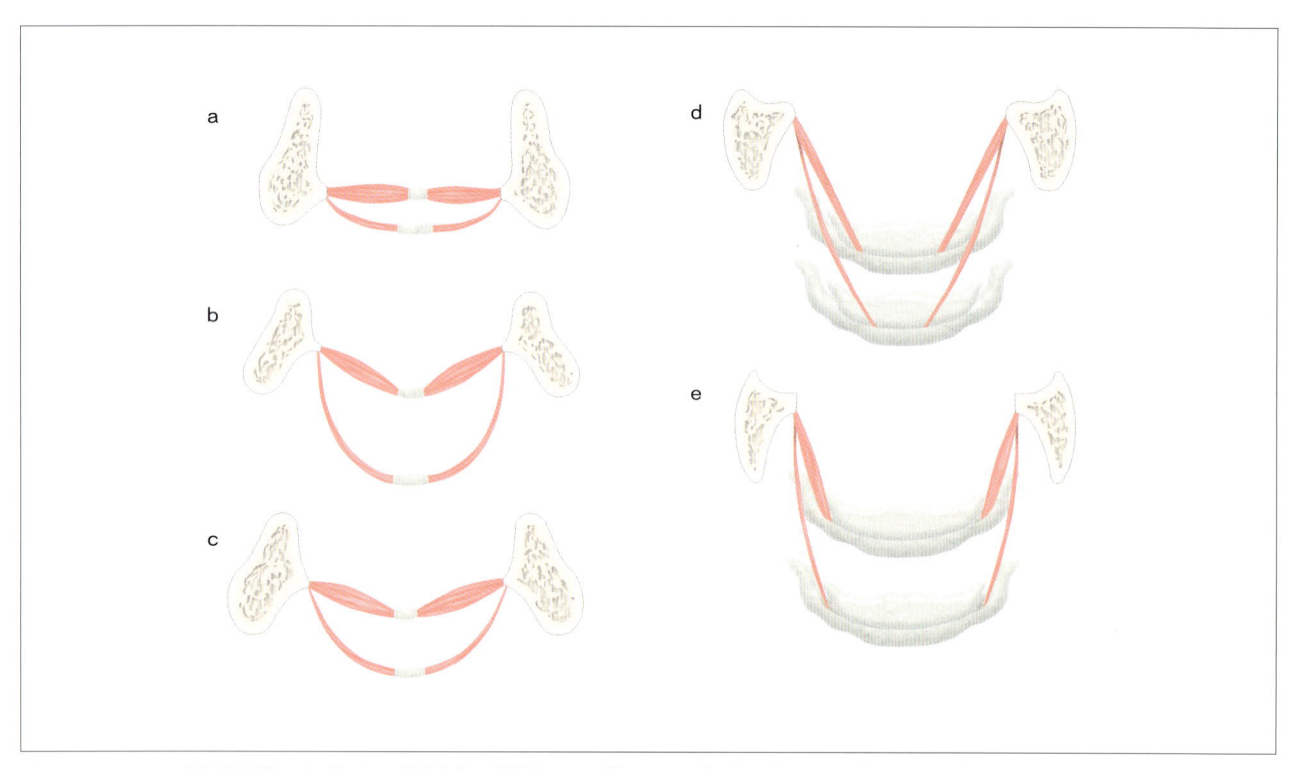

図3-81a〜e　顎舌骨筋の収縮時と弛緩時の関係。a：第一小臼歯遠心部、b：第二小臼歯部遠心部、c：第一大臼歯遠心部、d：第二大臼歯遠心部、e：第三大臼歯遠心部。後方にいくほど舌側床縁を顎舌骨筋線より下方に延長できることがわかる（Schreinemarkers図[19]より引用・改変）。

下顎義歯への戦略

図 3‐82a、b　無歯顎の CT 画像。

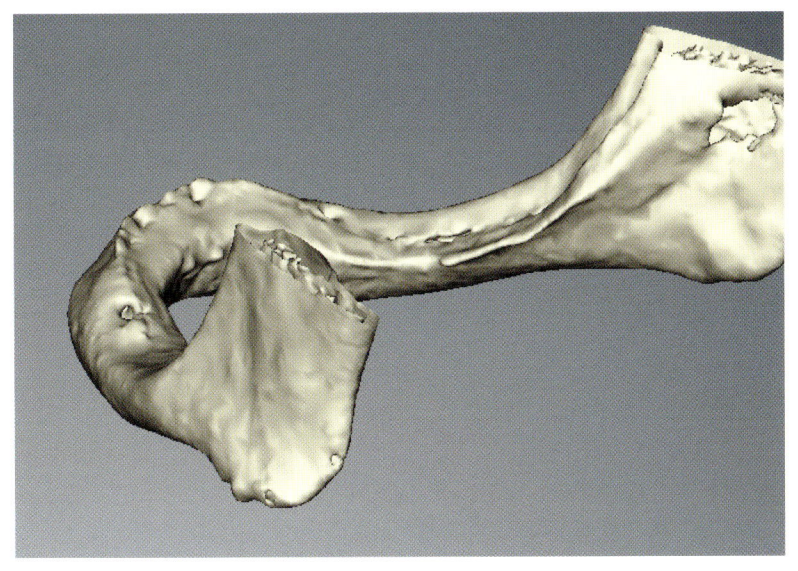

a：顎舌骨筋線は後方に向かうに従い、斜め上方に走行している。

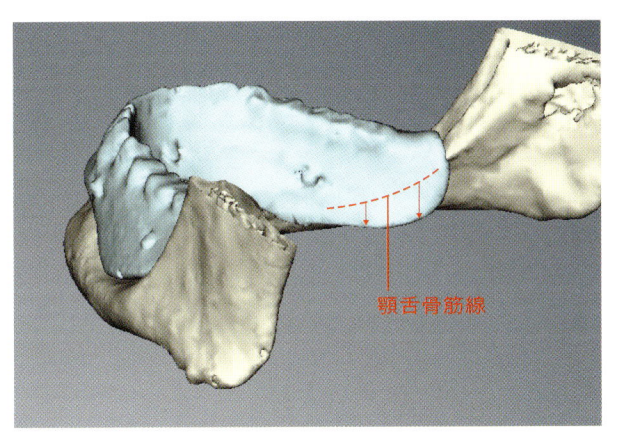

b：後方にいくほど顎舌骨筋線から下方に床縁が延長されている。舌側床縁は下顎骨下縁や仮想咬合平面ともほぼ平行になっている。

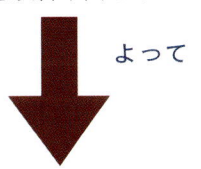

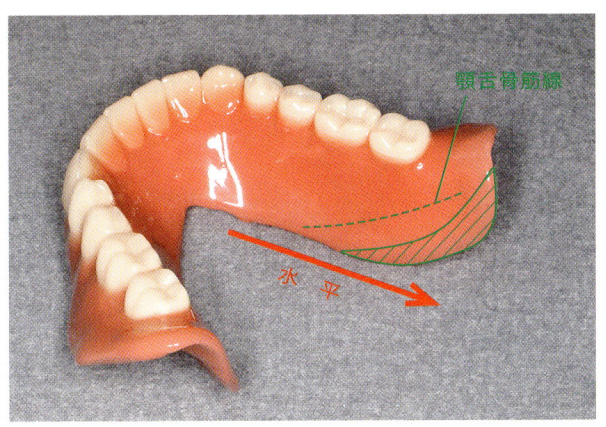

よって

図 3‐83　舌下腺部から水平が基準となる。しかし、斜線部を削除し、後方に向かいやや辺縁が短くなってもルールからは外れない。

107

## 1) 比較 - 部分床義歯での考え方 -

それでは下顎の遊離端欠損症例などではどうであろうか。基本的には総義歯と同じと考える。まずは舌側床縁が顎舌骨筋線を超えることは必須である。しかし、部分床義歯では前方に支台歯があり、支台装置により維持が確保されている。

そのため必ずしも舌による維持を重視する必要はない。そこで、異物感を訴える場合には顎舌骨筋線さえ超えていれば、後方を短くしても問題はない(図3-84)。

## 2) 奥の手 - 削って作る個人トレーとは -

この水平のルールを知っていると、できの悪い予備印象をリカバーする個人トレーを作ることができる。何度も繰り返すが、舌下腺部は誰でも容易に印象採得ができる。しかし、後方は舌が邪魔してよくみえず、短くなりやすい。

この短い研究用模型でそのまま個人トレーを作ってもなかなか最終印象の成功は見込みが立たない。前章でも記載したが、もっとも避けるべきは短い辺縁からモデリングコンパウンドの追加分として、さらに数mm短くした個人トレー体部を製作することである。

予備印象で採得できなかった症例は、最終印象でも採得し難いと考えるべきだ。そこで水平のルールを思い出し、図3-85のように水平となる深さまで模型をバーで削ってしまおう[20]。

さらに、顎舌骨筋の運動時を考えてやや外開きになるように大きくワックスでブロックアウトし延長するのも1つのコツである。こうして製作した個人トレーに十分な長さが確保されていれば、最終印象は意外と簡単に採得できるものである。

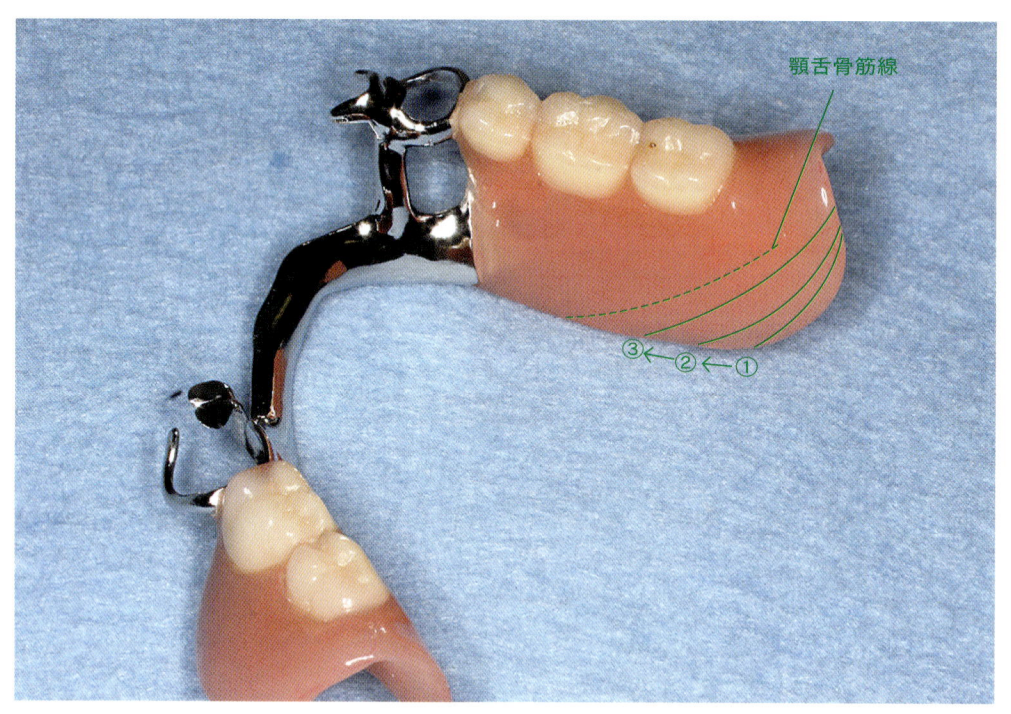

図3-84 支台装置により維持が確保されている部分床義歯では、患者が異物感を訴える場合には顎舌骨筋線さえ超えていれば、①→②→③と徐々に後方を短くしても問題はない。

下顎義歯への戦略

図 3 - 85a〜c　戦略的個人トレー製作のためのコツ。

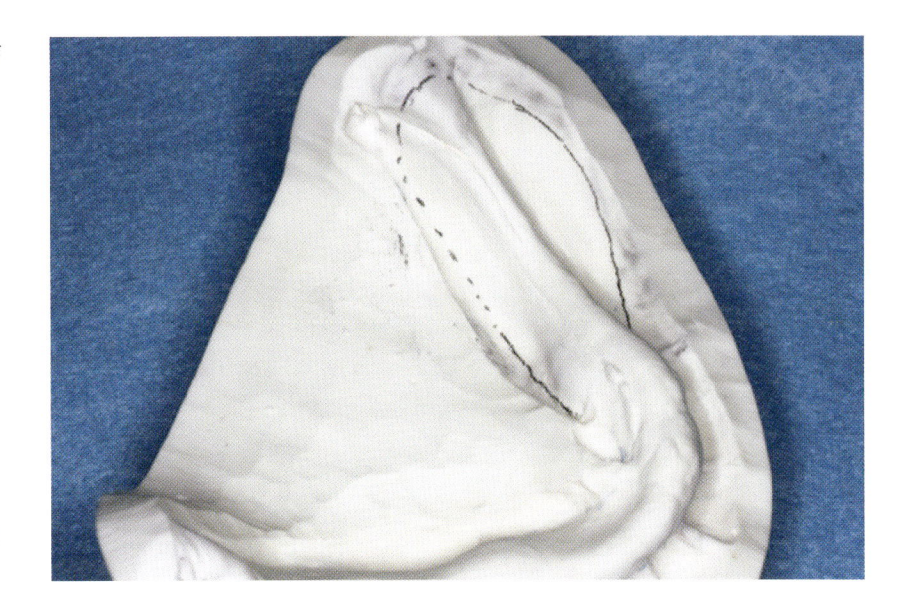

a：予備印象では舌側後縁の印象が足りなかった。

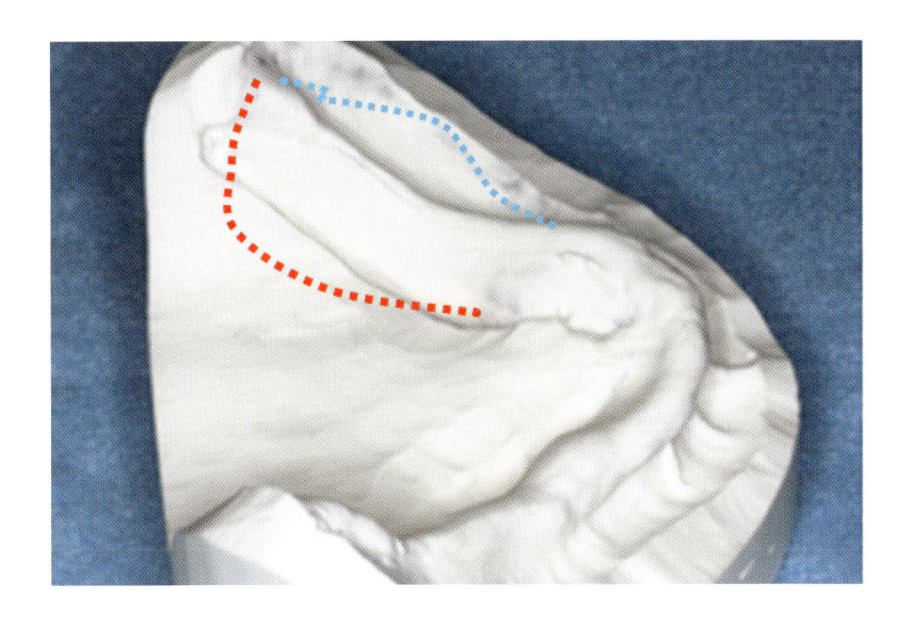

b：水平のルールに従い、床外形を想像してみる。

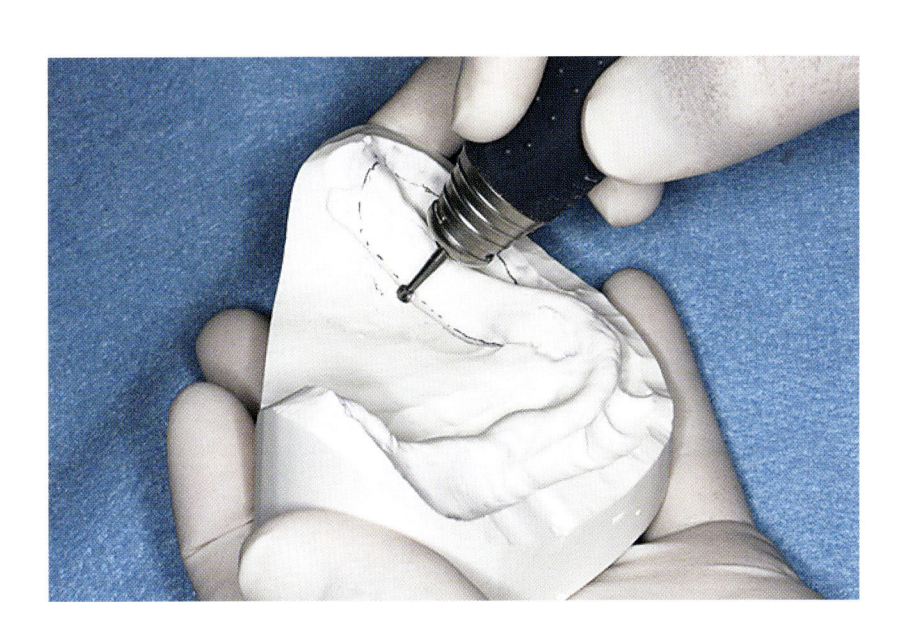

c：水平となる深さまで模型をバーで削ってしまう。

109

# CHAPTER 3

## プレテスト6・頬舌側の深さは適切か？

**問題** つぎのチェックポイントとして、頬舌側の深さを比較してみよう。舌側が深すぎるように思われる。

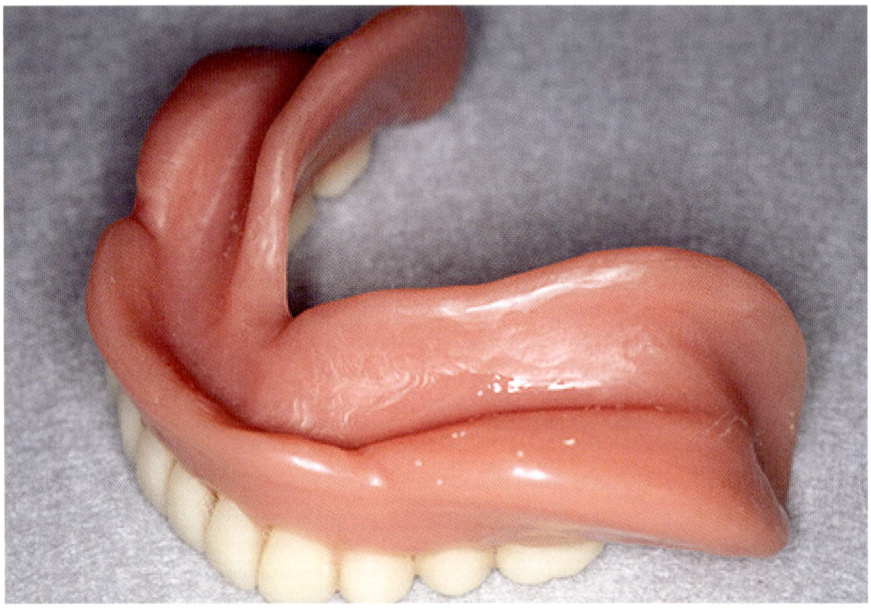

図3-86 頬側と舌側の深さを比較してみよう。

# 下顎義歯への戦略

**回答** 頬側に比べ舌側が深すぎる。舌下腺部付近でみて、下顎義歯の頬側と舌側の床縁の深さはほぼ同じになる。

　図3-88は適切な床外形を有する別の症例である。このイメージをもって図3-87と比べるとその違いは明らかだ。舌が特に後退位の症例でなければ、頬側と舌側の深さに大きな違いはない。義歯を口腔内に戻し、舌の安静位での舌下腺部の深さを確認してみよう。

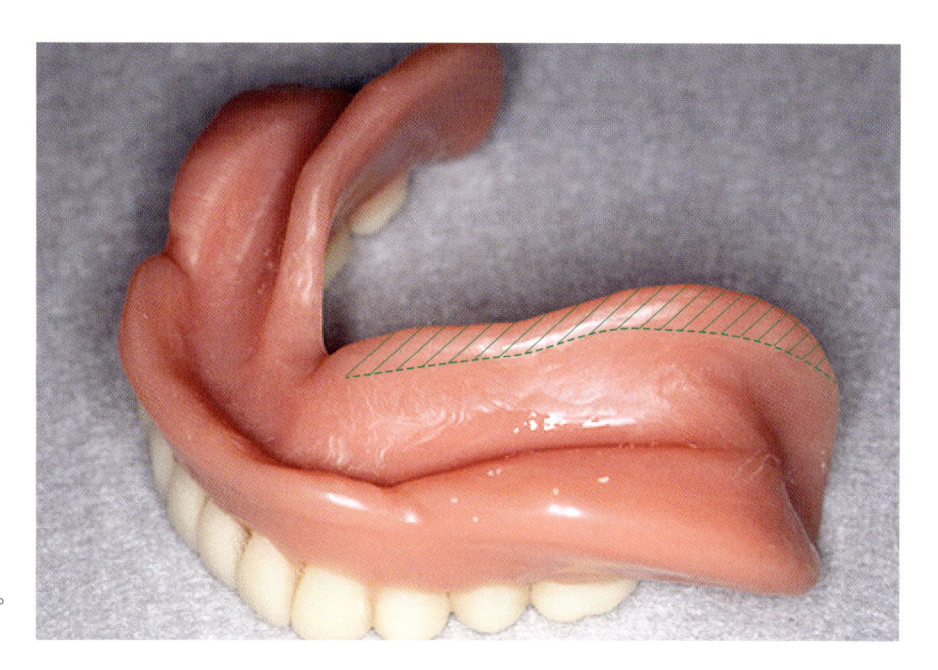

図3-87　頬側に比べ舌側が深い。斜線部は不要と思われる。

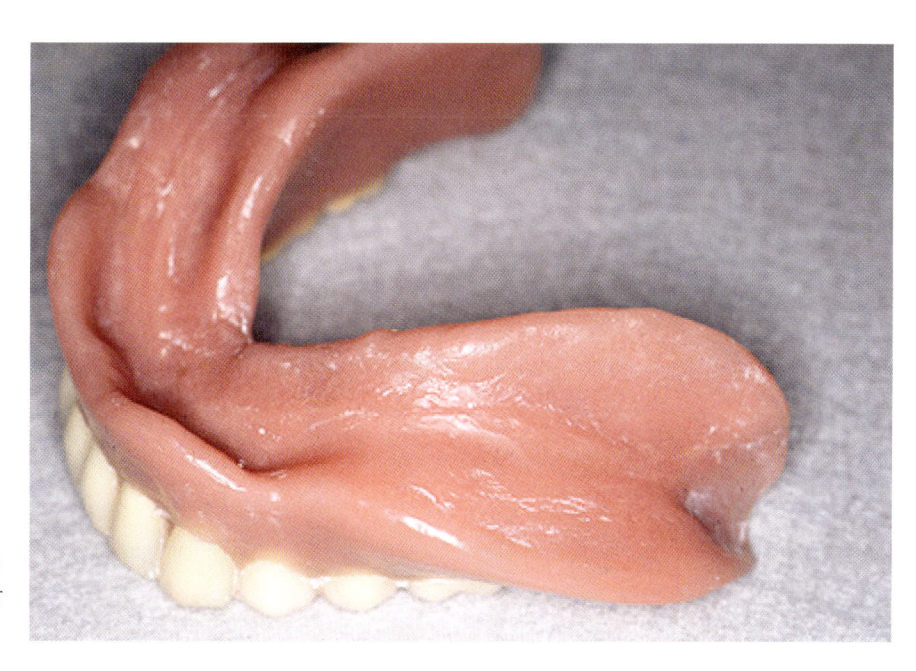

図3-88　適切な床外形を有する義歯。舌下腺部付近でみて、頬舌側の深さはほぼ同じである。

111

## CHAPTER 3

### 解説　下顎義歯の頬舌側の相対的な深さに対する考え方

#### 7-2　頬舌側の深さを比べる

　頬舌側床縁は舌下腺部付近で判断して、ほぼ同じ深さになるのが一般的である（ルール9）。図3-89のように舌側が深ければ、長すぎることを疑うべきである。もちろん、舌が後退位で舌側が深い症例もたまにはある。口腔底の深さは舌の位置、運動によってさまざまに変化するためその判断は難しい。それでも、義歯をみて、「ひょっとして長すぎないか」と思いながら口腔内をみると意外と簡単に判断がつくものである。

　イメージをもち、それから外れた場合には何らかの誤りがないかと考えることで、口腔内がずっとスッキリとみえてくるものである。それでも図3-89がおかしいとはすぐに判断できると思う。顎堤吸収が著しい症例では、とかく舌側を深くとらなければとの強迫観念を抱く先生が多いようだ。

　図3-90に再びCT画像を示す。舌側辺縁が下顎骨から大きく離れている様子がよくわかる。デンチャースペースの概念からすれば、この部分は本来余計なものである。とくに顎舌骨筋線部は安静時には軟組織にもスペースがあると考えられることから、必要最小限にとどめるべきだ。また、舌側辺縁は下顎骨の裏打ちがないので、いくら延ばしても咬合力を支える支持の増強には関与しないことも理解できるだろう。

**ルール9　下顎頬舌側の判断**

**下顎義歯頬舌側床縁はほぼ同じ深さになる。**

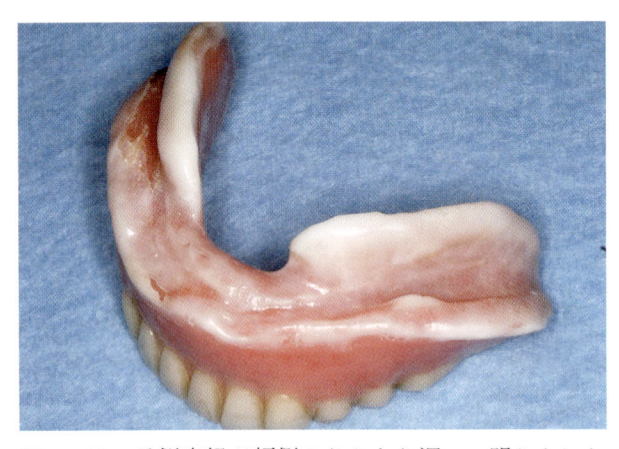

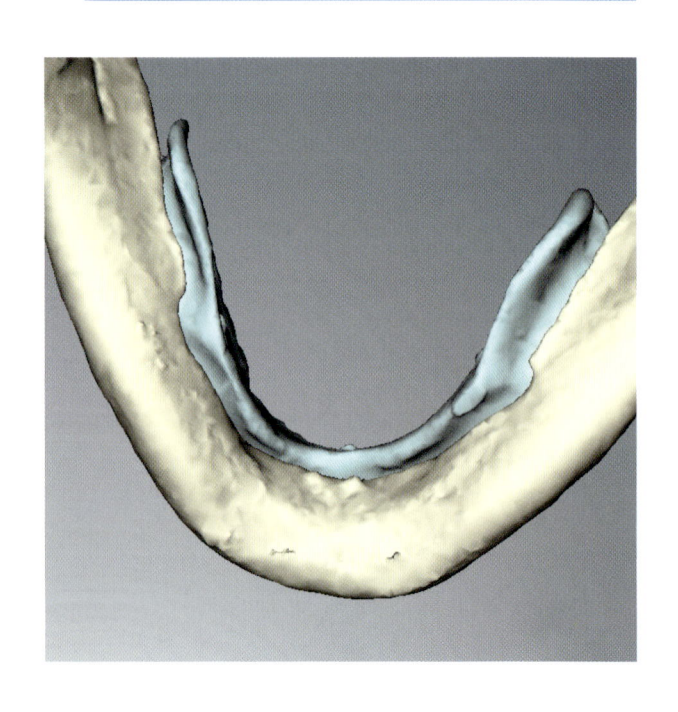

図3-89　舌側床縁が頬側よりかなり深い。明らかにおかしいと判断できる。

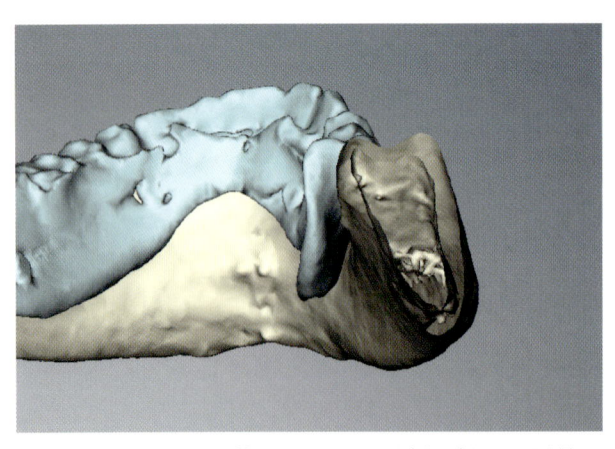

図3-90a、b　CT画像でみると、舌側辺縁が下顎骨から大きく離れている様子がよくわかる。舌側をいくら延長しても支持の増強にはならない。

CHAPTER 3

# 8 さらに一歩上を狙うコンパクトな義歯

## プレテスト7・S字状カーブに改善の余地はあるか？

**問題** 図3-91、92の2つの症例をみて共通の問題はどこにあるのだろうか。特別悪いというわけではないが、もう一歩上の義歯を目標とすれば改善の余地がある。一見してS字状カーブが強いとみてほしい。

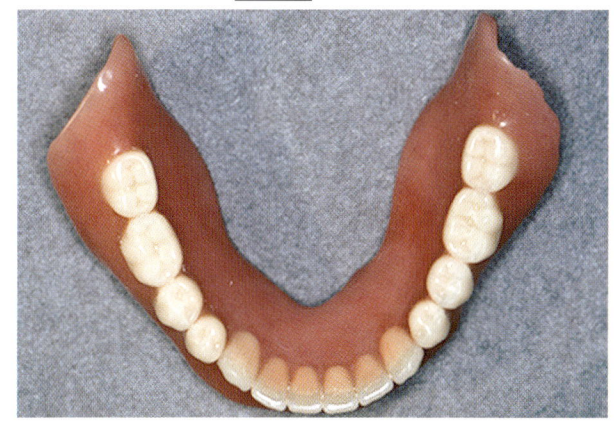

図3-91a、b　プレテスト7-1。

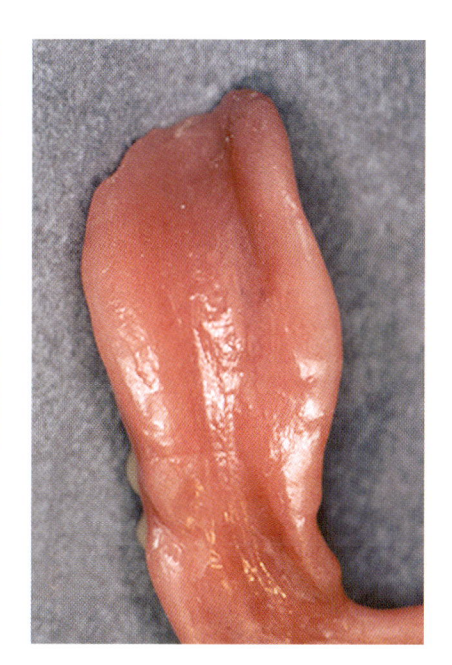

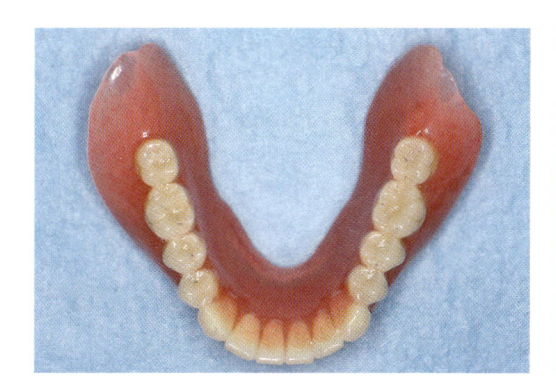

図3-92a、b　プレテスト7-2。

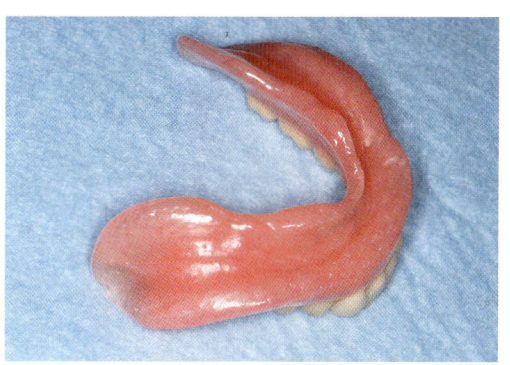

113

## CHAPTER 3

**回答** S字状カーブが強い場合は顎舌骨筋線部より後方がまだ短くできる可能性が高い。

　義歯は必要最小限の大きさにとどめるべきである。そのためデンチャースペースでない部分はできるだけ小さくしたい。顎舌骨筋線部が長いとS字状カーブが強くなる。粘膜面から見て外側にめくれているように見える部分を削除することでよりコンパクトな異物感の少ない義歯となる。

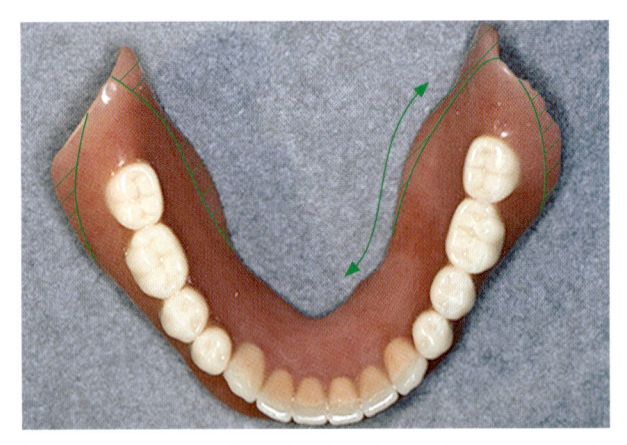

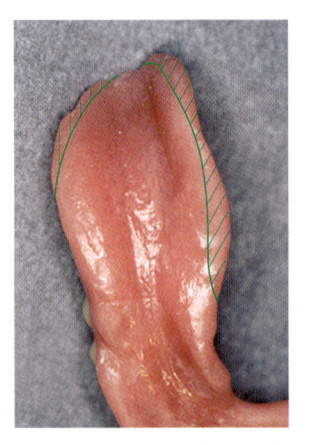

図3-93a、b　調整前の新義歯。S字状カーブがやや強い。粘膜面からみると、顎舌骨筋線部が外側にめくれているようにみえる部位がある。

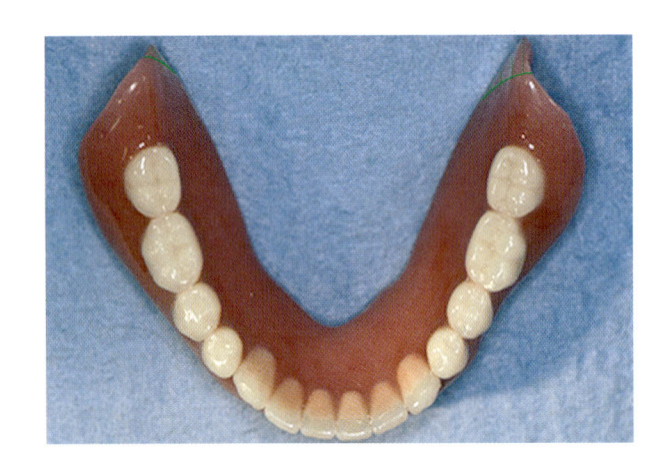

図3-93c　調整後の新義歯。S字状カーブは緩やかになった。ただし、後顎舌骨筋窩部はまだ削除の余地がある。

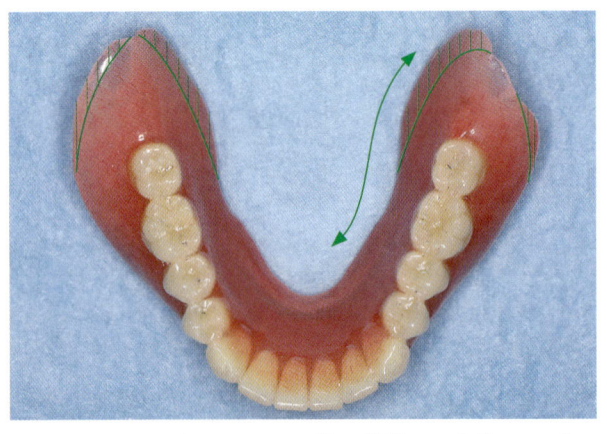

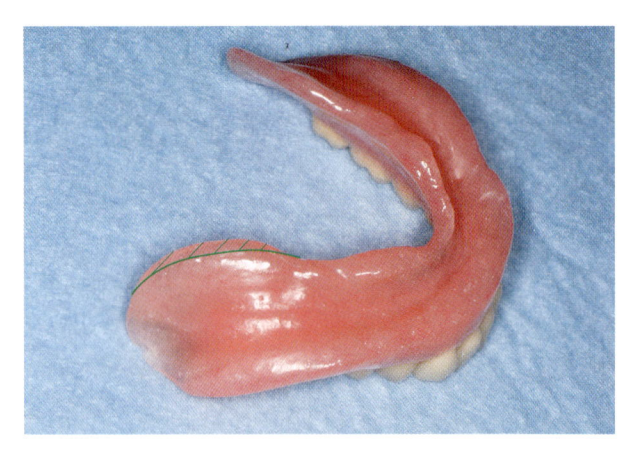

図3-94a、b　プレテスト7-②の義歯。S字状カーブがやや強い。粘膜面をやや横からみると、顎舌骨筋線部が舌下腺部よりやや深く、また口腔底に向かって"水平にはねられている"ようにみえる。この斜線部は不要である。

下顎義歯への戦略

**解説** S字状カーブの強さから辺縁の長さを再考する

## 8-1　S字状カーブの強さ

　前述したようにS字状カーブは顎舌骨筋線部で、嚥下時などの顎舌骨筋の運動を妨げないように舌側に張り出すことから生まれる。

　また、S字状カーブは顎堤吸収が大きいほど強くなるとされている。顎堤吸収が大きいと嚥下時には口腔底が顎堤頂に近接するようにみえ、挙上圧も高くなるように思われる。そこで床縁を通常の症例より傾斜を強め水平方向に延長するからである。

　ここで顎舌骨筋線を超えた床縁の長さに注目し考えてみよう。この部位の長さが長いほど、いわばアームが長いということで、顎舌骨筋の収縮時と弛緩時の影響を強く受け、収縮時の形態を表すS字は強いカーブを描く必要がある（図3-95）。

　しかし、この部の長さが短ければS字カーブはやや緩やかになる（図3-96）。前述したようにこの場所はもともと弛緩時には隙間がある程度の場所で、それほど長くする必要はない。また、口腔底の挙上圧が強いならば、なおさら短めでその影響を抑えたい（図3-97）。

　そこで図3-98、99のように粘膜面からみて水平方向に開き、めくれているようにみえる箇所を削除すれば、義歯はよりコンパクトになる。このようにS字状カーブが強い場合にはまだ舌側辺縁が短くできる可能性があるかもしれないと考えると、もう一歩上の義歯を狙えるようになる。

　逆に考えれば、口腔内でみえないため多くの先生方が不安に感じる顎舌骨筋線部以降はそれほど攻めなくても良いということである[21]。

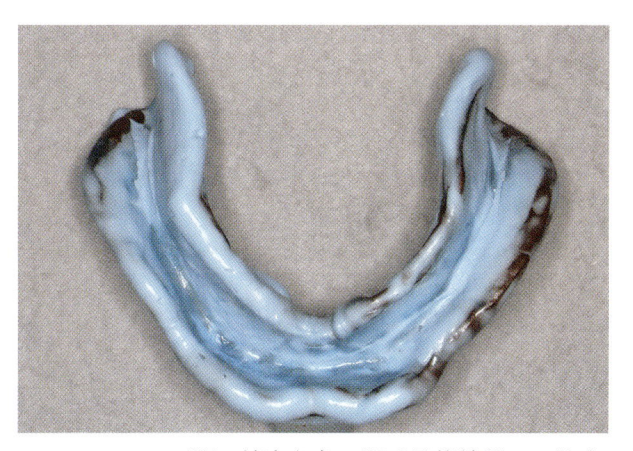

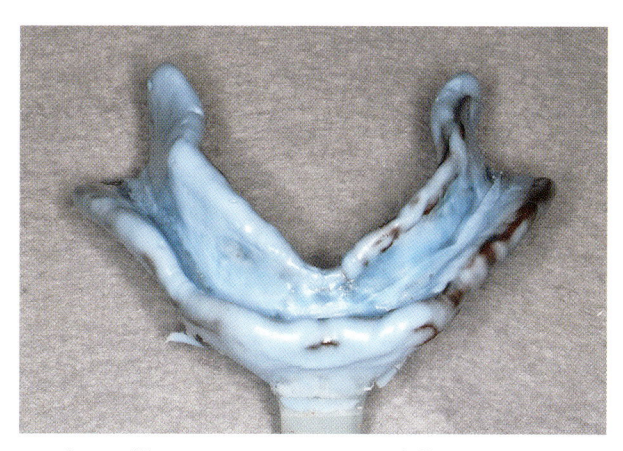

図3-95a、b　下顎の精密印象。顎舌骨筋線部が口腔底に向かって大きく開いている。そのためS字状カーブが強く現れる。まだ改善の余地がある。

図3-96　顎舌骨筋線部の辺縁は、長ければ長いほど顎舌骨筋の収縮時の影響を避けるため外側に大きく開く必要がある。一方、短い場合は嚥下時など顎舌骨筋の収縮時の影響は小さく、相対的には外側に広げなくても問題は少ない。

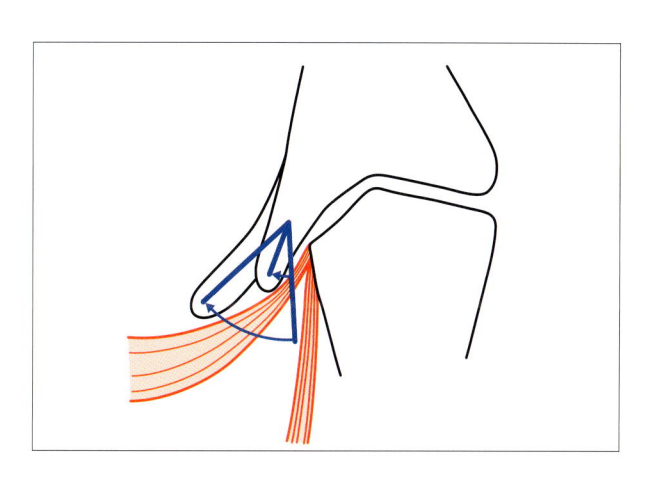

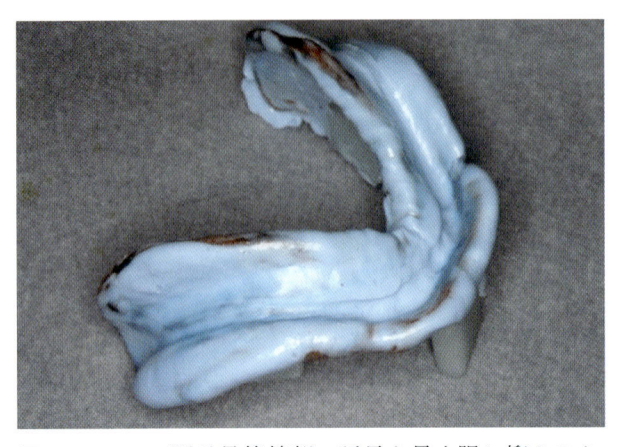

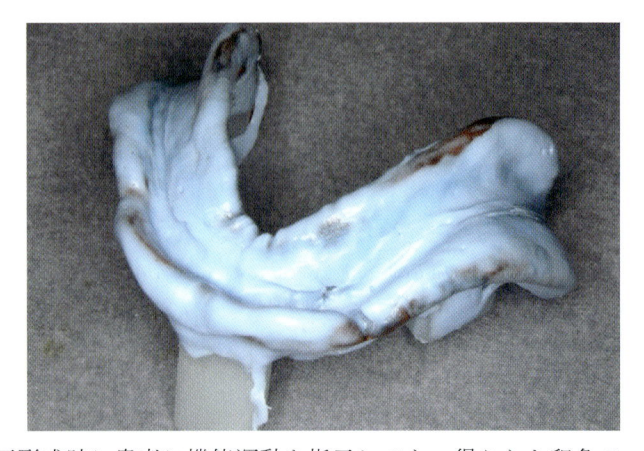

# CHAPTER 3

図 3 - 97a、b　顎舌骨筋線部の延長を最小限に抑えると、筋圧形成時に患者に機能運動を指示しても、得られた印象ではＳ字状カーブは緩やかになる。

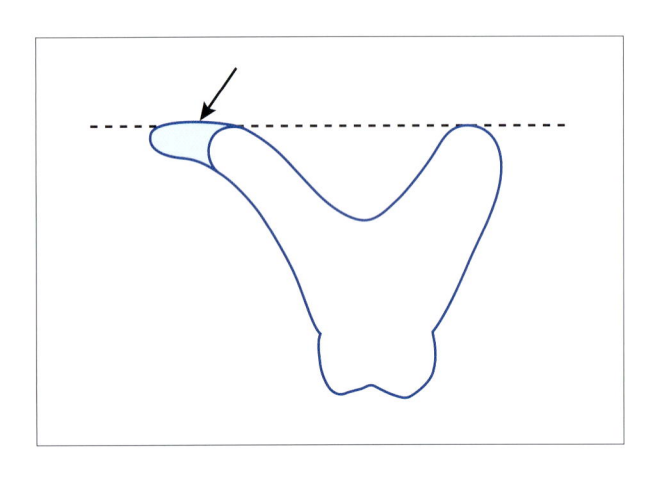

図 3 - 98　顎舌骨筋線部の辺縁は、斜線部のように、粘膜面からみて水平方向にめくれているようにみえる箇所は削除しても構わない。

図 3 - 99a、b　プレテスト 7 - 2 の症例。水平方向に開いている部分を削除する。

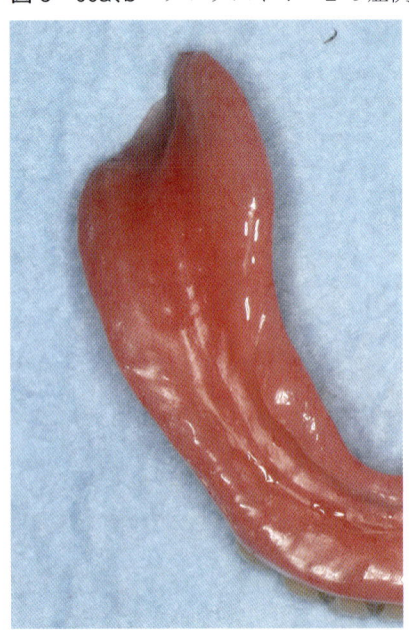

a：調整前。 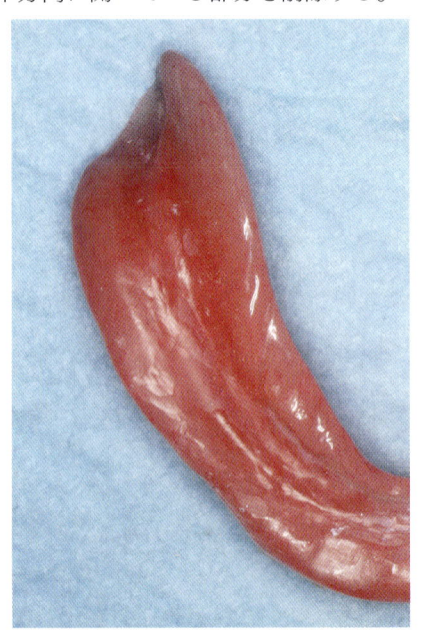　　　　　　　　　　　　　　　b：調整後。

下顎義歯への戦略

　図3-100に示す症例は顎堤吸収が著しい。口腔底が顎堤頂より高くみえ、あたかも口腔内が巨大な舌で埋まっているようにも感じられる。それなりのトレーニングを積んだ歯科医師が作ったが、下顎の顎堤吸収を誤解し舌側床縁が異常に厚い。前述したように骨の支持を離れた舌側床縁部に厚みは不要である。その割には下顎唇側部は短かすぎでオトガイ結節まで床縁が延びていない。新旧義歯を比較すれば、いかに不要な部分を無理矢理採得していたかが理解できる（図3-101、102）。

　繰り返すが、顎堤が悪いからといって舌側を攻めすぎてはいけないのである。

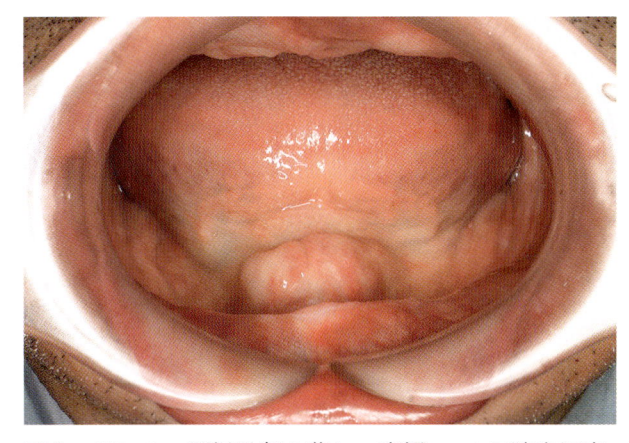

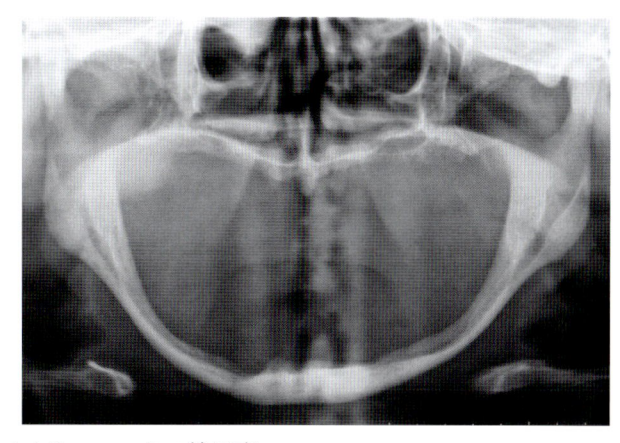

図3-100a、b　顎堤吸収の著しい症例。a：口腔内写真、b：パノラマエックス線写真。

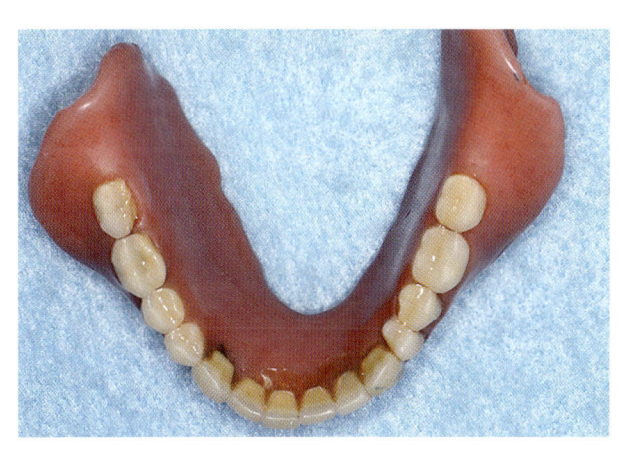

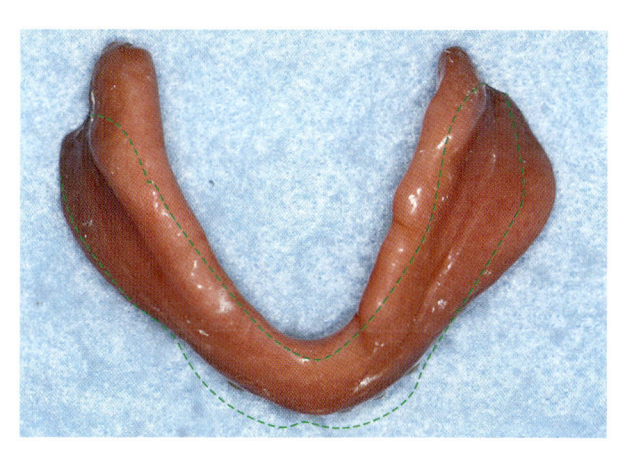

図3-101a、b　旧義歯の写真。点線が適切な外形。舌側は大きすぎるが唇側への延長は不足している。

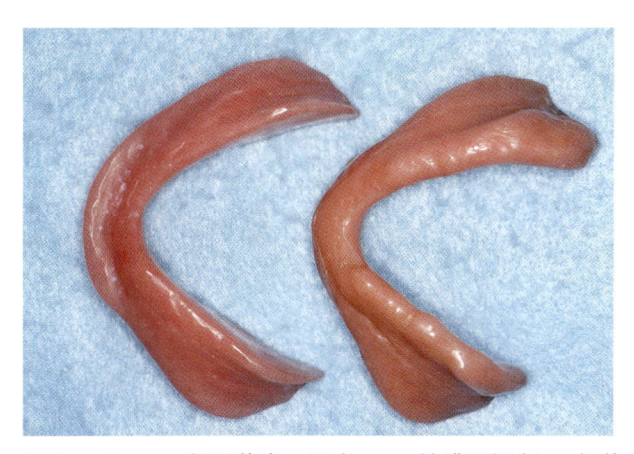

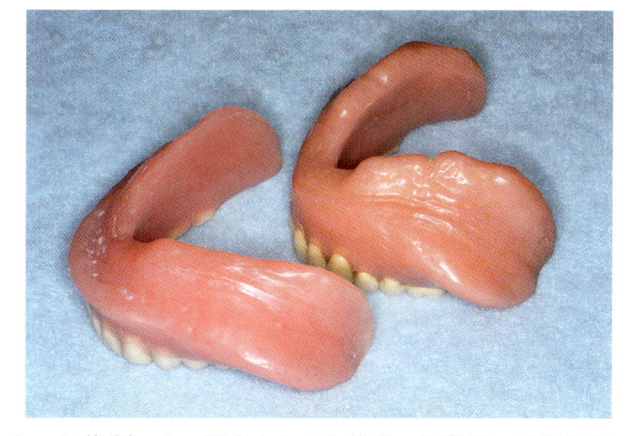

図3-102a、b　新旧義歯の写真。a：粘膜面観（左：新義歯。右：旧義歯）、b：側方からみた義歯。旧義歯の舌側辺縁は異常に厚く、長い。

117

# CHAPTER 3

# 9 ▶▶▶▶ 舌小帯とオトガイ棘

## 9-1 舌の運動方向が舌小帯部を決める

　下顎舌側正中に位置する舌小帯(lingual frenum)は、安静時には低位で不明瞭だが、舌機能時には幅広いヒダとして現れる(図3-103)。舌の運動は活発であることからここを的確に避ける必要がある。

　しかし、避けすぎて舌下腺部の床縁を短くしては辺縁封鎖が確保できない。たとえば印象時に舌を前方に大きく突き出させると過度に辺縁が短縮する。

そこで、舌先で口蓋を舐めるようにして舌を挙上させるのが良い[21](図3-104)。印象や義歯には広い帯として形成される場合が多い(図3-105)。

　舌小帯の下顎付着部の粘膜直下にはオトガイ棘(genial tubercle)がある。ここにはオトガイ舌筋やオトガイ舌骨筋が起始する。オトガイ舌筋は扇状に舌背に広がり舌を形成する。オトガイ棘は顎堤吸収が進むと歯槽堤より高位になる場合が多々みられる。ここの床縁が短く薄いと義歯が動くたびに衝突して痛い。

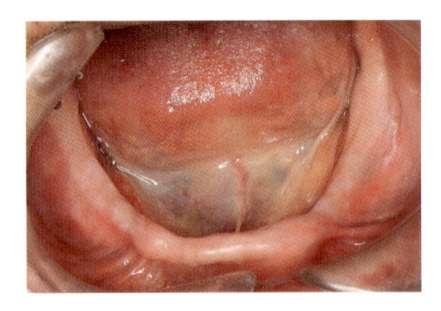

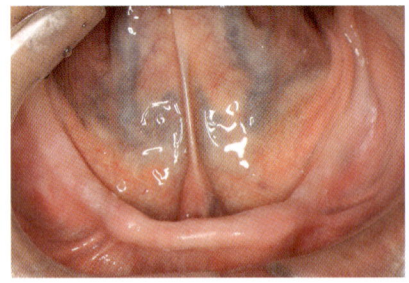

図3-103a、b　舌小帯は、安静時には低位で不明瞭だが、舌機能時には幅広いヒダとして現れる。

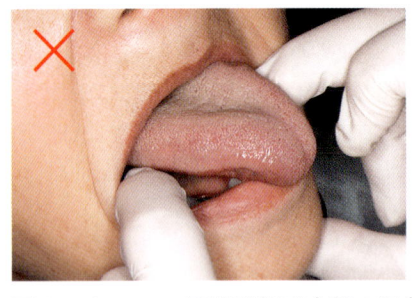

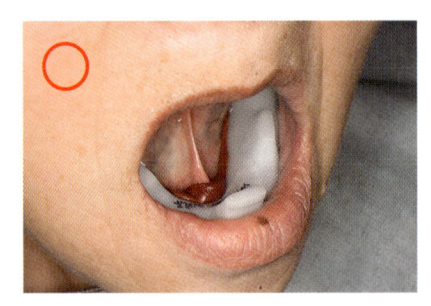

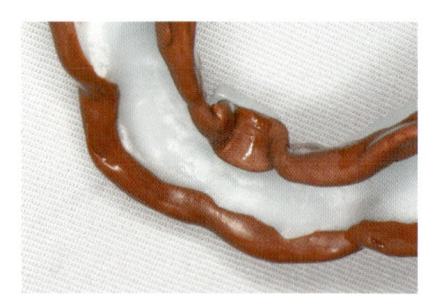

図3-104a〜c　下顎舌側正中部の印象法。a：舌を前方に大きく突き出させると過度に辺縁が短縮するので不可。b：舌先で口蓋を舐めるようにして舌を挙上させるのが良い。

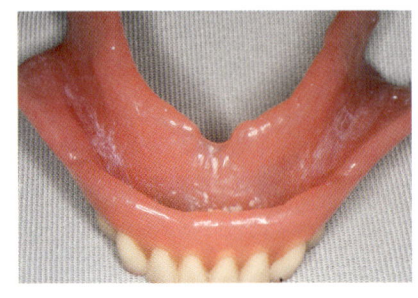

図3-105　舌小帯は印象や義歯には広い帯として形成される場合が多い。

## 下顎義歯への戦略

　図3‐106は顎堤吸収が著しく進行した症例である。オトガイ棘部に褥瘡性潰瘍がみられる。パノラマエックス線撮影では不明瞭だったが、CT撮影をすると明確な骨の突起が認められた。使用中義歯は小臼歯部から後ろの舌側辺縁がかなり長いにもかかわらずオトガイ棘部で中途半端に終わっていた。

　新義歯では、舌側を浅くし、舌で口蓋を舐めるように運動させ、オトガイ棘を壁と見立てて、壁に沿って上方まで厚みをもって印象採得するように心がけた。

図3‐106a〜f　顎堤吸収が著しく進行した症例。

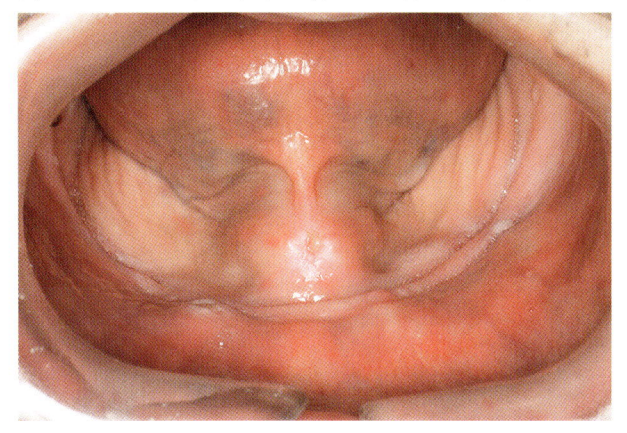

a：オトガイ棘部に褥瘡性潰瘍がみられる。

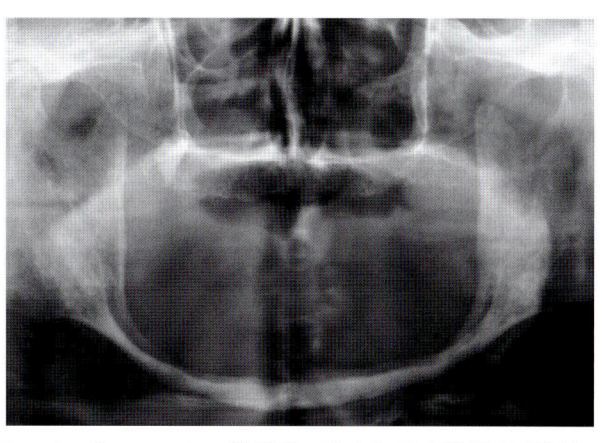

b：パノラマエックス線写真ではオトガイ棘部は不明瞭。

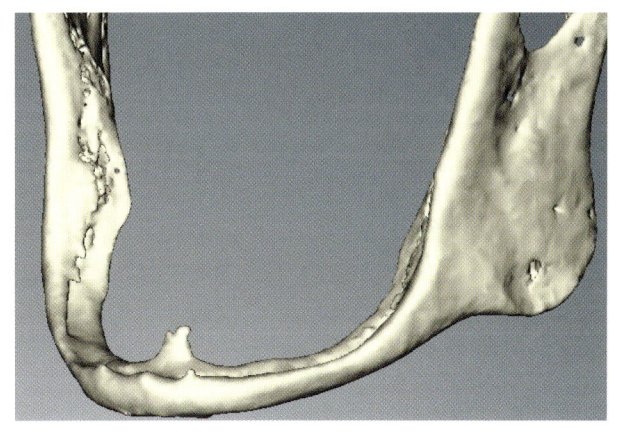

c：CT画像ではオトガイ棘部が明瞭な骨の突起として認められる。

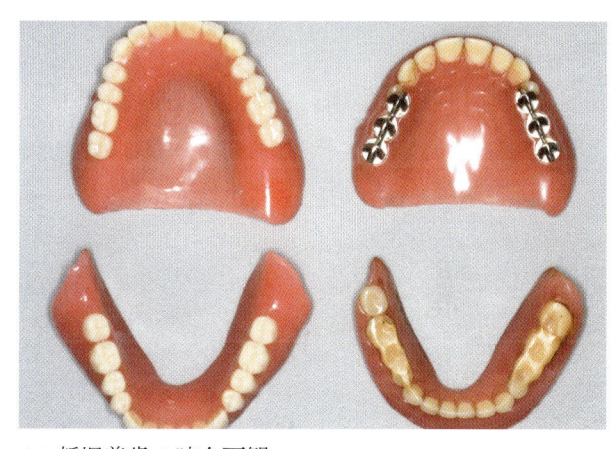

d：新旧義歯の咬合面観。

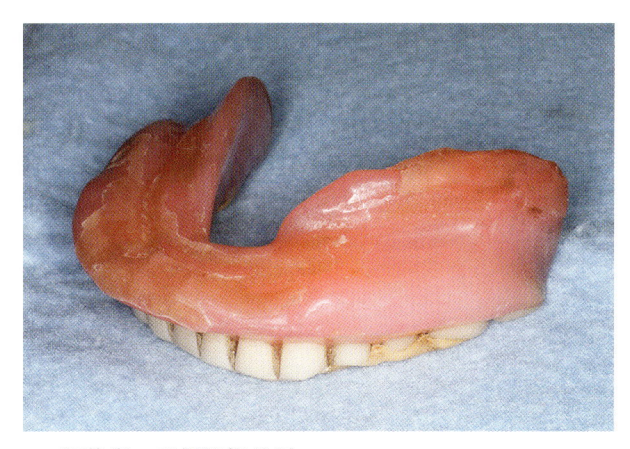

e：旧義歯の舌側辺縁は長い。

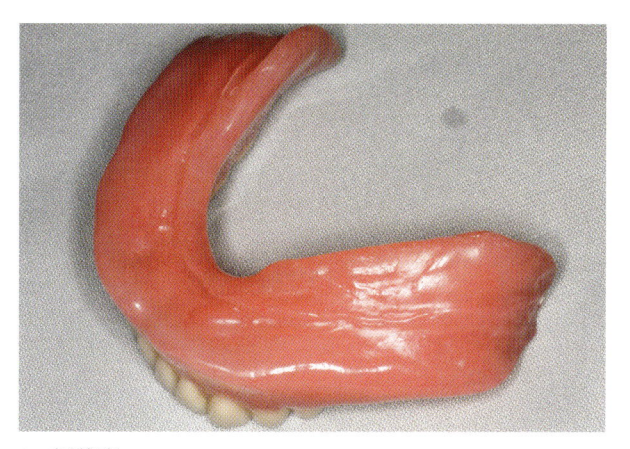

f：新義歯。

CHAPTER 3

# 10 ▶▶▶▶ 下顎義歯のイメージをまとめる

　義歯の形態をチェックする時には、最初に後縁部から始め、左右の頬側の形態を比較し、唇側への延長の程度を調べる。次いで舌側では、まず舌下腺部の長さと厚みを確認し、そこを基準に後方の顎舌骨筋線部の形態をチェックするという流れで進める。

　以下、図3-108を見ながら、下顎義歯のイメージを復習してほしい。

　後縁はレトロモラーパットの1/2〜2/3まで延長する。

　頬棚は後方2/3がもっとも広がり、レトロモラーパットに向かい約45°で切れ込む（図3-108）。

　外斜線は頬棚の幅の目安であるがそこまで延長できる場合とそうでない場合があり、その直前あたりでも構わない。

　唇側では左右のオトガイ筋の起始を覆うことを目安とする。

　舌側では舌下腺部が維持のキーとなる。安静時の舌の位置を基準に、舌下腺をわずかに押して辺縁封鎖を図る。ここではある程度の厚みを確保する。

　顎舌骨筋線部では顎舌骨筋線を超えて、かつ嚥下時など顎舌骨筋の運動を阻害しないように外開きにする。ここは顎堤吸収の影響を受けない部位なので、最小限の厚みで抑える。舌が外側から乗って維持を確保する程度の研磨面の確保は必要だが、過剰な延長は避け、舌下腺部からほぼ水平に移行することを目安とする。後顎舌骨筋窩部への延長は最小限にとどめる。舌側全体では、緩やかなS字状カーブを描く。なお、全部床義歯はデンチャースペースである部分とデンチャースペースでない部分の両方でできている（図3-107）。デンチャースペースでない部分は必要最小限に抑えることが最も大切である。

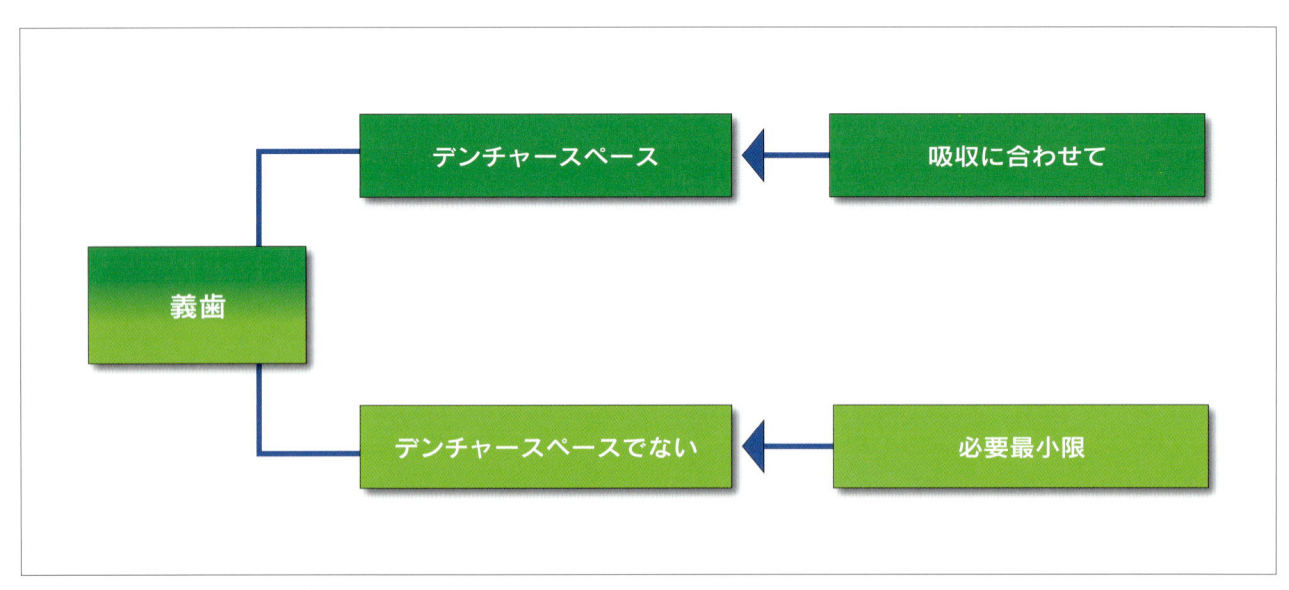

図3-107　全部床義歯を構成する要素[22]。

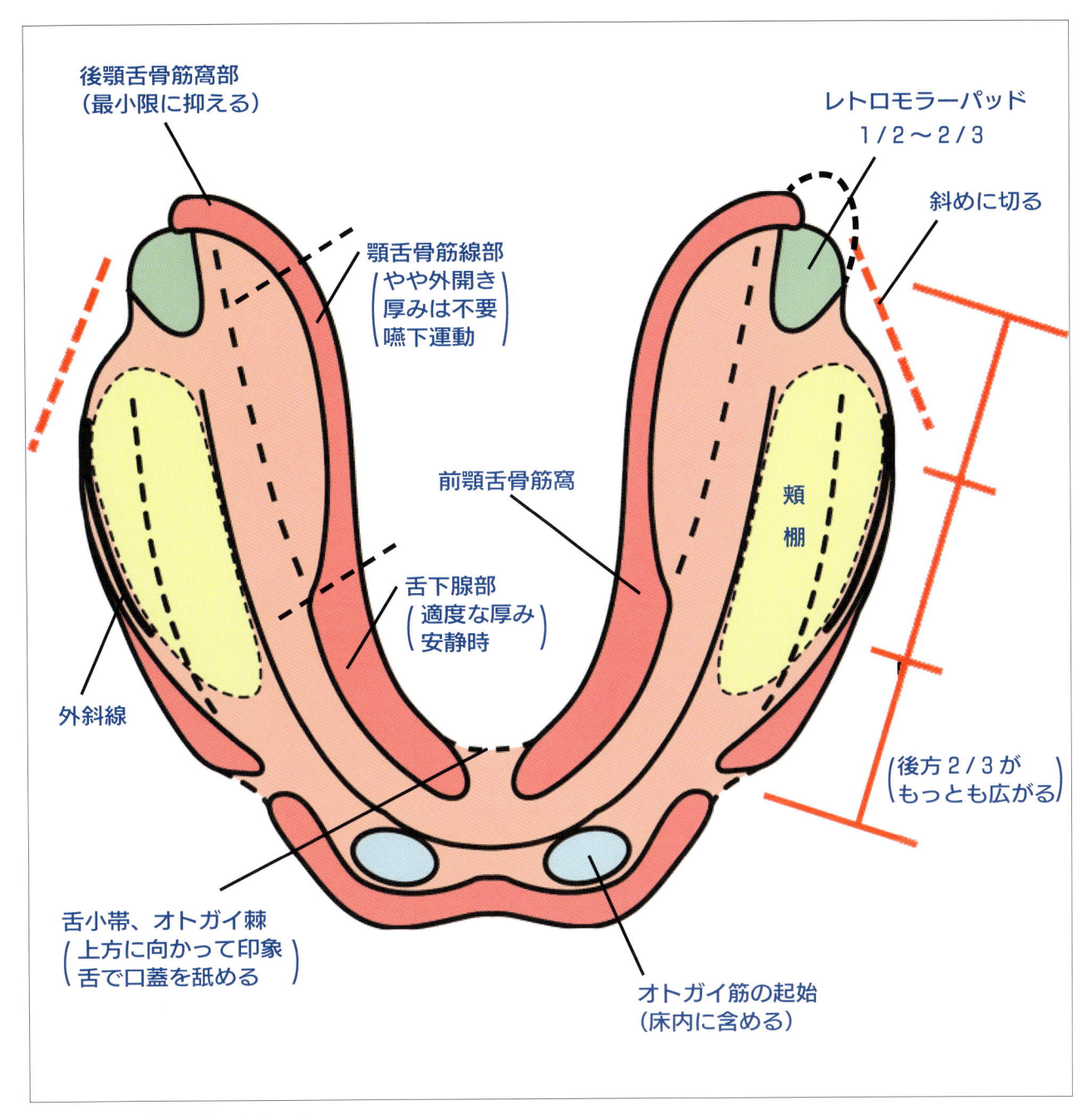

図 3-108　下顎頰側のイメージ。

121

## 参考文献

1. 長尾正憲，小林賢一，鈴木哲也．無歯顎の印象．東京：口腔保健協会，1993．
2. 小林賢一．総義歯臨床の押さえどころ．東京：医歯薬出版，2001．
3. 早川 巖．コンプリートデンチャーの理論と臨床－総義歯をイメージする－．東京：クインテッセンス出版，1995．
4. DuBrul EL. Sicher's oral anatomy 7th ed. St. Louis : CV Mosby Co, 1980.
5. Levin B. コンプリートデンチャーの印象（長尾正憲監訳）．東京：クインテッセンス出版，1985．
6. Zarb, GA and Bolender CL. Prosthodontic Treatment for Edentulous Patients : Complete Dentures and Implant-Supported Prostheses. 12th ed. St. Louis : CV Mosby Co, 2004.
7. 阿部二郎，小久保京子，佐藤幸司．4-STEPで完成 下顎吸着義歯とBPSパーフェクトマニュアル．東京：クインテッセンス出版，2011．
8. 上条雍彦．口腔解剖学2 筋学．東京：アナトーム社，1966．
9. Watt DM, MacGregor AR. Designing complete dentures. W.B. Saunders : Wrigh, 1976.
10. Block MS, Kent JN, Guerra LR. Implant in Dentistry. St. Louis : CV Mosby Co, 1997.
11. 上条雍彦．口腔解剖学1 骨学．東京：アナトーム社，1965．
12. 阿部晴彦．診査・診断に基づく総義歯の臨床．東京：クインテッセンス出版，2009．
13. Beresin VE, Schiesser BS. The Neutral Zone in Complete Dentures. St. Louis : CV Mosby Co, 1973.
14. 鈴木哲也，古屋純一．シンプルに決める下顎総義歯の印象採得．前編 理論編．QDT Art & Practice 2011；36：499-509．
15. 松本直之 編．無歯顎補綴の臨床Q&A 成功のための問題点と対策．東京：医歯薬出版，2006．
16. Levin B. 総義歯の臨床－Question & Answer－．東京：書林，1978．
17. Lawson WA. Influence of the sublingual fold on retention of complete lower dentures. J Prosthet Dent 1961 ; 11 : 1038-1044.
18. 小林賢一．チェアサイドにおける義歯修理の押えどころ．東京：医歯薬出版，2007．
19. Schreinemarkers J（都留・監訳）：シュライネマーカスのシステマティックコンプリートデンチャー 東京：クインテッセンス出版，1981．
20. 市川哲雄，北村清一郎．総義歯を用いた無歯顎治療－口腔解剖学の視点から－．東京：クインテッセンス出版，2004．
21. 古屋純一，鈴木哲也．シンプルに決める下顎総義歯の印象採得 後編 実践編．QDT Art &Practice 2011；36：643-655．
22. 鈴木哲也，大木明子．全部床義歯補綴の床形態に関する統一見解．日補綴会誌 2016；1：18-23．

# CHAPTER 4

## 実践：義歯の装着と調整の鉄則

# CHAPTER 4

## 1 ▶▶▶▶ 義歯調整の必要性と妥当性

### 1-1　義歯床の調整は恥ずべき行為か？

　かつて名人と言われた先生に、「私は装着後、咬合は調整することはあっても、義歯の辺縁や粘膜をいじることはない」と豪語する方がいた。また、「筋圧形成時に辺縁の長さを決定したのだから、装着後に床縁を削るなどあり得ない」と言われる先生もいた。そのため装着時に床縁を調整することは、製作にいたる途中のステップに問題があるためで、恥ずべき行為だと思われている先生も多いようだ。

　しかし、著者は途中のステップが適切でも調整は必要だと考えている。現在のMMAレジンができて半世紀以上が過ぎている。その重合方法には加熱重合、常温重合、光重合と差はあるものの、基本的には50年前とまったく同じ物性であり、残念ながら材料の限界から、重合時の変形をゼロに抑えることはできていない。また、機能印象と言っても印象材が硬化する過程における口腔内のある一瞬の形態を写し取っているにすぎない。

　ここでは無圧、選択的加圧という理論は論じないが、いくらティッシュコンディショナーを使ってダイナミック印象をしようとも、床下粘膜の変形を完全にはコントロールできないことは確かだ。

　床下粘膜は患者の体調に敏感に反応し、日々変化するし、顎堤吸収など、もう少し長い期間でみても口腔内の経時的変化は当然避けられないからだ。

　そもそも機能時の口腔形態を印象採得しようとして、さまざまな運動を指示しても、高齢患者ではそのとおりに舌や頬、口唇を動かしてくれることはほとんど期待できない。

　前述したように昔の隆々とした顎堤で粘膜も十分な厚みを有する比較的若い無歯顎者ならば、無調整ということもありえた。しかし、菲薄な粘膜、唾液の減少、著しい顎堤吸収など多くの問題を抱えた現代の高齢無歯顎者では、調整は不可避だと考えるべきだ[1,2]。

　ただし、たとえ辺縁や内面の調整を余儀なくされた場合でも、①それも織り込みずみとばかりに当然の作業として大いばりで削るのか、②途中のステップの未熟さを悔いて削るのか、③ただ闇雲に削るのか、④それとも患者が悪いと放棄するのかでは大違いだ。

　かぎられた時間で最大の効果を期待することが本書のテーマである。そうなると、たとえば後述する小帯部など、簡単に合わせられる部位は、装着時に調整すると割り切ってしまえば、印象採得時には全体のバランスを考えるだけですむ。

　細かな部位に時間をかけず、印象採得時のチェアータイムの短縮を図ることは実践的だ。まずは調整時も含めた自分の術式を確立することが大切である。

　以下に義歯装着の基本ルールを①装着の前準備、②装着時の調整、③装着後の調整と順を追って、話を進めたい。

CHAPTER 4

# 2 義歯装着前にしておくこと

## 2-1 印象採得を過信しない

技工所からでき上がってきた義歯をそのまま患者さんの口の中に入れてはいけない(図4-1)。まず義歯全体をよくみて、前章までのルールを思い出し、床外形の長さやフランジの形態・厚みに大きな問題がないか調べよう。

明らかに長い辺縁や厚い部位は前もって削っておきたい。用いた印象方法、印象材の種類によっては過剰に厚くなっている場合がある。

ダイナミック印象法やフローの悪い印象材を用いた場合には、とくに注意が必要である(図4-2)。印象時に採れたからといっても、妥当性のない部位は削除しなければならない(図4-3)。

---

**装着の前準備**

1. フランジの形態・厚みの調整：ダイナミック印象、フローの悪い印象材を用いたら注意
2. 義歯床内面の細かな突起などの除去：口腔内の微細なヒダを再現、印象面や石膏面の荒れ

---

図4-1 義歯装着前にすること。

図4-2a、b 使用中義歯を用いたダイナミック印象。

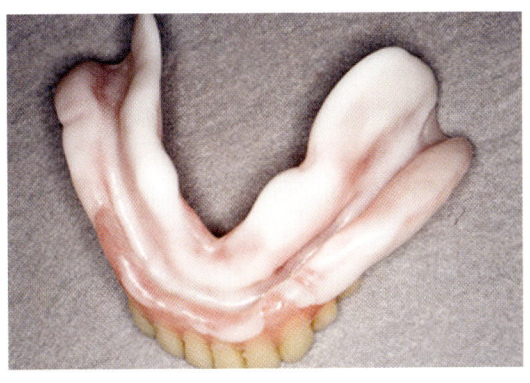

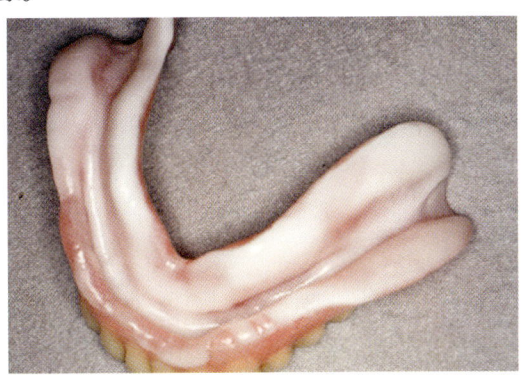

a：ティッシュコンディショナーによる印象をそのまま信じては厚く、大きくなりやすい。b：術者が適切な厚みに調整する。

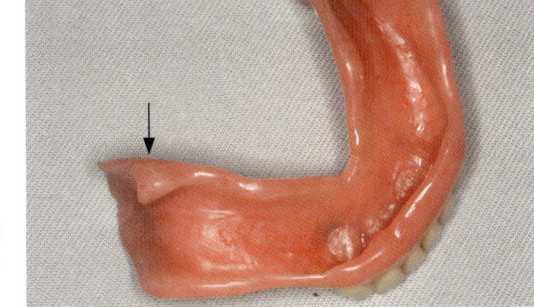

図4-3 印象時に採れたからといっても、妥当性のない部位は削除する。矢印は顎舌骨筋線の下のアンダーカット部に印象材が入り込んでできた突起である。嚥下時には受け入れられない。

# CHAPTER 4

## 2-2 義歯床粘膜面は滑沢に

つぎに手指で義歯の辺縁や内面をよく触り、尖った凸凹や細かな突起などがないかを調べよう(図4-4)。印象面や石膏模型上の荒れや気泡がこれらの原因である場合がほとんどである。必ずスムーズに移行するように削除する。それらの凹凸の中には口腔内に実在する微細なヒダを再現したものである場合もある(図4-4)。

しかしその場合でも不要である。レジンの重合変形を考えれば、そのようなレジン表面の凹凸がぴったりと口腔内のヒダと一致するとは考えにくい。しかも義歯は機能時に口腔内で必ず動くのである。

すると少しでも尖った部位があれば、紙やすりが義歯床粘膜面についているようなもので、義歯が動揺するたびに粘膜が擦れて痛みを生じることとなる。

よって義歯床粘膜面は滑沢であるべきだ。ここまで話すと、「義歯床粘膜面は研磨して良いか」と決まって聞かれる。答えは "Yes" である。もちろん過度な研磨は適合の低下をまねくが、硬毛ブラシをさっとかけるぐらいは必要であろう。

頭で考えるよりも、手指の腹で触って尖った感じがないかをその判定基準とすれば良い(図4-5)。尖ったところは必ず丸めておきたいものだ。

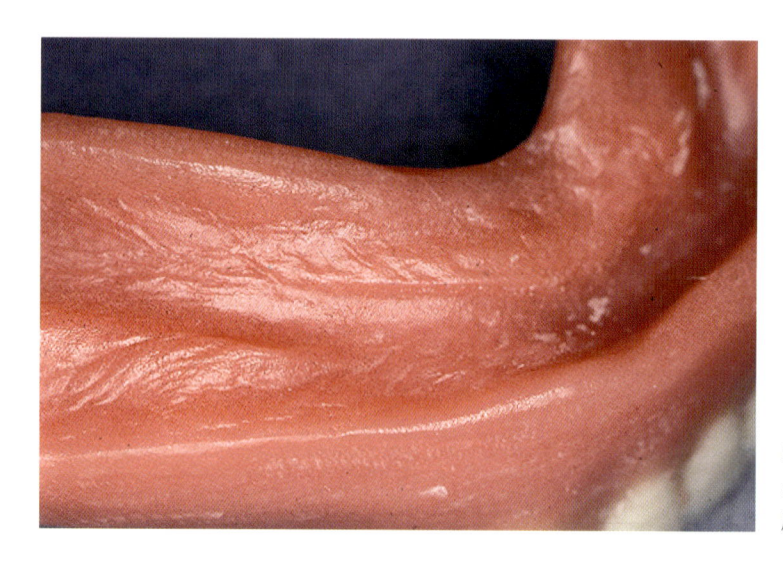

図4-4　口腔内に実在する微細なヒダが再現されていても、レジンの重合変形を考えれば、粘膜面に適合するとは思えない。

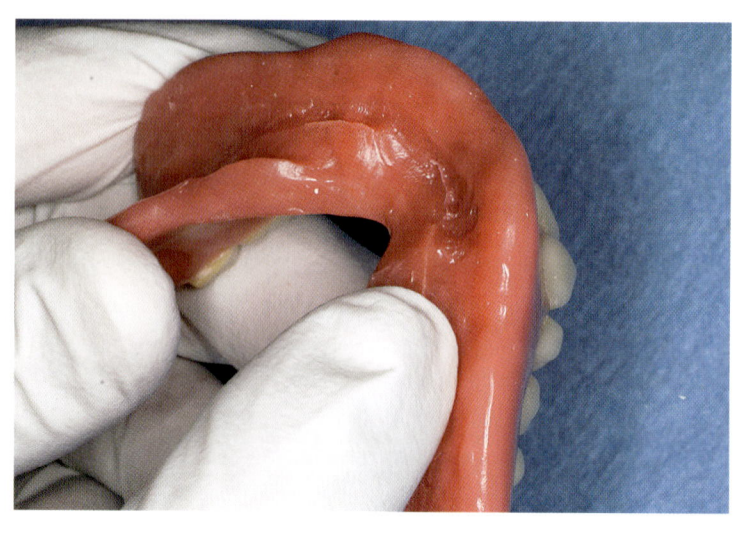

図4-5　手指の腹で触って尖ったところは必ず丸めておく。

CHAPTER 4

# 3 患者に新義歯を装着するときの鉄則

## 3-1 義歯床外形の確認

比較的やさしい上顎から装着し、まず患者の心をつかもう。最初に後縁部の確認を行う。上顎の唇側、頬側には粘膜の翻転部という明確な境界があり判断できる。しかし、翻転部のない義歯後縁は術者がその意志をもって決定しなければならない（ルール10）。

アーラインに後縁が一致するよう、長すぎないか確認する（図4-6）。また、ハミュラーノッチを超えて床縁が延長されていないかを検査する（図4-7）。内側翼突筋による圧痕部なども長すぎる部位である。

下顎についても同様に後縁から確認する。基本に忠実に、レトロモラーパッドの1/2から2/3に後縁が達しているか、またレトロモラーパッドから頬棚への移行部も適切かをチェックする（図4-8）。さらに第3章で詳述した、後顎舌骨筋窩への過度な延長がないかを確認する（図4-9）。

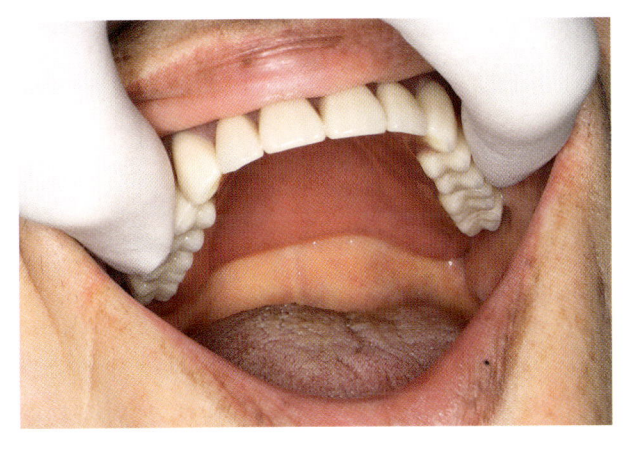

図4-6 上顎義歯の後縁の確認。アーラインに一致するかを調べる。

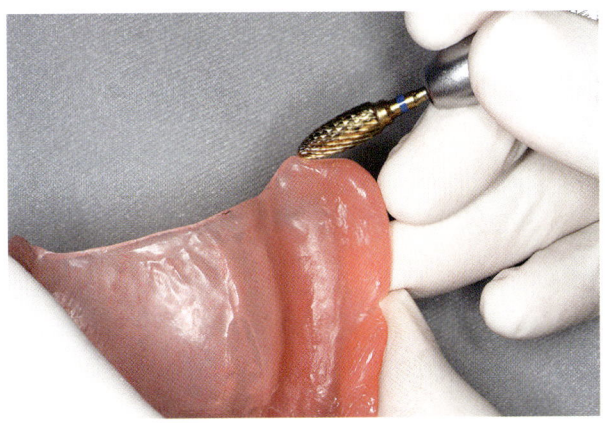

図4-7 ハミュラーノッチを超えて床縁が延長されていないか、内側翼突筋による圧痕部がみられないかなど、長すぎる部位をチェックする。

### ルール10
**義歯の大きさは後縁で決まる**

アーライン、レトロモラーパッド、翻転部のない後縁は術者の意志で決定する。

# CHAPTER 4

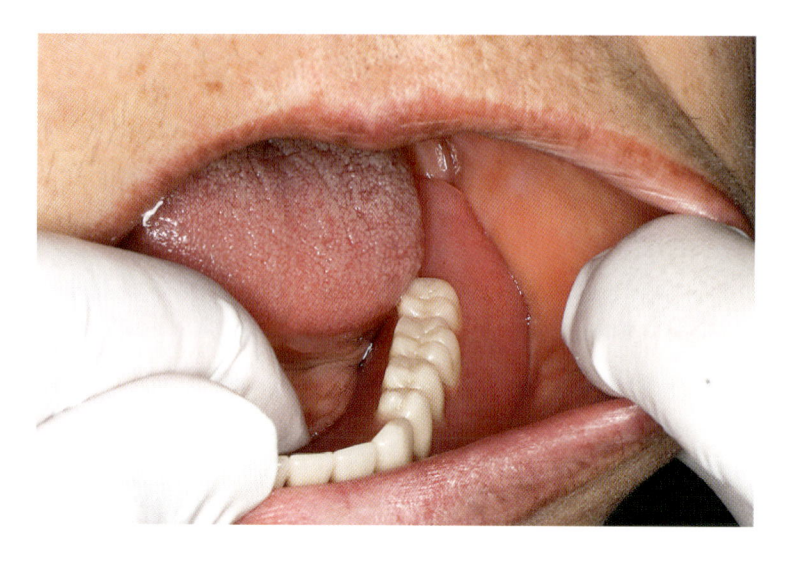

図4-8 下顎についても後縁から確認する。レトロモラーパッドの1/2から2/3に達しているか、さらに頰棚への移行部が適正かを確認する。

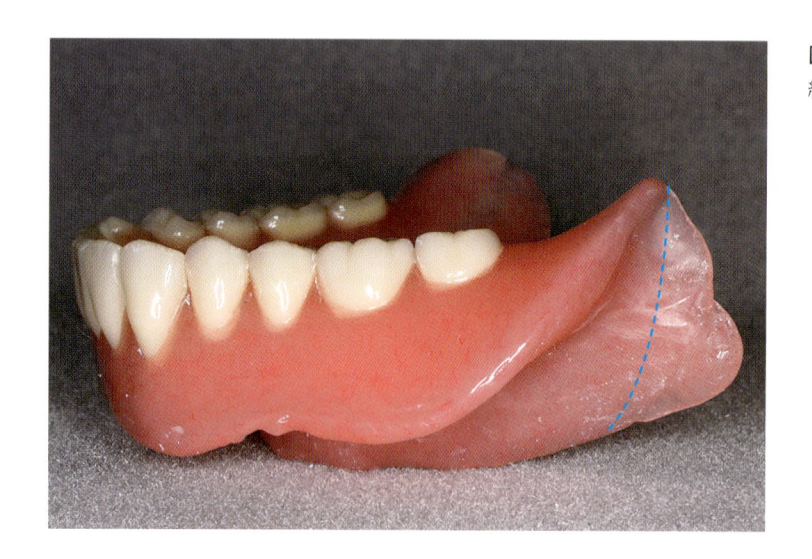

図4-9a、b 後顎舌骨筋窩への過度な延長(点線)がみられる。思いきって削除する。

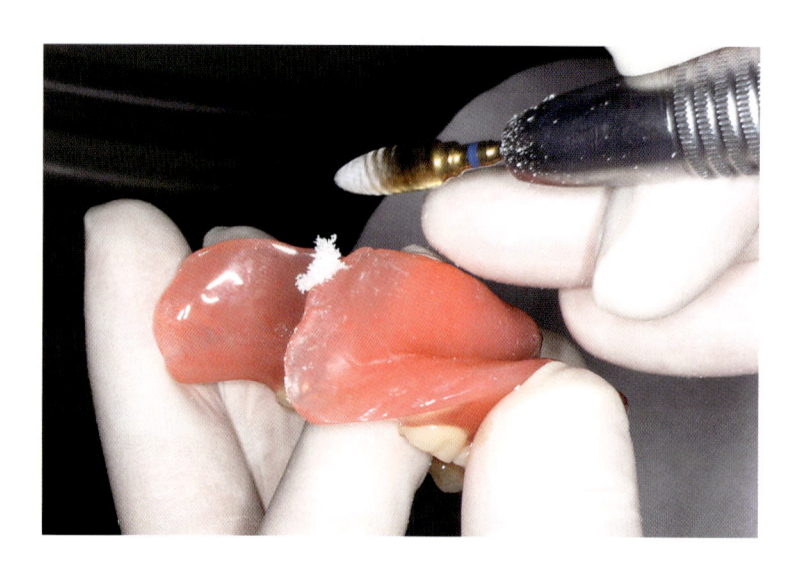

実践：義歯の装着と調整の鉄則

## 3-2　義歯床粘膜面の調整

つぎに義歯床粘膜面に適合試験材を使用して、適合状態を調べ、調整する。義歯床下粘膜は均一ではなく、被圧変位量も部位により異なる。

そこで粘膜下にわずかでも鋭利な骨縁や隆起部があれば、そこに咬合圧が集中し、骨と義歯にはさまれた粘膜に痛みや潰瘍が生じる（図4-10）。

印象採得時にトレーを押しすぎ、最終印象材がはじかれて印象面に個人トレーの体部が部分的に露出した部位なども同様に床下粘膜を過剰に押している可能性が高い（図4-11）。これらの部位を探し出し、調整する必要がある。

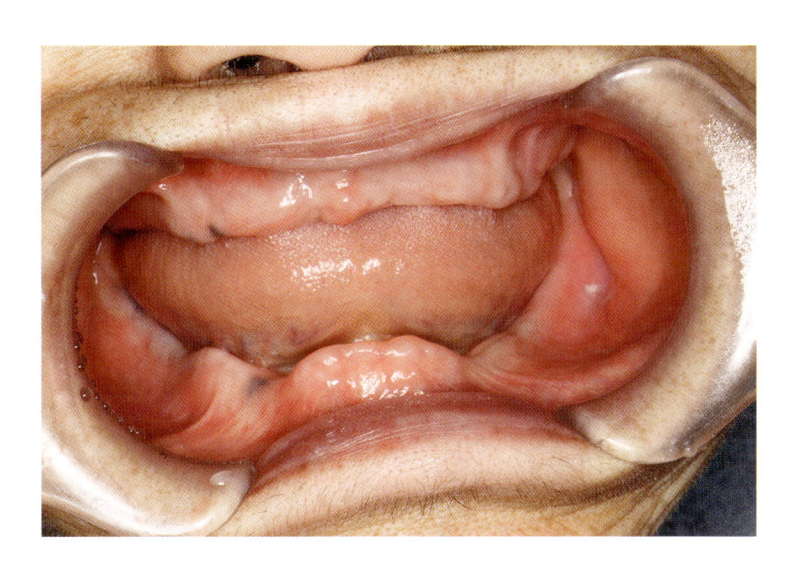

図4-10　粘膜下に鋭利な骨縁や隆起部があれば、そこに咬合圧が集中し、骨と義歯にはさまれた粘膜に痛みや潰瘍が生じる。

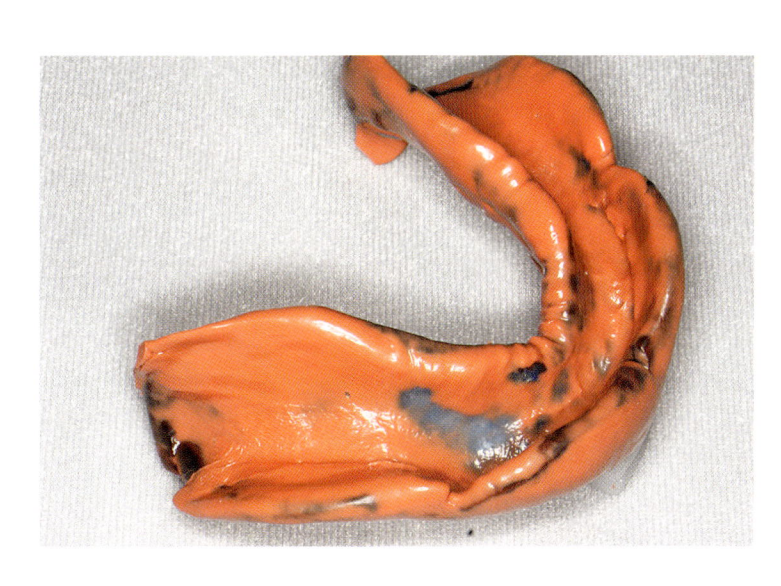

図4-11　個人トレーの体部が露出した部位は床下粘膜を過剰に押している可能性が高い。

## CHAPTER 4

　まず片顎ずつ検査する。いきなり上下顎で咬合させてはいけない。適合試験材にはフィットチェッカーアドバンス®、ファインチェッカー®などのシリコーン系適合試験材(図4-12)とpip(Pressure Indicating Paste)®、デンスポット®などのクリームタイプの適合試験材に大別される(図4-13)。まずそれぞれの特徴を理解し、適切に使い分けよう。

図4-12a〜d　シリコーン系適合試験材。

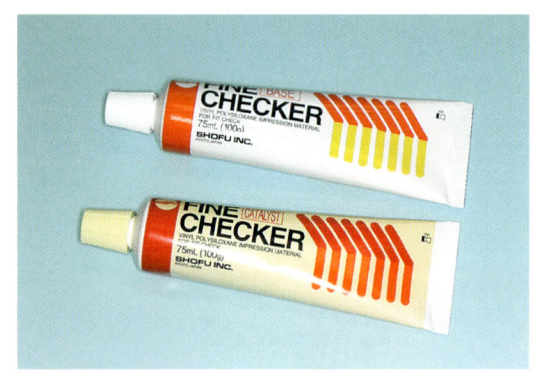

a：ファインチェッカー®(松風)。

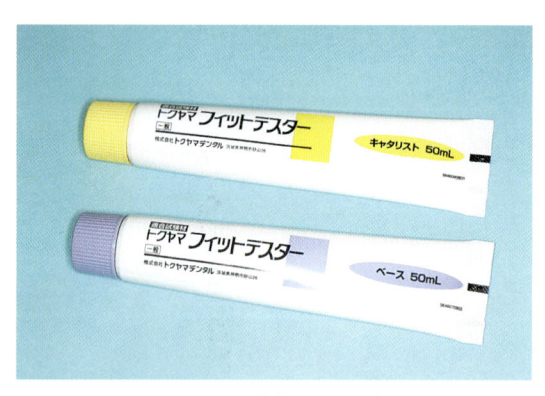

b：フィットテスター®(トクヤマ)。

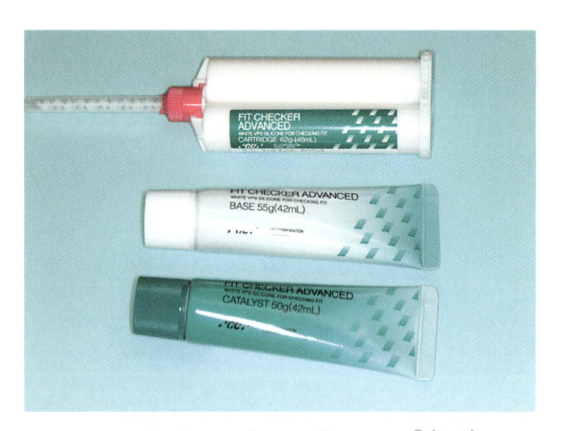

c：フィットチェッカーアドバンス®(GC)。

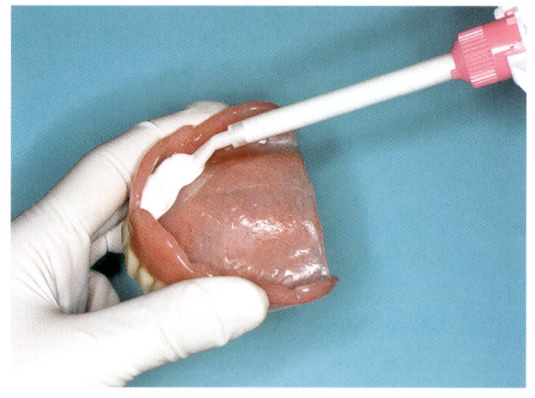

d：ガンタイプのフィットチェッカーアドバンスは使いやすい。

図4-13a〜c　クリームタイプの適合試験材。

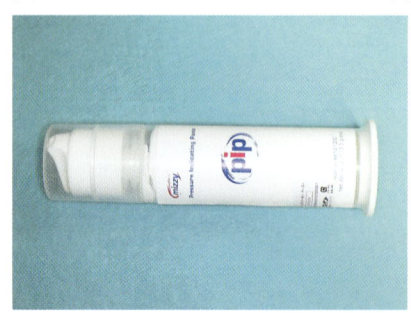

a：pip(Pressure Indicating Paste)®。

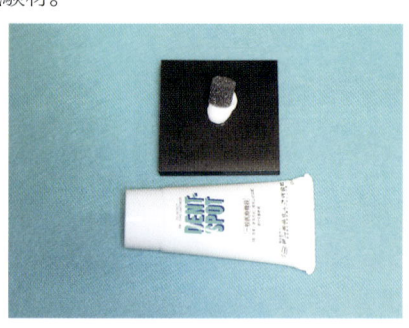

b：デンスポット®(昭和薬品化工)。

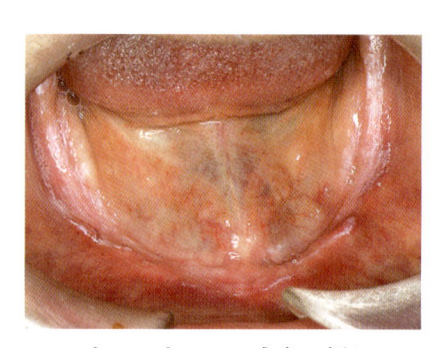

c：デンスポットは感度に優れるが粘膜に残りやすい。

実践：義歯の装着と調整の鉄則

**1）シリコーン系適合試験材**

　シリコーン系適合試験材では2つの項目が検査できる。第一に義歯床と粘膜の適合の検査である（図4-14）。硬化後のシリコーンゴムの層の厚さで義歯床粘膜面と顎堤粘膜とのスペースを定量的に評価できる。

　ただしシリコーン硬化直前の義歯の口腔内におけるある一瞬の記録であるとも言える。pip® などクリームタイプの適合試験材とは異なり、動揺時の記録には向いていない。

　第二としては辺縁の長さや厚みの検査ができる。

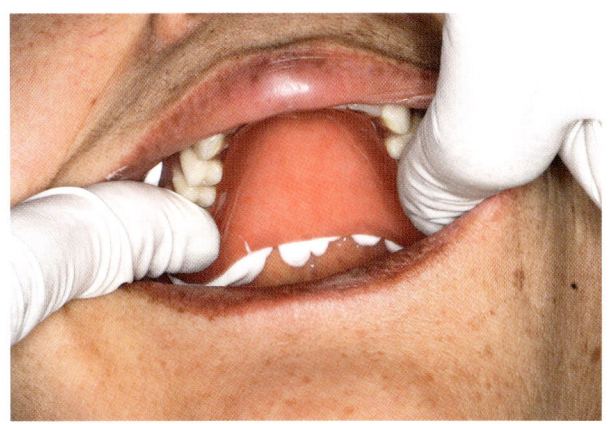

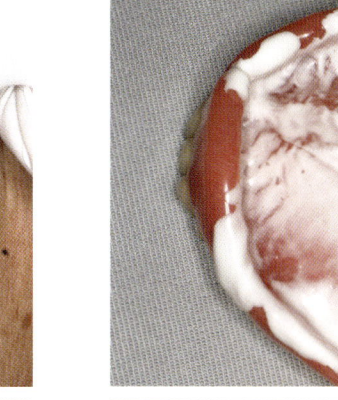

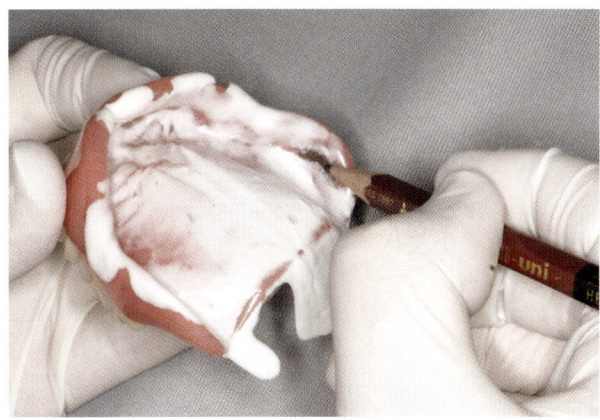

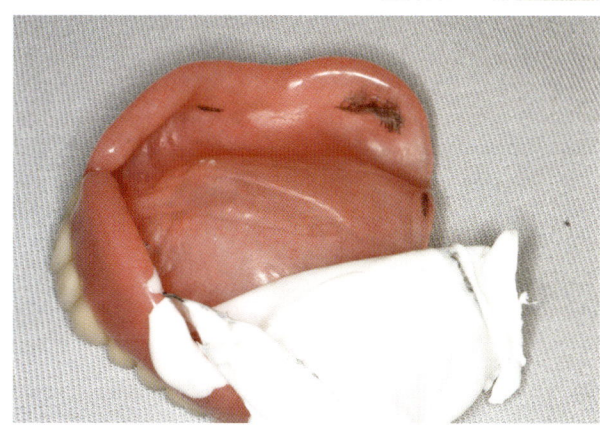

図4-14a〜d　シリコーン系適合試験材の使用方法。a：シリコーンを義歯内面に盛り、手指で垂直に押す。b：適合を観察する。c：シリコーンが抜けている部分を鉛筆でマークする。d：マークされた部分を削除する。

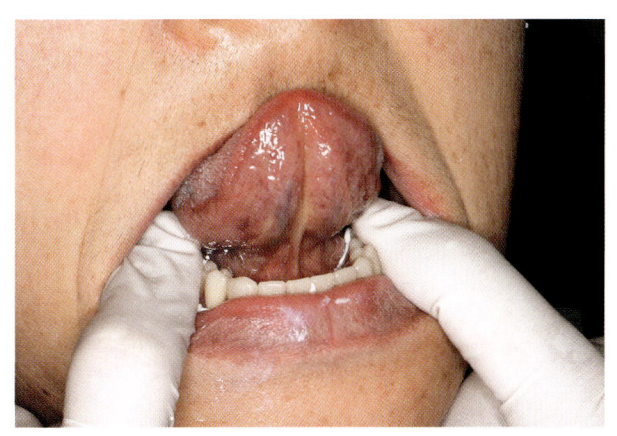

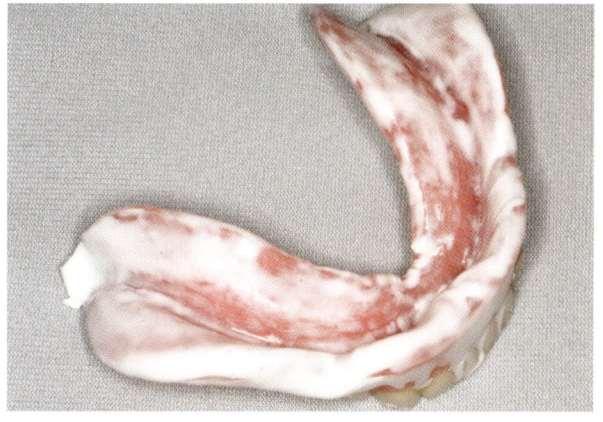

図4-15a、b　下顎での使用方法。a：手指で垂直に押し、ついで舌を大きく運動させる。b：義歯床内面の適合度と辺縁の長さが確認できる。

# CHAPTER 4

舌小帯部など大きく運動させると長すぎる場所がよくわかる(図4‐15)。

なお、シリコーン系適合試験材はクリームタイプの適合試験材と比べると材料の値段が高く、練和が必要など時間的・経済的な面ではやや劣る。

### 2）クリームタイプの適合試験材

クリームタイプの適合試験材としてはpip®がもっとも古くからあり、知名度も高いことからクリームタイプをpip®に代表させて呼称し、以下に記載する。

しかし、筆者としては、pip®よりも感度が高いことからデンスポット®を使うことが多い。ただし、デンスポットは口腔粘膜にクリームの跡が残りやすいのが欠点だ。

さて、pip®は義歯床粘膜面の「当たり」をみる検査材である。使い方は、まず義歯床粘膜面にクリームを筆やスポンジで薄く均一に塗布することから始まる(図4‐16)。つぎに、義歯を口腔内に装入し、手指で義歯を顎堤に向かって押しつける(図4‐17)。

図4‐16a、b　pip®の使用方法。

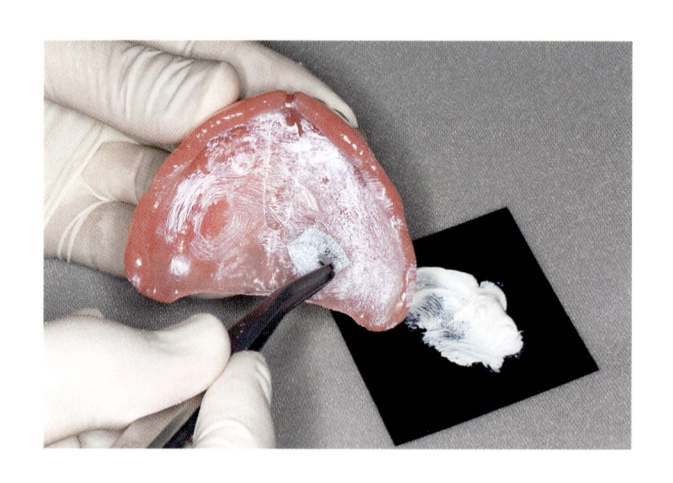

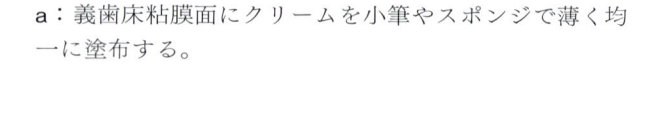

a：義歯床粘膜面にクリームを小筆やスポンジで薄く均一に塗布する。

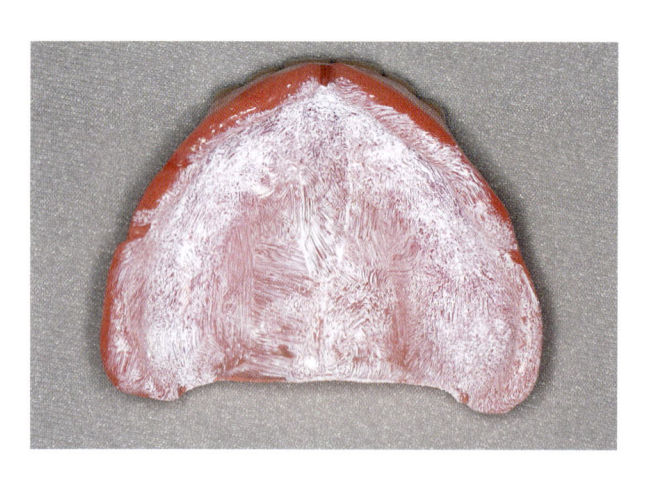

b：刷毛目やスポンジの跡が均一についたか確認。

実践：義歯の装着と調整の鉄則

図4-17a〜d　上顎義歯での検査方法。口腔内に装入し、手指で強く押しつける。噛む部位によって義歯の沈下は異なる。そこで、押す場所を変え咀嚼時の義歯のさまざまな動揺をシミュレートする。

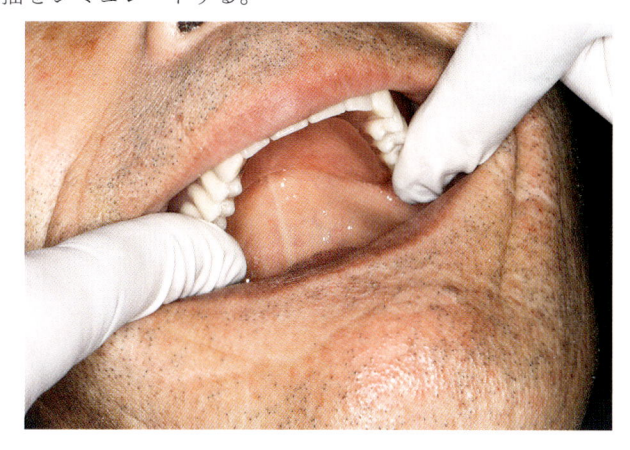

a：最初は第一大臼歯部付近。

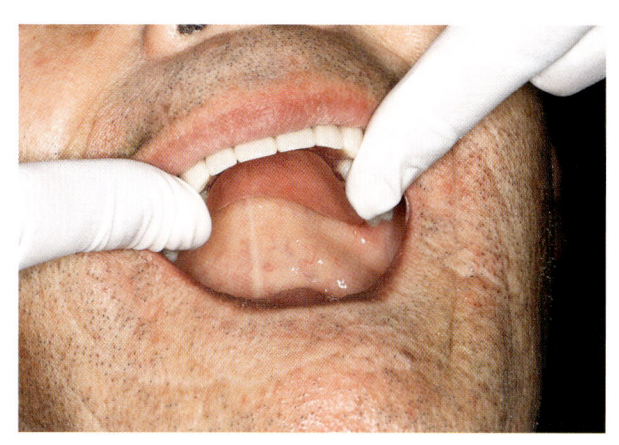

b：つぎに第一小臼歯部。

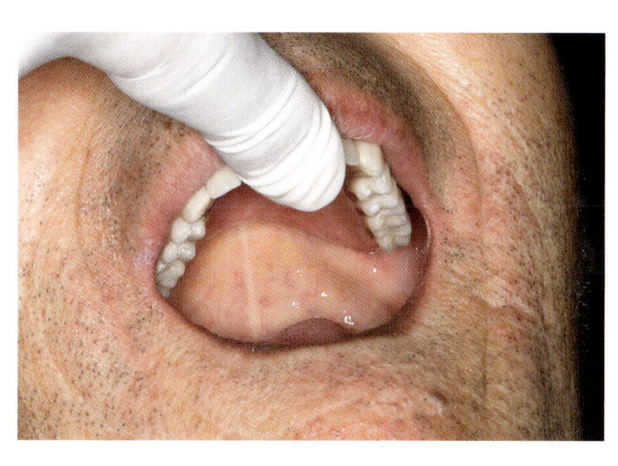

c：さらに前歯部へと押す位置を変化させる。

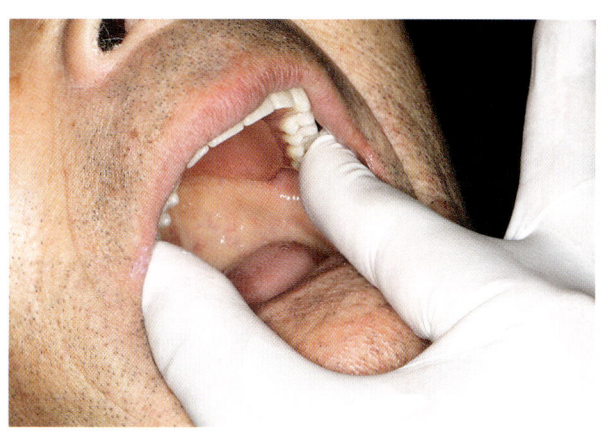

d：最後に義歯をひねるように揺らす。

133

# CHAPTER 4

　取り出したら、義歯床粘膜面をよく観察し、刷毛目やスポンジの跡が抜け、スポットとなった部分を義歯が当たる部位と判断し、バーで削除する。義歯は咀嚼時に大きく動く。また噛む部位によっても床下粘膜に力が加わる位置が異なる。

　そこで、機能時もしくは動揺時の当たりも考慮しなければならない。最初は第一大臼歯部付近、つぎは第一小臼歯部、前歯部へと手指で押す位置を移動させる（図4-18）。

　さらに左右片側ずつ押したり、ひねるように力を加えるなどして義歯を揺らして動揺時の当たりを調べる（図4-19）。

　なお、バーで削除後は乾いたワッテで一方向に拭き取るのがルールだ。こうすると義歯床内面にある凸凹や小突起にワッテの繊維がひっかかり、それらを容易にみつけ出せる（図4-20）。さっとバーで丸めておこう。

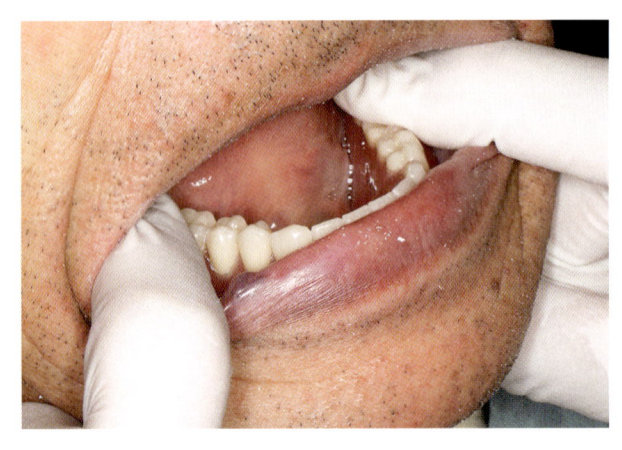

図4-18a〜c　下顎義歯での検査方法。

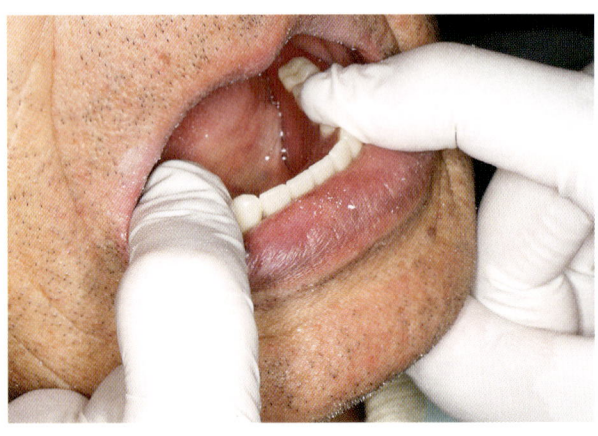

a：示指と親指ではさみ、大臼歯部を押す。

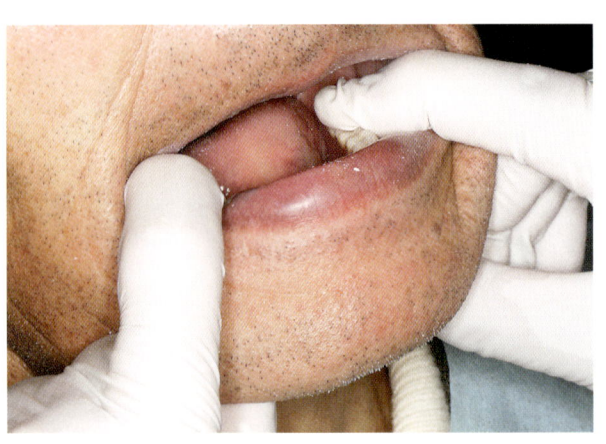

b：小臼歯、前歯と押す場所を変える。

c：右側、左側と交互に力を加え、義歯を揺らす。初めは軽く押し、痛みを訴えないようならば徐々に強くする。咬合力を考えれば手指による力は大したことはない。しっかりと押して、痛みやスポットがなくなるまで調整する。

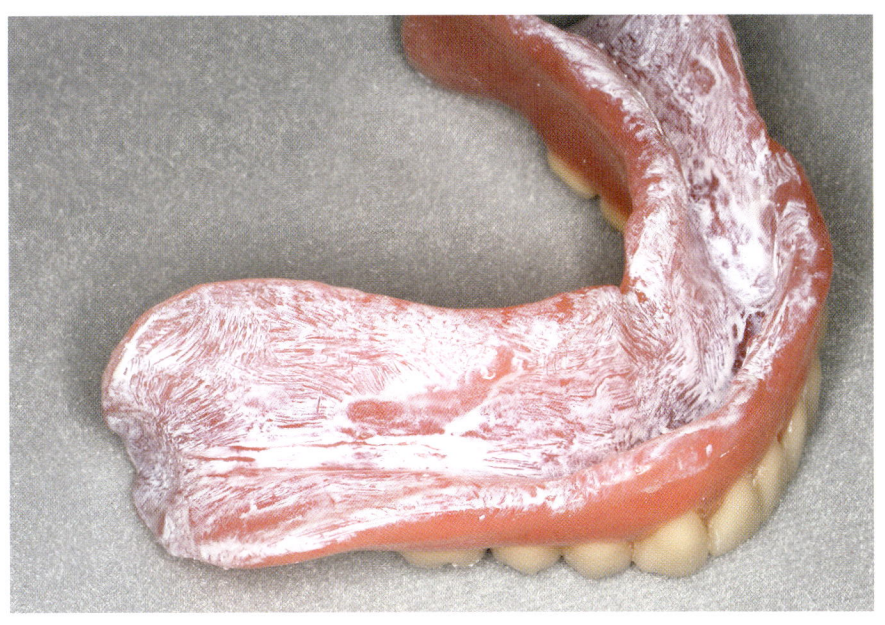

図4-19　スポンジの跡が消えた部位を当たりの強い部分として削除する。

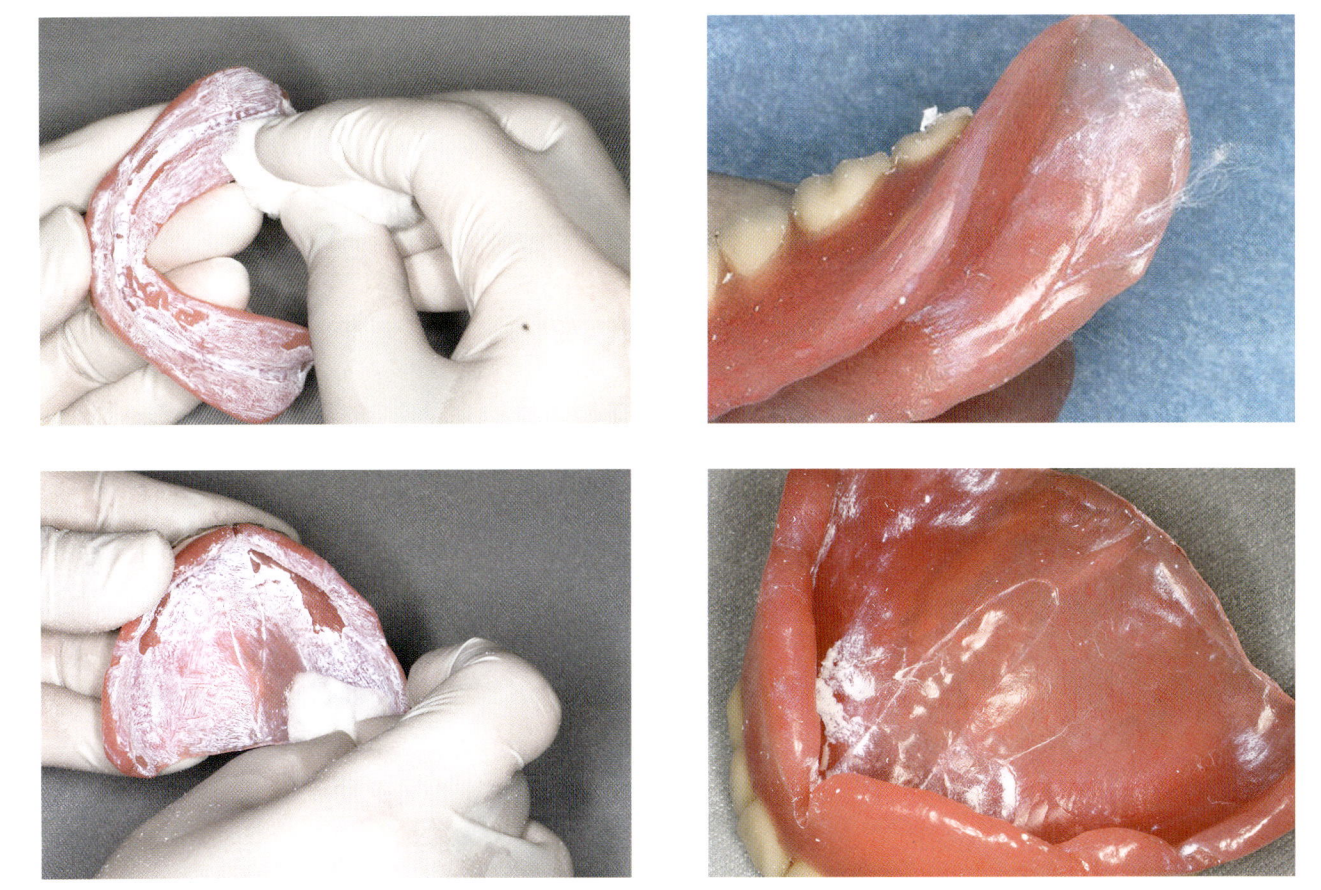

図4-20a〜d　削除後は乾いたワッテで一方向に拭き取る。義歯床内面に凸凹や小突起があれば、そこにワッテの繊維がひっかかり、みつけ出せる。

# CHAPTER 4

　以上のように動揺時を想定してそのときの当たりをも一度に検査できる点でpip®は使い勝手が良い。最終的な段階ではロールワッテを両側もしくは片側で噛ますという使い方も行われる（図4-21）。

　ただし、pip®ではクリームの刷毛目が抜け、当たる部位はわかっても、それ以外の部位がどうなっているかはわからない。オンかオフかだけで、いわば定性的な評価が可能ということである。

　また、pip®は義歯装入時に口唇や舌に触れても刷毛目が消えてしまう。本当に咬合時に当たるのかの判定が必要である。それには手指の腹で顎堤部をよく触って、刷毛目が抜けたところに何らかの突起や隆起がないかを確認することが有効である。

　図4-22は新義歯装着時の検査時の写真である。新義歯なので当然ながら適合状態は良いはずである。シリコーン系適合試験材とpip®の写真を比べると、pip®のほうが当たりそうな部位が明白だと思われる。

　そこで、装着時には、まず最初の1回目にシリコーン系適合試験材で適合を検査し、2回目以降はpip®とするのがコスト的にも妥当な方法と考える。また、製作してしばらく経過した症例の場合には、顎堤の吸収が疑われるので、最初にシリコーン系適合試験材で適合を調べることを怠ってはいけない。

　ただし、装着当日の調整では、床外形や粘膜面などはほどほどにしておくことがむしろ大切である。あまりいじりすぎると、折角の適合性がかえって損なわれる。

　図4-23は下顎右側小臼歯部顎堤の痛みを訴えた患者である。pip®でみれば確かに小臼歯部が抜けている。しかしシリコーン系適合試験材で検査すると別の様相を呈している。小臼歯部が当たっていると言うよりも、前歯部の顎堤吸収により適合が損なわれていることがわかる。もちろん潰瘍が生じている小臼歯部義歯床粘膜面は一層削除するのであるが、前歯部のリラインが必要となっている。

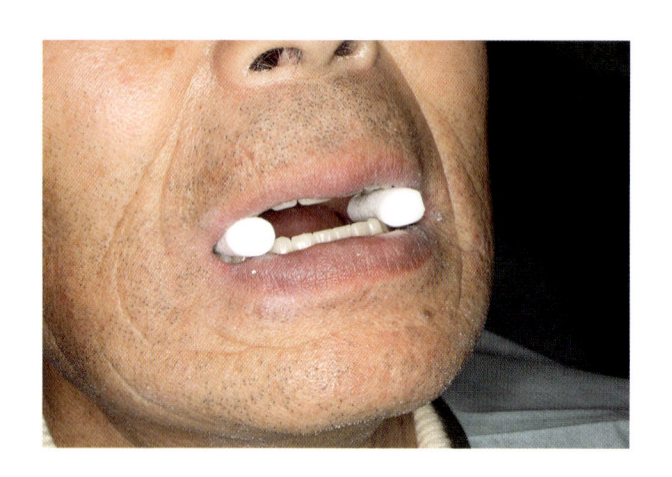

図4-21a、b　ロールワッテを噛ます。はじめは両側で、つぎに片側で噛ます。

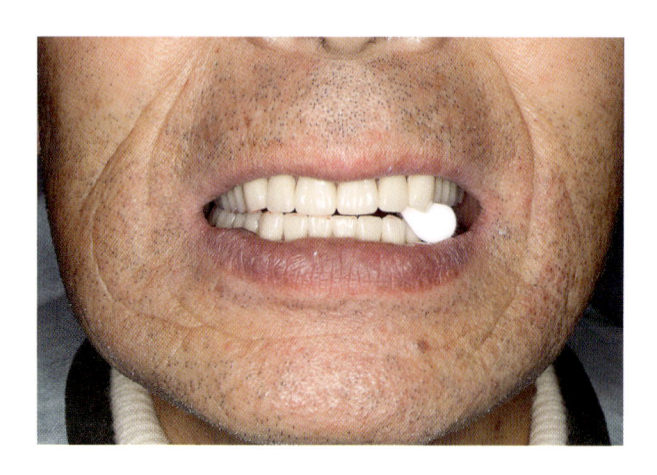

実践：義歯の装着と調整の鉄則

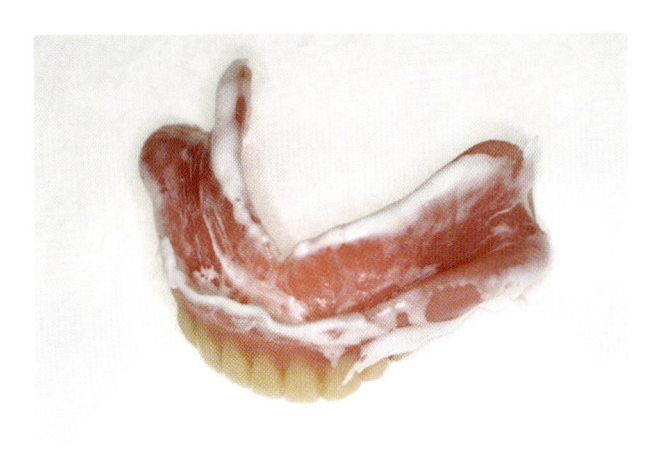

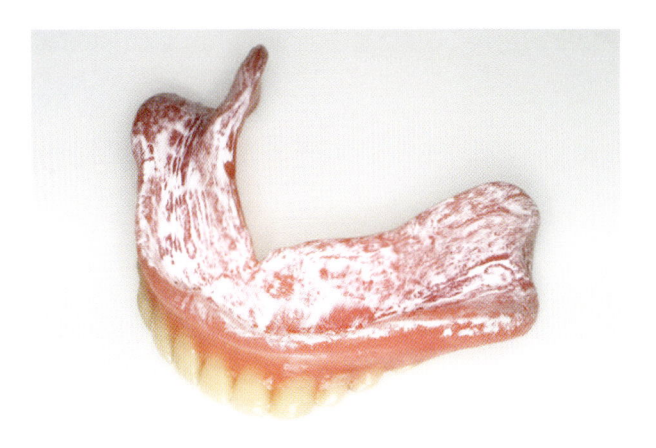

図4-22a、b　同一義歯での新義歯装着時の適合試験。a：シリコーンでの適合試験。新義歯なので適合は良好。b：pip®での適合試験。pip®のほうが削除すべき"当たり"はわかりやすい。

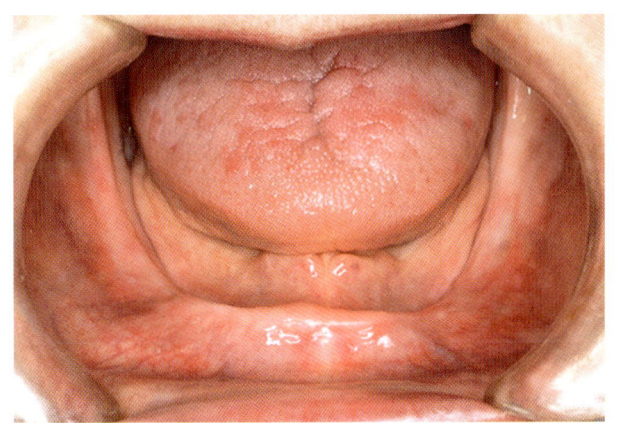

図4-23a〜c　下顎左側小臼歯部顎堤に痛みを訴えた症例。

a：口腔内写真。

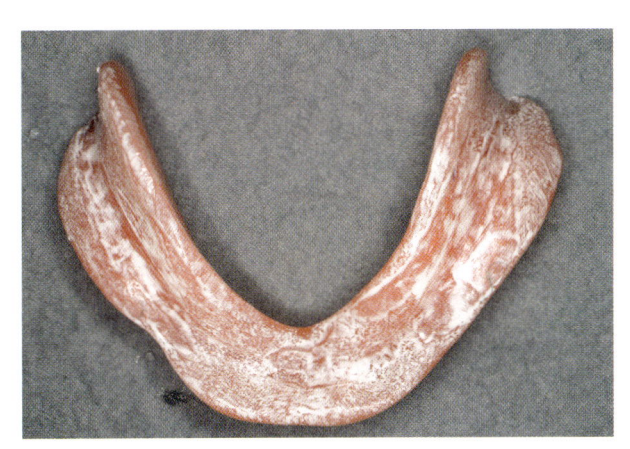

b：pip®による検査。

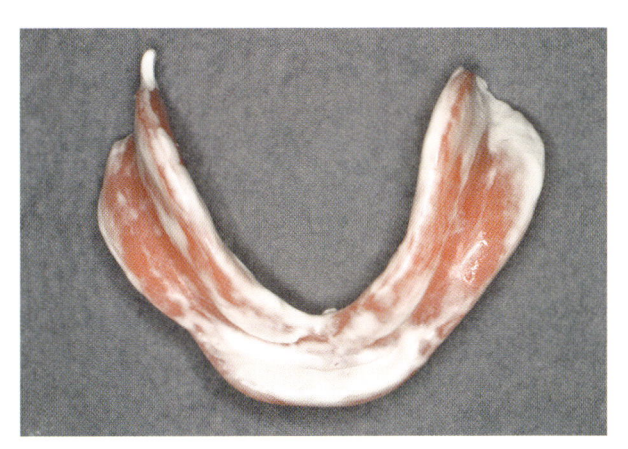

c：シリコーンでは前歯部の不適合が判断できる。

137

# CHAPTER 4

このように、『義歯が当たっていたとき、そこが高くてぶつかるのか、それとも他が低いのか』といった判断が重要である（ルール11）。長期症例ならば、なおさらである（図4-24、25）。

**シリコーン系適合試験材とpip®の特徴と使い分け**

1. pip®　　⇒①当たりをみる
　　　　　　・定性的、動揺時の記録も
　　　　　　＊押す場所を変える。揺らす。
2. シリコーン　⇒①適合をみる
　　　　　　　　②床縁の長さと厚みをみる
　　　　　　・定量的、ある一瞬の記録
　　　　　　＊舌や頬、下顎を運動させる

図4-24

**義歯装着時の使用順序**

義歯装着時：
・1回目　　　シリコーン
・2回目以降　pip®

しかし、調節日数が増えている場合はシリコーンに戻る

図4-25

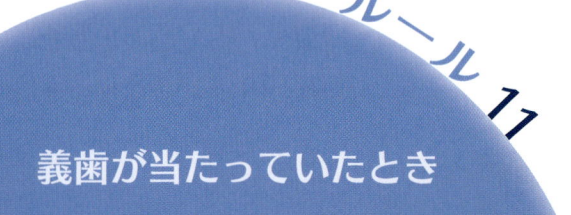

## ルール11

### 義歯が当たっていたとき

そこが高いのか？
それとも他が低いのか？

## ルール3-b（第2章参照）

### シリコーン系適合試験材のポイント

①盛る量、②盛る場所、③手圧か？　咬合させるか？
結果はまったく異なる。

## 3-3 咬合面の調整

### 1) 咬合調整の前準備

上下顎それぞれを個々に手指で押しても痛くなくなったところで、はじめて上下顎義歯を装着させて咬合をみることになる。ただしその前にロールワッテを左右臼歯部で5〜6分間噛ませて待つ[3]（図4-26）。

こうすることで、これまでに使用していた義歯の嵌合位における筋の記憶を多少なりとも解除するとともに、義歯を口腔内に落ち着かせ、咬合調整をやりやすくすることができる。

### 2) 下顎位の検査

咬合を調整するといっても、大きく下顎位が誤っている場合と咬合接触関係にわずかな不調和がある場合では対応が異なる。そこで、いきなりタッピングをさせるのではなく、そっと噛ませてみよう（図4-27）。このときまず正中線のズレがあれば要注意である[4]。

以下のように、下顎を誘導し、設定した嵌合位が正しいかを検査する。左手の拇指と示指の腹と指先を使って上顎義歯臼歯部を頬側面から押さえ、義歯を上顎顎堤にしっかりと安定させる（図4-28a）。

つぎにその左手の拇指と示指を下方に下ろし、下顎義歯臼歯部を頬側面から押さえ、さらに、右手の拇指と示指でオトガイ部をはさむようにすることで下顎義歯が確実に下顎顎堤に収まることを確認する（図4-28b）。

右手の拇指で軽く後方に誘導し、静かに閉口させる（図4-28c）。このとき、無理に後方へ誘導しないことが重要である。緊張して下顎が前方位をとりやすい患者では、一度大きく開口させ、オトガイ部を押さえながら閉口させると下顎が容易に後退する。

ここで一気に咬合させるのではなく、オトガイ部に当てた拇指の感覚から下顎の緊張が解けたと感じられたら、上下の人工歯が接触する直前(開口量2〜3mm)で一端下顎を保持させる（図4-28d）。

人工歯が接触する直前で下顎をとどめられるかどうかがきわめて重要で、これがマスターできるとかなり臨床能力がついたと評価できる。

つぎに右手の拇指の力を抜き、患者に「軽く歯を合わせてください」と閉口を指示する。わずかに開口した位置では、左手の拇指と示指の腹の上方を上顎人工歯が、下方を下顎人工歯が触れた状態で一端止め、最終的にそれら左手の義歯を押さえている指の腹をすべらすように静かに閉口させるのである。

また、左手は同じだが、右手の人差し指を使う方法もある（図4-29）。チェックバイト時などには、この指を上顎前歯に触れさせることで、わずかに開口したまま咬合採得材の硬化を待たせることが可能となる。

以上のように下顎を誘導した状態で、上下顎の正中線にズレがないか、水平被蓋、垂直被蓋は設定したとおりか否かで下顎位を検査する。

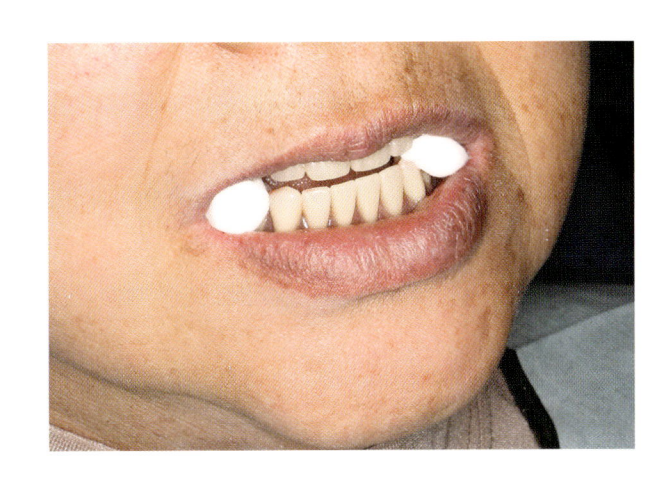

図4-26 咬合調整に移る前にロールワッテを左右大臼歯部で5〜6分間噛ませて待つ。

# CHAPTER 4

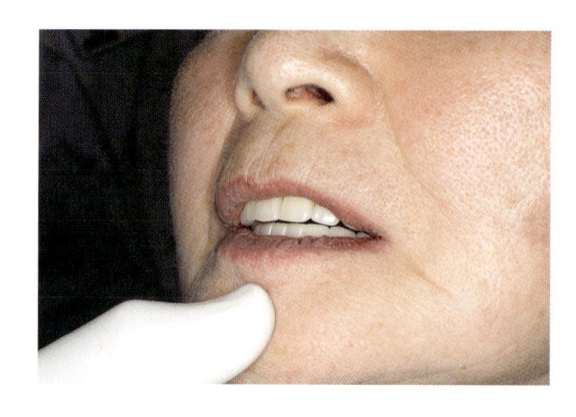

図4-27 いきなりタッピングをさせるのではなく、そっと噛ませる。上下顎の正中線のズレがあれば要注意である。

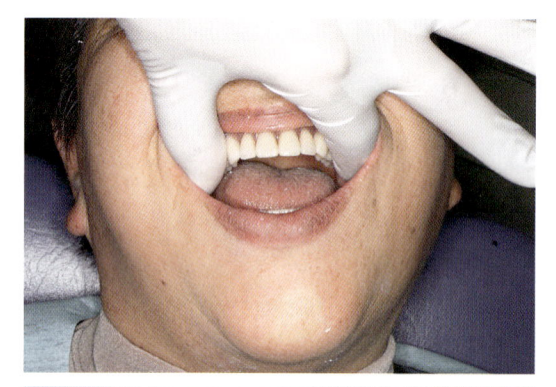

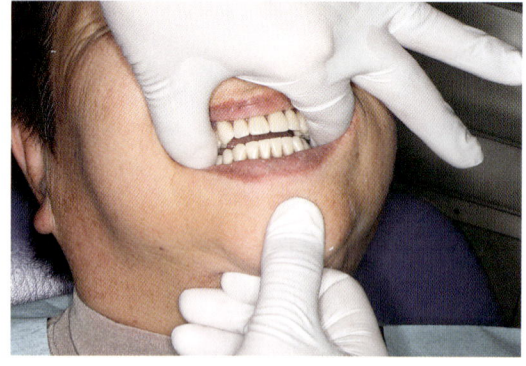

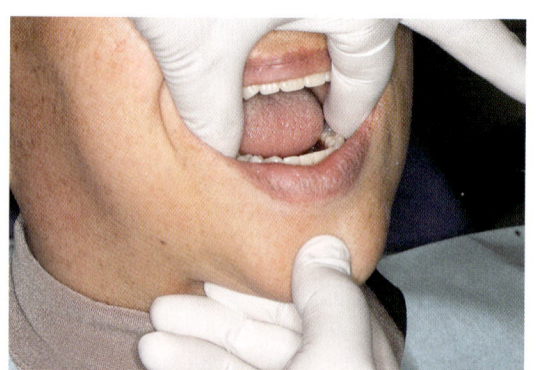

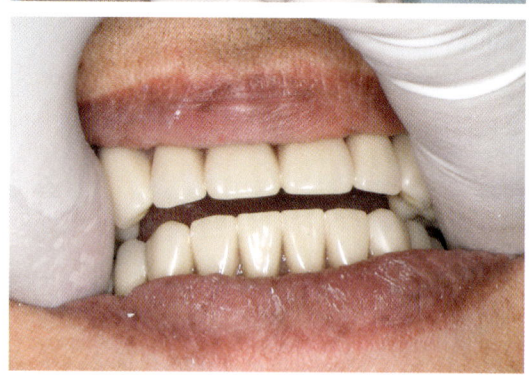

図4-28 下顎の誘導法。a：左手の拇指と示指の腹と指先を使って上顎義歯臼歯部を頰側面から押さえ、義歯を上顎顎堤にしっかりと安定させる。b：左手指先を下顎に移し、下顎義歯臼歯部研磨面を頰側面から押さえる。さらに右手の拇指と示指でオトガイ部をはさみ、確実に下顎顎堤に義歯が収まっていることを確認する。
c：一度大きく開口させた後、右手の拇指で軽く後方に誘導し、静かに閉口させる。d：上下の人工歯が接触する直前（開口量2～3mm）で一端下顎を保持させる。

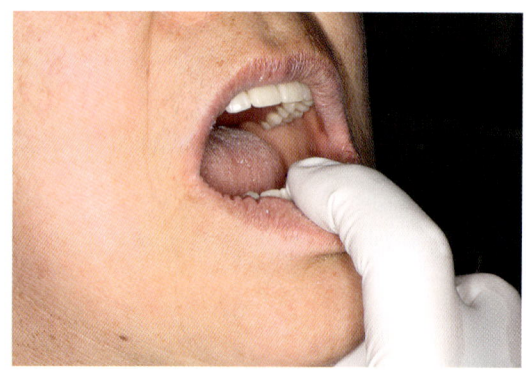

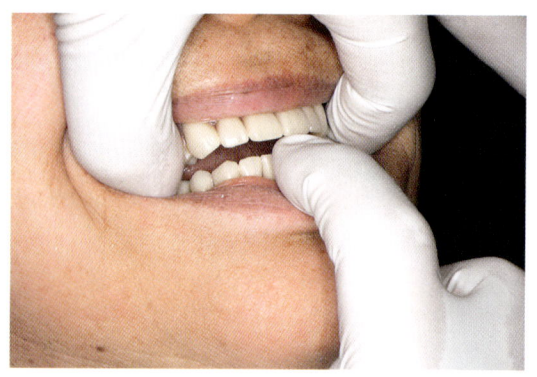

図4-29a、b 右手の示指の使い方。a：右手の示指と拇指で下顎前歯部を軽く押さえる。b：示指を上顎前歯に触れさせることで、わずかに開口したまま下顎を保持する。

### 3）咬合接触関係の調整

下顎位に誤りがないとなったら、いよいよ患者さんに咬合してもらうことになる。しかし、**図4-30**のようにいきなり片側用の咬合紙フォルダーを使ってタッピングを指示しても早期接触の判断は難しい。

全部床義歯は湖に浮かぶボートのようなもので、わずかな力で簡単に偏位してしまう。早期接触部位があっても人工歯の咬頭傾斜に誘導されて義歯が動いて嚙み込むため、見かけ上、誤魔化されてしまう。咬合紙の印記部位が必ずしも削合部位とはかぎらない。

そこで、必ず左手の指を人工歯頰側面に添えて、どこが強く当たっているかを触知して判断する必要がある（**図4-31、32**）。

有歯顎者にクラウン・ブリッジを装着する場合にも装着前後で手指による触診が一般に行われている。それにもかかわらず、総義歯になると触診をしない先生が意外と多いようだ。人工歯に印記された咬合紙の色にのみとらわれてはいけない。咬合紙の色がついていても、上下顎のどちらを削合すべきか慎重に考えながら行う。削合にあたっては、口腔内から取り出した義歯を左手で上下顎を一緒にもつのが基本である（**図4-33**）。

また、取り出した上下顎義歯を手で噛ませてみることで得られる情報はとても多い（**図4-34**）。口腔外で噛まなければ口腔内で噛むはずがない。手で上下顎義歯をずらして側方運動、前方運動をまねてみよう。犬歯がロックして側方運動ができないという義歯がかなりの数にのぼるはずだ。嵌合状態は後方から観察するとよくわかる。これができるのは総義歯だけである。明らかに隙間があるような部位は、とりあえず無理せずあきらめる。装着当日では、タッピング時に左右側がほぼ均等に咬合接触することを第一の目標にする。

なお、義歯に付与する咬合様式についてはフルバランスドオクルージョンでもリンガライズドオクルージョンでもどちらでも良いが、両側性平衡咬合は必須である[5,6]。調整のしやすさと言う点ではリンガライズドオクルージョンが勝るが、嚙み心地ではフルバランスドオクルージョンが優れている。

そこで筆者はリンガライズドオクルージョンで頰側の間隙をほぼ0mmに近づけた咬合様式を、勝手に「フルバランス様リンガライズド」などと呼称して用いることが多い[7]（**図4-35、36**）。

また、両側性平衡咬合を簡便に付与できると人工歯としてベラシアSA®（松風）を勧めたい（**図4-37**）。

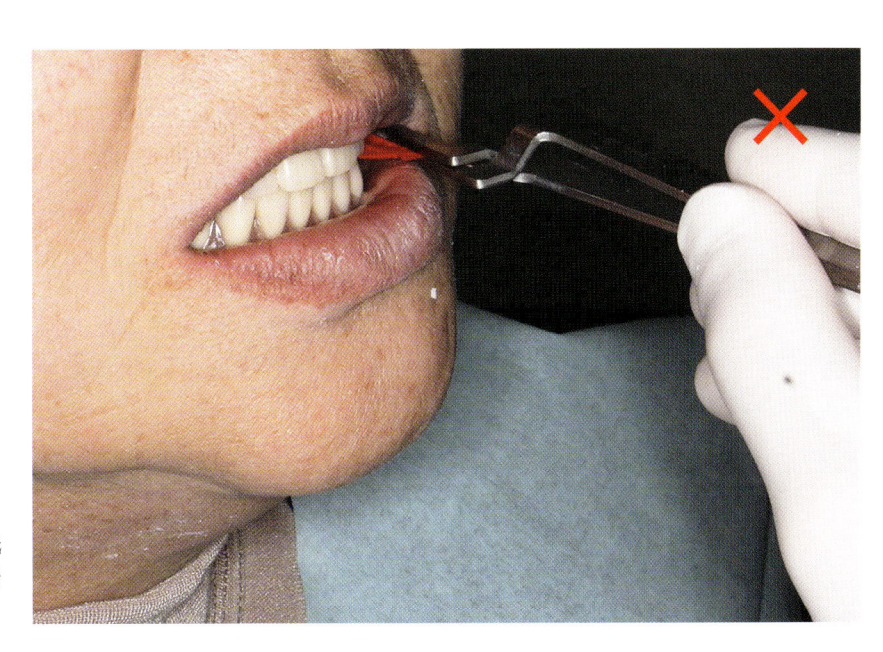

図4-30　いきなり片側の咬合紙フォルダーを使ってタッピングを指示しても早期接触の判断は難しい。

# CHAPTER 4

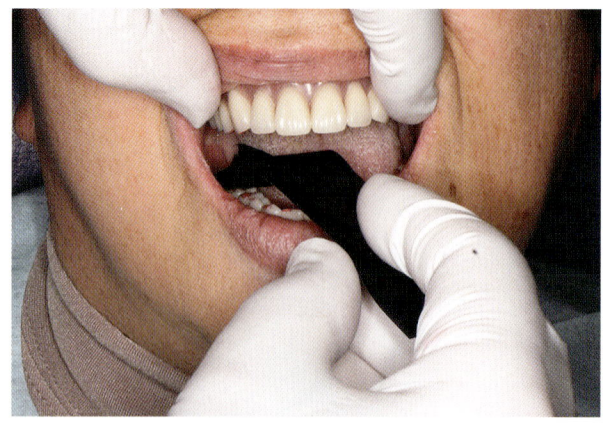

図4-31　必ず左手の指で上顎を押さえ、咬合紙を挿入する。

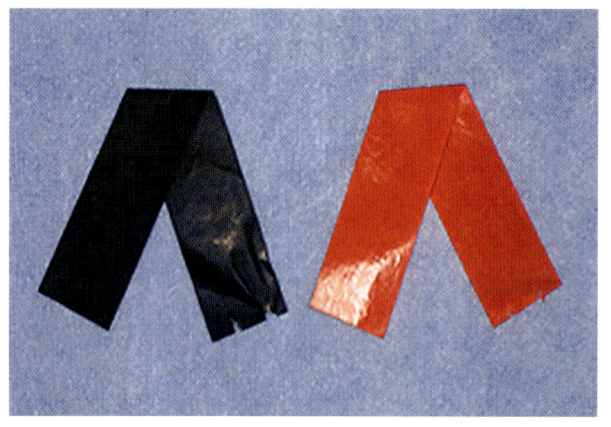

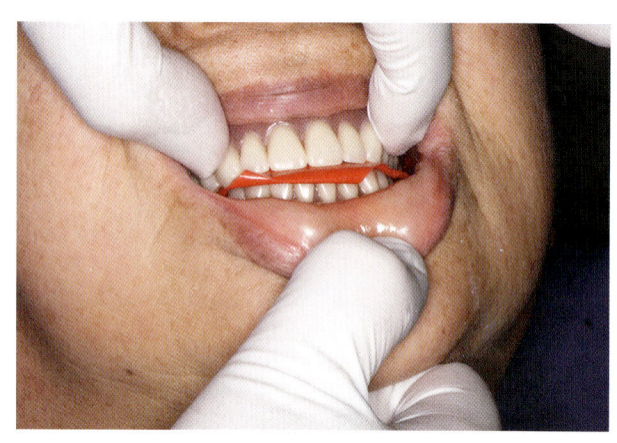

図4-32a、b　a：両側を同時に評価するには咬合紙を折って使う。b：左手の手指でどこが強く当たっているかを触知する。

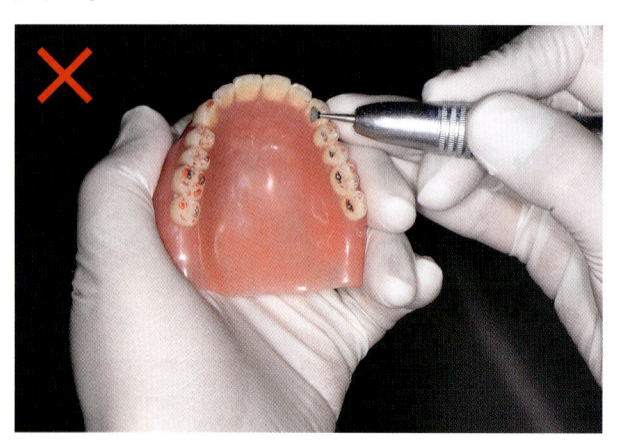

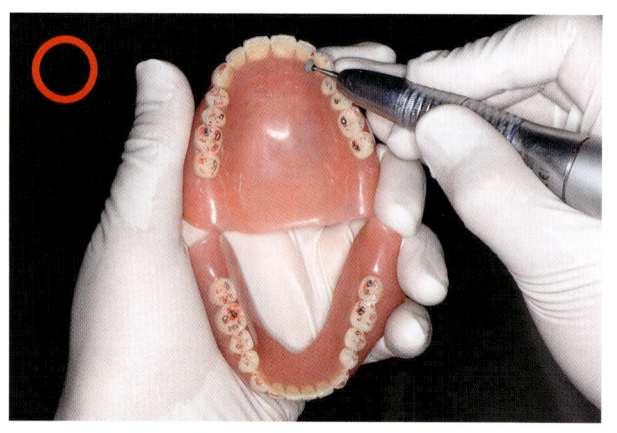

図4-33a、b　義歯のもち方。a：片顎だけをもってはいけない。b：左手で上下顎義歯を一緒にもつのが基本。上下顎どちらを削合するか考えながら行う。

## ルール12

### 咬合紙の印記された部位が削除部位とはかぎらない

**咬合紙、色に負けるな　触って確認！**

実践：義歯の装着と調整の鉄則

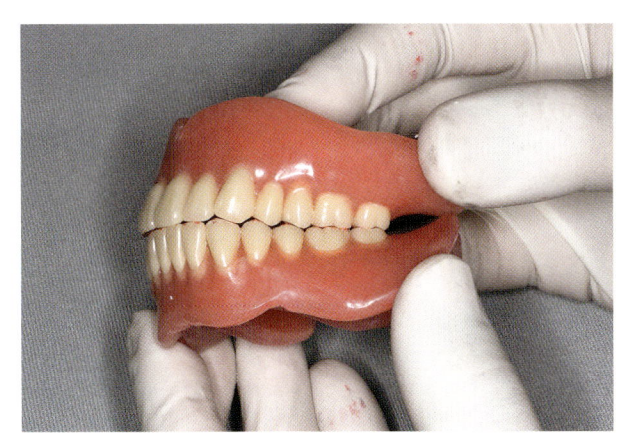

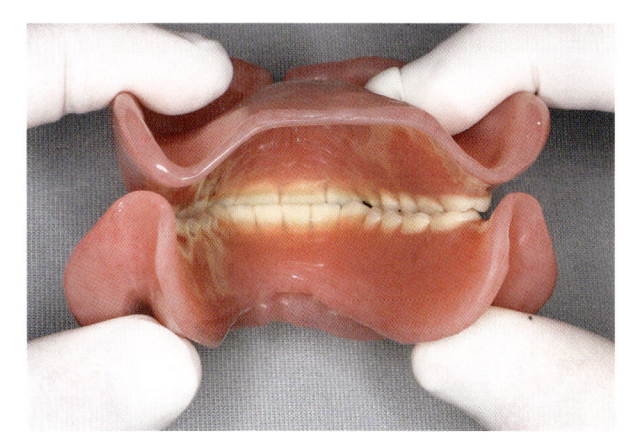

図4-34a、b 口腔外で咬合を判断。a：上下顎義歯を手で噛ませてみることで得られる情報は多い。b：嵌合状態を後方から観察するとよくわかる。

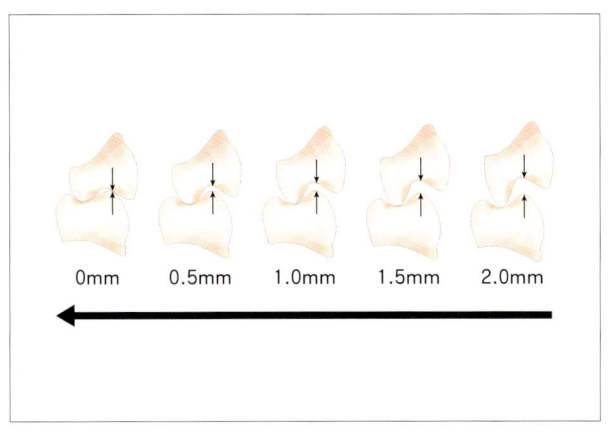

図4-35 リンガライズドオクルージョンで頰側の間隙をできるだけ0 mmに近づけた咬合様式を使う場合が多い（小出図[8]より引用・改変）。

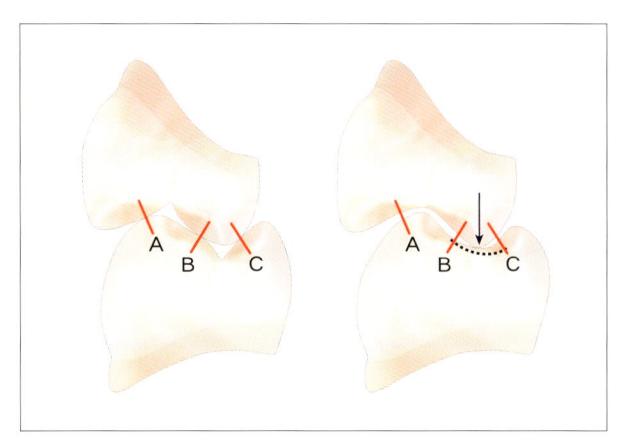

図4-36 天然歯におけるABCコンタクトとは異なり、BCコンタクトを緩めて上顎舌側咬頭のみを嵌合させる[7]。

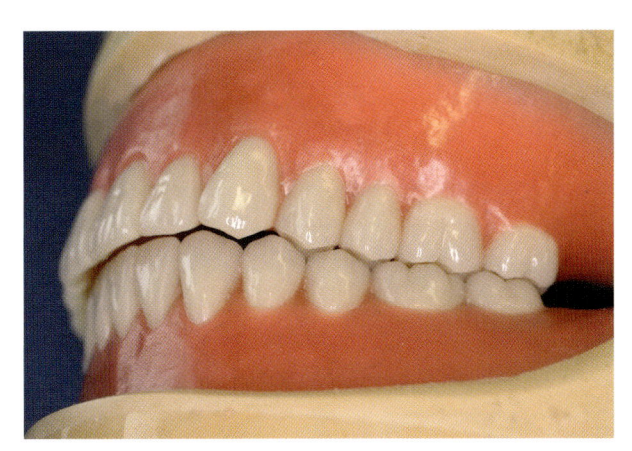

図4-37a ベラシアSA®（松風）による排列。特別に削合しなくても両側性平衡咬合を簡便に付与できる人工歯である。

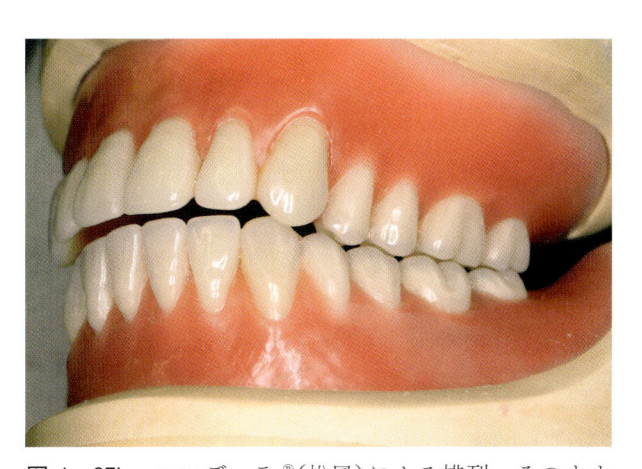

図4-37b エンデュラ®（松風）による排列。そのままでは側方運動時に犬歯がぶつかる。

143

## 3-4 患者指導を怠らない

### 1) 日本補綴歯科学会のガイドライン

　義歯を装着したら、食事の仕方、栄養指導、義歯の取り扱い、義歯および口腔内の清掃、定期検診の必要性について必ず指導する[9]。これらについて、日本補綴歯科学会が作成した有床義歯補綴診療のガイドライン（2009改訂版）[10]にぜひとも準じてほしい。

　高齢患者では、歯科医師が当たり前と思っていることでも、それを知らず、われわれの予想外のことをすることがある。

　図4-38は熱湯で煮沸消毒され続けた義歯である。短期間に義歯が劣化してしまった。図4-39は義歯を口に入れたまま歯ブラシをしていた症例である。異常な摩耗が認められる。熱湯は使用してはいけないこと、義歯は乾燥すると変形するので義歯を外したら必ず水中に保管すること、機械的清掃と化学的清掃法とを併用することなど必ず伝えるべきである（図4-40、41）。義歯使用経験がある患者なら当然知っているのであえて言わなくてもなどと考えてはいけない。

　夜間の義歯の取り扱いについては、1967年にAcademy of Denture Prostheticsが義歯を夜間は外すように提唱したのが最初といわれている[11]。

　その理由として夜間の義歯装着が顎堤吸収を早めるからとの意見もあるが、昼夜使用と吸収には相関が認められなかったとの報告もある[12]。

　一方、義歯性口内炎と義歯装着との関係は有意であり、義歯を外すことにより、粘膜の異常や義歯性口内炎が減少することが明かとなっている[13,14]。

　エビデンスレベルは別として義歯を入れっぱなしでは義歯も口腔も汚れたままになる危険性が高いと考えられる。しかし、夜中に地震でもあったら困るなどの理由から就寝時も義歯を装着していたいと希望される患者も結構いる。そのような患者には無理に撤去を促すのではなく、夜、入浴時などを含め1～2時間は義歯を外す時間を確保し、床下粘膜を安静にし、その間に義歯を洗浄するように指導している。

　ただし、部分床義歯症例では、むしろ夜間に義歯を装着するように指導する場合がある（図4-42）。

　たとえば小数歯残存症例で、数歯のみが咬合接触している場合である。義歯の撤去により夜間睡眠時に残存歯に過度な咬合力が加わる危険性があれば、義歯装着により咬合支持を確保し残存歯への咬合性外傷を防ぐ必要がある。

　日本補綴歯科学会のガイドライン[10]では、夜間に義歯を装着させる場合として、①ブラキシズムにより残存歯に過重負担が生じる場合、②残存歯により対合顎堤が損傷される場合、③顎関節に過重な負担が加わる場合、④義歯が動揺歯のスプリントを目的としている場合の4項目が挙げられている（図4-43）。

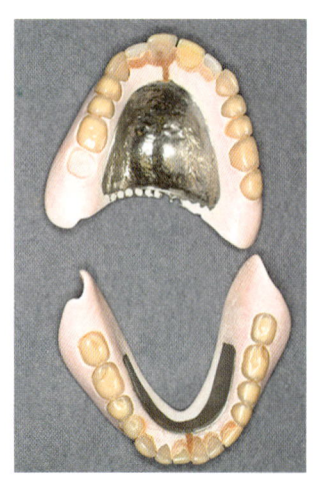

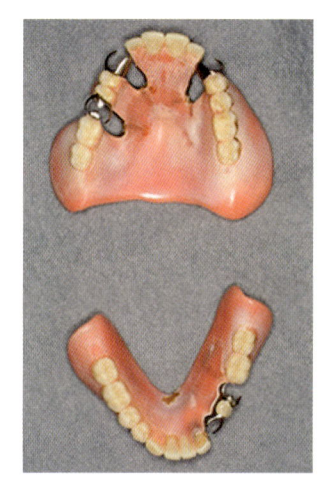

図4-38　長期間にわたり熱湯で煮沸消毒された義歯。

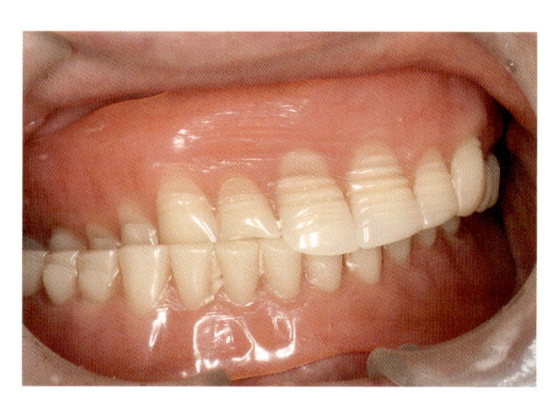

図4-39　義歯を口に入れたまま歯ブラシをしていたことによる異常な摩耗。

実践：義歯の装着と調整の鉄則

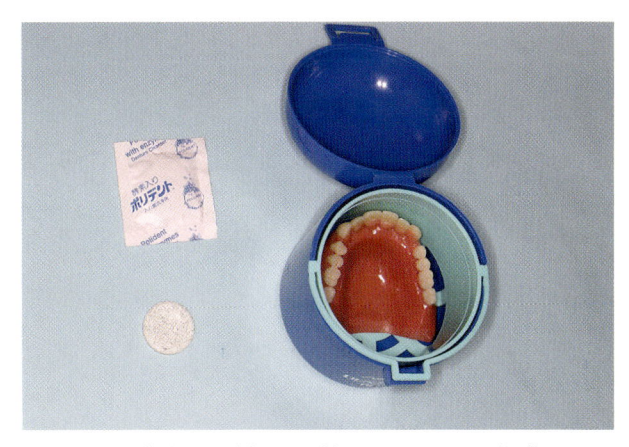

図4-40　義歯洗浄剤は必ず使用するように指導する。以前は週2～3回との考えもあったが、現在では毎日の使用が推奨されている。

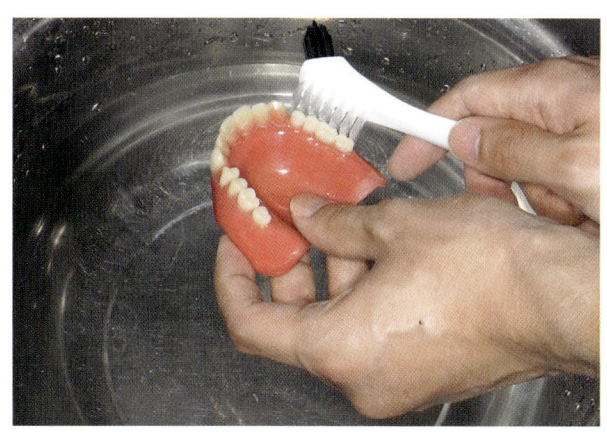

図4-41　清掃時には、水を張った洗面器かぬれタオルなどを下に置き、義歯を落としても破損しないよう留意する。

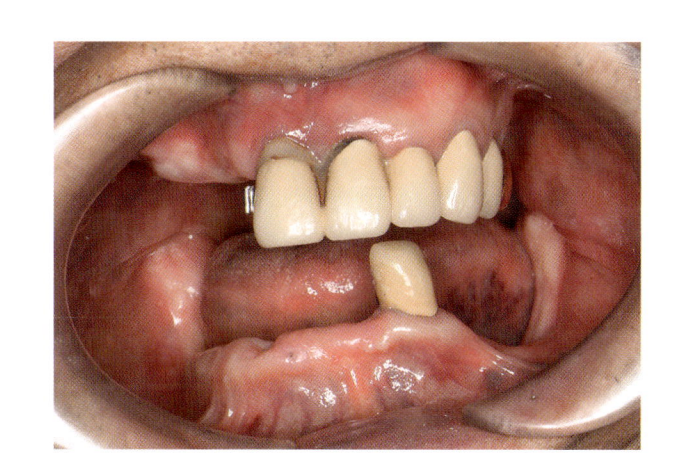

図4-42　部分床義歯症例では撤去すると残存歯に過重負担が生じる危険性があれば、夜間も義歯を装着させる。

図4-43　夜間に義歯を装着させる場合。日本補綴歯科学会の有床義歯補綴診療のガイドライン[10]より。

**夜間に義歯を装着させる場合**

1. ブラキシズムにより残存歯に過重負担が生じる
2. 残存歯により対合顎堤が損傷される
3. 顎関節に過重な負担が加わる場合
4. 義歯が動揺歯のスプリントを目的としてる場合

145

### 2）調整の間隔

すべての調整、指導が終わったあとで、「最初はつらくても、入れていればそのうち慣れますよ」との説明がよく発せられる。

しかし、新義歯に対して、慣れるものと慣れないものがある。確かに異物感や発音などは使用しているうちに徐々に慣れてくる場合がほとんどである。

ところが、痛みはまったく別である。そこで、翌日必ず来院させ、辺縁の過長部など大きな誤りを修正する[3]（ルール13）。

1日ぐらいならば多少痛くても我慢して入れていてくれる。しかし、1週間後の予約となれば、不都合があれば大きな潰瘍ができたりして、痛くてとても使えないとばかりに義歯を外してしまう。こうなると調整も難しく、患者と歯科医師との信頼関係は揺らぐこととなる。

翌日の来院ならば、もしも義歯の過長部などがあっても義歯を入れていれば、義歯相当部の口腔粘膜に発赤やわずかな潰瘍がみられるので、そこを削除すれば簡単に解消できる。

患者も通院すればすぐ良くなるとの実感を得るので、歯科医師の話もよく聞いてくれる。

翌日の調整がすんだら、徐々に硬い食品を試してみるように指導する。痛みがなければ、さらに強く噛むので、義歯が沈下し、粘膜が薄く骨の硬い部分などがあれば、そこの義歯床内面に当たりが生じる。

装着3日後に再び来院させ調整する。これらの調整により、粘膜面の当たりや違和感がなくなると、患者本来の咬合がわかってくる。そこで咬合調整は1週間後をめどとする。

---

## ルール13

### 「義歯の調整」
### 1日、3日、1週間、つぎの日来なけりゃ　装着するな

① 翌日必ず来院させ、辺縁の過長部など大きな誤りを修正する
② 3日目ぐらいから義歯の沈下による当たりが生じやすい
③ 1週間後をめどに咬合調整

# CHAPTER 4

# 4 押さえておきたい装着後の調整ポイント

　装着後の調整として翌日以降の診察においても、装着日と同様のステップを踏んで行うことに変わりはない。床外形や粘膜面などの調整は、装着当日にはほどほどで、むしろ控え目にして、翌日にチェックする。

　実際に1日でも使ってみると、義歯が沈み込み、粘膜が菲薄で骨の隆起がある部位や床縁の過長部などに粘膜の白濁や潰瘍がみられる。それらをチェックし調整すれば良い。しかも、調整が必要な部位はどの先生でも、だいたいいつも決まった部位であることが多い。そこで、それらを知っていれば診療時間の短縮につながる。

## 4-1 要調整部位ランキング—上顎義歯の調整ポイント

- 小帯部
- 上顎結節
- 口蓋隆起

### 1）小帯部

　上顎の小帯は下顎の小帯に比べて発育が著明で、義歯相当部が適切に避けられていないと潰瘍を生じるか、あるいは義歯脱落の原因となる。

　しかし、小帯を恐れるばかりに印象採得時に過度な筋圧形成や調整時に過剰な削除を行えば、辺縁の厚みや長さが減じられ、辺縁封鎖は著しく損なわれる。

　上顎の小帯には上唇小帯(labial frenum)と頬小帯(buccal frenum)があり、口腔機能時の動きはそれぞれ異なる。そこでその動きを理解して義歯床縁を避ければ、調整はそれほど難しいことではない。

### ①上唇小帯(labial frenum)

　上唇小帯は唇側前庭部にある粘膜のヒダで、筋線維を含まないため、それ自体が収縮、弛緩することはない（図4-44）。

　上唇小帯は上唇の運動につれて上下方向に動くだけで、左右方向の動きはほとんどない。そこで床縁に上唇小帯が収まるだけの長さと幅を縦方向に確保すれば良い[15]。

　調整方法のコツはまず上唇を引き上げ、上唇小帯を明瞭に引っ張った状態で義歯を口腔内に入れ、上唇小帯にぶつからないかを調べる。

　ここで重要なポイントはその順番である。義歯を入れてから引っ張るのではなく、「引っ張ってから義歯を入れる」のである（図4-45）。

　そして、そのときに小帯が当たらなくなるまで、義歯の床縁をフィッシャーバーで縦方向に削除する（図4-46）。

### ②頬小帯(buccal frenum)

　頬小帯は、口輪筋や頬筋などが交錯するモダイオラスの動きと一致して前後方向に動く。とくに咀嚼時には頬筋の収縮によりモダイオラスが後方に移動するため、頬小帯は後方に強く引かれる（図4-47）。

　また、口唇を突き出す動作では口輪筋の収縮により頬小帯は前方に引かれる。実際に術者が手指で頬小帯部を牽引すると、後方への牽引時には頬小帯が明確に現れるが、前方への牽引時には不明な場合が多い。

　そこで調整時には、まず後方に向かって強く頬小帯を引き、義歯辺縁の調整を行い、ついで前方移動時の動きを確認する。調整後の床縁は遠心に向かって広く開いた三角形のイメージとなる[16]（図4-48）。

　ただし、小帯は上下的に削除するのであって、頬側の研磨面を削除して辺縁の厚みを薄くしてはいけ

147

# CHAPTER 4

ない。小帯はつねに牽引されているのではない。そのため、小帯部だけ辺縁の厚みを減じれば安静時にそこから辺縁封鎖が損なわれ、義歯の維持力が低下する。

　以上のように小帯部の調整は引っ張る方向と義歯の装入順序さえ注意すれば容易であることが理解できる。

　そこで装着後に調整すると決めておけば、印象採得時には念入りに小帯部を再現しようとしなくても問題はないということになる。

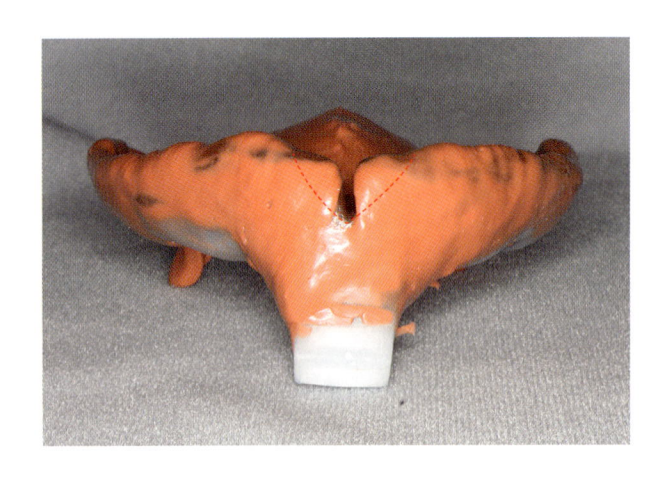

図4-44　上唇小帯は上下方向に動くだけで、左右方向の動きはほとんどない。点線のように広く削除すると辺縁封鎖が損なわれる。

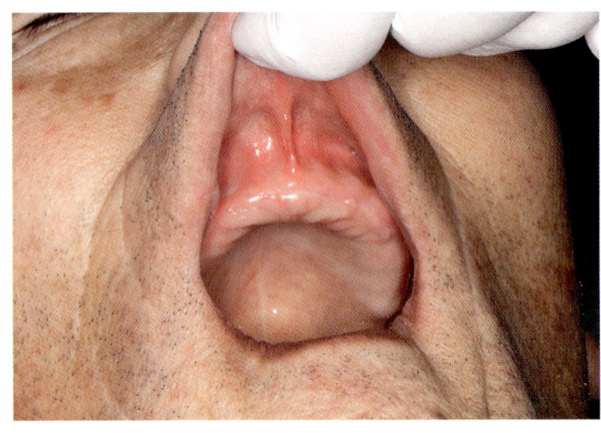

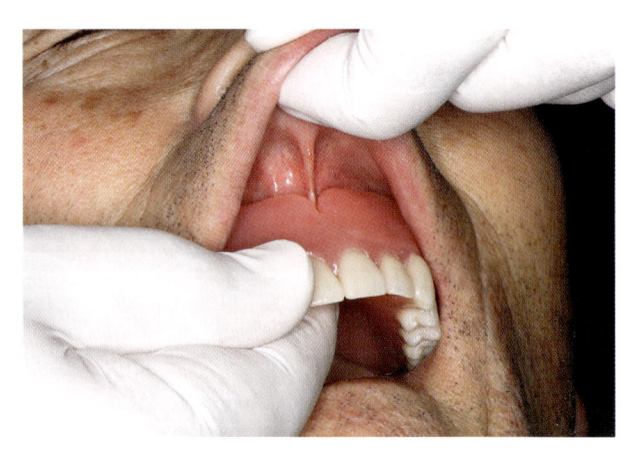

図4-45a、b　上唇を引き上げ、上唇小帯を明瞭に引っ張った状態で義歯を口腔内に入れ、上唇小帯にぶつからないかを調べる。順番が重要で逆ではだめ。

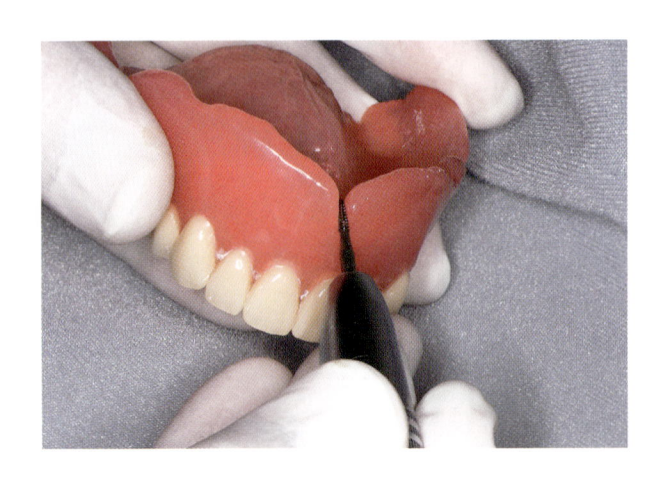

図4-46　フィッシャーバーで縦方向に削除する。

実践：義歯の装着と調整の鉄則

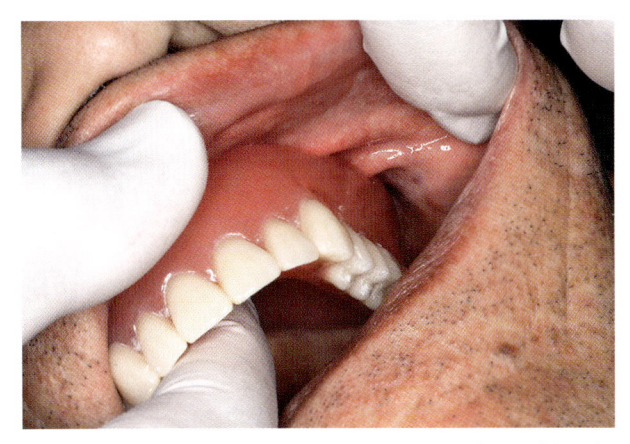

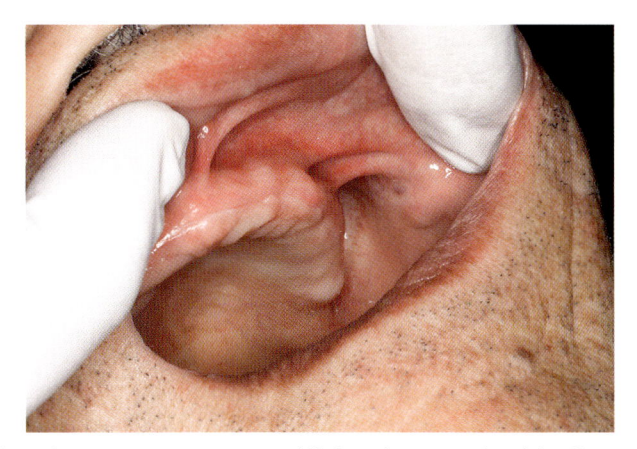

図4-47a、b　頬小帯部の調整。a：咀嚼時には頬小帯は後方に強く引かれる。b：まず後方に向かって強く頬小帯を引き、義歯辺縁の調整行い、ついで前方移動時の動きを確認する。

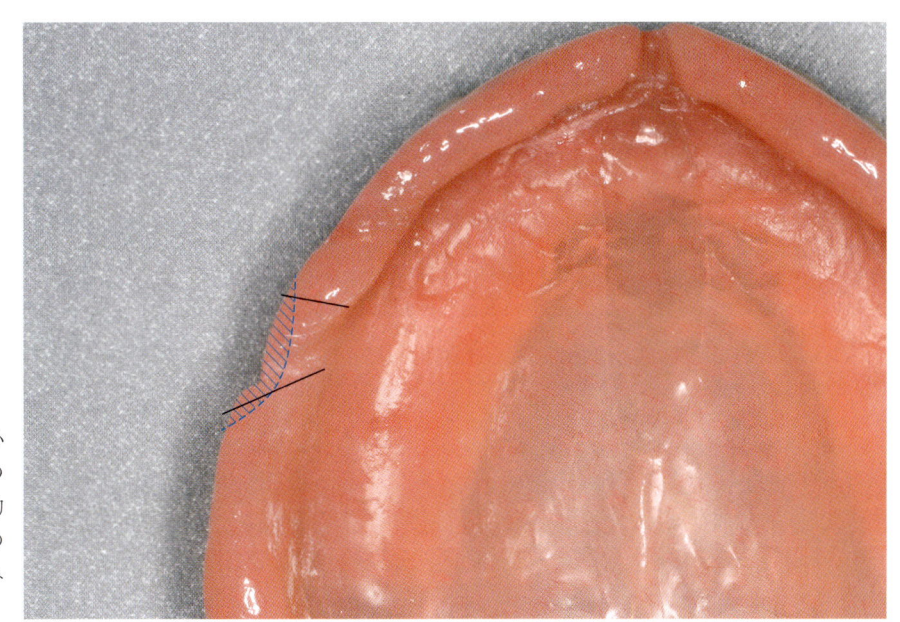

図4-48　頬小帯部の床縁は遠心に向かって広くひらいた三角形のイメージとなる。ただし、上下的に削除するのであって、斜線部の頬側研磨面を削除して辺縁の厚みを薄くしてはいけない。

ルール 14-a

上顎義歯の要調整部位
小帯（引っ張りゃわかる小帯部）
印象でどこまで採るか？
調整時にゆだねるか？

149

# CHAPTER 4

### 2）上顎結節（Maxillary tuberosity）

　上顎歯槽堤の後端である上顎結節は硬い骨で覆われ、またアンダーカットが生じやすい部位である。

　さらにレジンの重合変形を考慮すると義歯床が内側に向かって収縮するため、上顎結節の外側は要調整部位の1つとなる。

　実際にはpip®を義歯床内面に塗布し、人工歯の咬合面を垂直方向に強く押しつけ、さらに義歯をひねるようにして揺らせば、同部の当たりが簡単に判断できる（図4-49）。

　また、同部は前述したバッカルスペース部でもある。シリコーン系適合試験材を少量盛り、下顎の側方運動および開口運動を行わせ、筋突起や内側翼突筋による外側からの圧痕が生じないかを調べる（図4-50）。

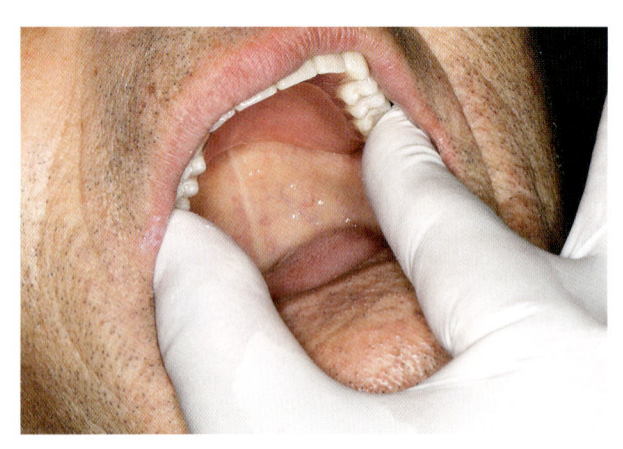

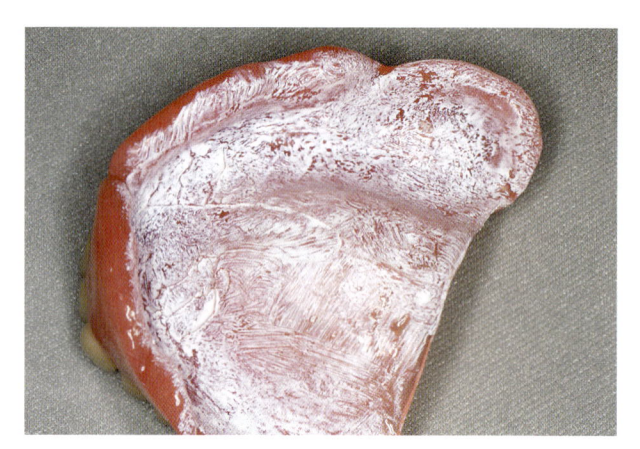

図4-49a、b　上顎結節部の調整。a：咬合面を垂直方向に強く押しつけ、義歯をひねるようにして揺らす。b：pip®で当たりが簡単に判断できる

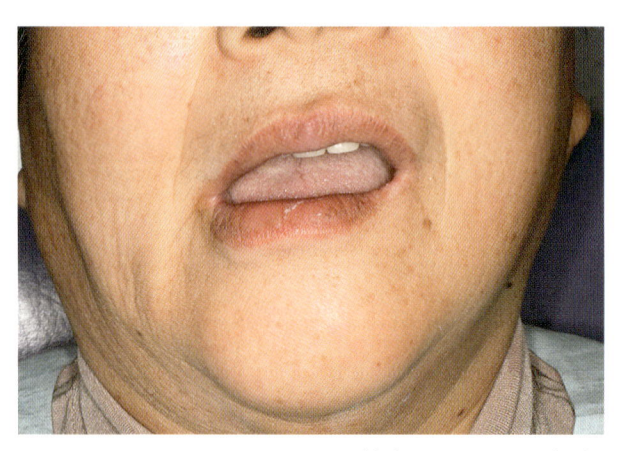

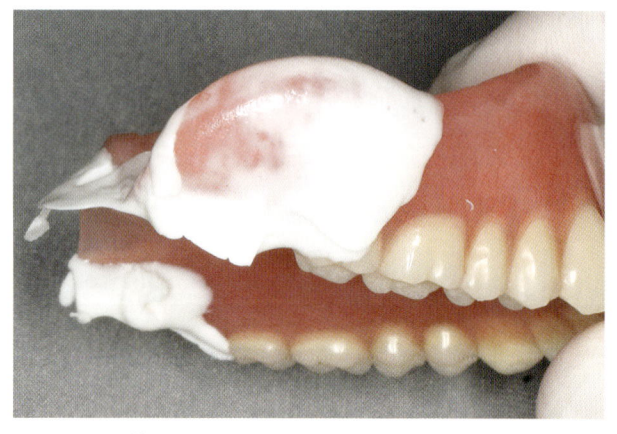

図4-50a、b　シリコーンによる検査。a：下顎の側方運動および開口運動を指示する。b：筋突起や内側翼突筋による外側からの圧痕を調べる。

## ルール14-b

### 上顎義歯の要調整部位
### 上顎結節の外側部
### （揺らせば明白、結節部）

### 3）口蓋隆起（Palatal tuberosity）

正中部にみられる口蓋隆起はその形態や大きさに個人差が著しい。ここは骨が硬く粘膜が薄いため要調整部位となる（図4-51）。

装着後に痛みを訴えたり潰瘍ができたりすれば、当然調整・削除するが、痛みをとくに感じない場合にも問題は残る。第一として、ここが支点となり義歯の破折が生じやすいことである。

第二として、義歯が口蓋隆起部で止まって、それ以上沈み込まない場合があることである（図4-52）。口蓋隆起さえなければ義歯が十分に沈下して、さらに維持が向上すると考えられる症例もある。

そこで義歯製作時にはじめから模型に鉛箔などを貼り、リリーフしておけばこれらの問題は回避できる（図4-53）。

ところが、義歯の破折などが必ず起こるわけではないので、大きな口蓋隆起は別として、リリーフして隙間を作れば義歯の維持力を低下させるので好ましくないと考える先生もいる。

果たして口蓋部のリリーフが維持力の低下にどれほど関与するのであろうか。レジン床義歯の重合変形、適合精度を考えると、正中部の隙間など、その影響はきわめてわずかと思われる。

また、金属床義歯では、もしも当たってきても削除は難しい。しかもリリーフすることでチェアータイムが延長するわけではない。

模型上にリリーフ部位を鉛筆で書き込み技工指示書に記載するだけである。失敗しない義歯を目指すならばルーティンにリリーフすべきであると考える。

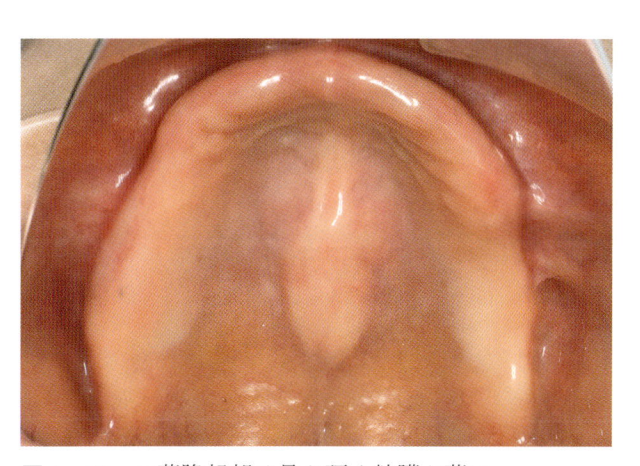

図4-51　口蓋隆起部は骨が硬く粘膜が薄い。

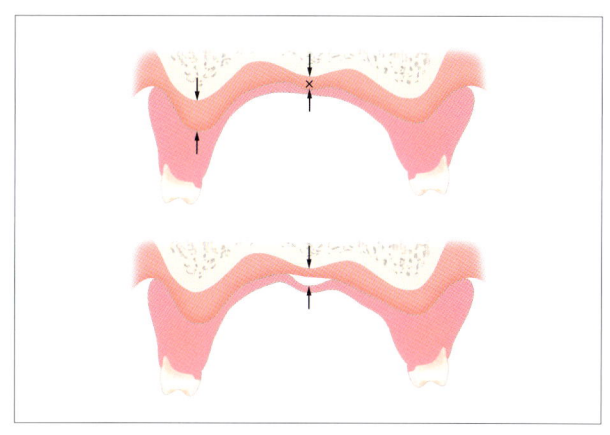

図4-52　口蓋隆起が支点となり義歯の破折が生じやすい（早川図[17]より引用・改変）。

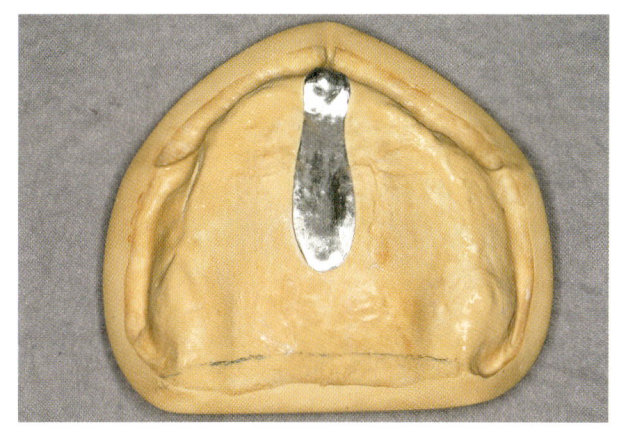

図4-53　失敗しない義歯を目指すならばルーティンにリリーフする。

ルール 14-C

**上顎義歯の要調整部位**
**口蓋隆起**
**（つねにリリーフ、口蓋隆起）**

# CHAPTER 4

## 4-2 要調整部位ランキング―下顎義歯の調整ポイント

- ♛ 下顎隆起
- ♛ オトガイ孔
- ♛ 咬筋影響部

### 1) 下顎隆起 (torus mandibularis)

下顎小臼歯部舌側に認められる楕円形の骨隆起を下顎隆起という（図4-54）。これは外骨症の1つで強い咬合力に対応してできると考えられている。

下顎隆起は完全に覆わなければならない。この下顎隆起は有歯顎者では高頻度でみかけるようで、部分床義歯製作時には大連結子の設定で苦慮する場合がある。

ところが、無歯顎者では意外と気づくことが少ないが、CT画像では明らかな下顎隆起が認められる場合も多い[18]（図4-55）。下顎隆起が出現する部位は骨が硬く粘膜も薄い。

そこで、下顎小臼歯部舌側にpip®やシリコーン系適合試験材で当たりがみられたら、下顎隆起相当部と判断し、内面を大きくリリーフすると良い。

### 2) オトガイ孔 (mental foramen)

顎堤吸収が著しい症例で、義歯装着後に口唇のしびれを訴える場合がある。そのときにはまずオトガイ孔部への圧迫を疑う。

オトガイ孔にはオトガイ神経、オトガイ動脈が通っている（図4-56）。図4-57のような顎堤吸収が著しい症例で下顎管の上部を覆う骨の吸収が進むとオトガイ孔は歯槽堤上に開口するようになる。ここに義歯床が乗り、圧迫することで口唇のしびれが生じたのである。

手指で口腔内を十分に触り、痛みやしびれの起こる場所を探す。下顎小臼歯部頬側付近が該当部位となる。大きく内面をリリーフする。

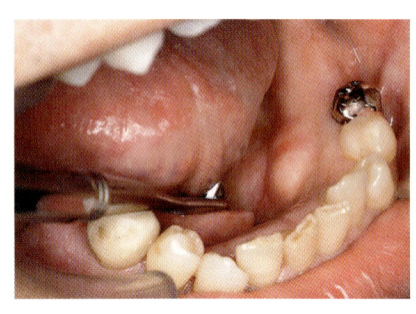

図4-54 有歯顎では小臼歯部舌側に下顎隆起がみられる症例が多い。

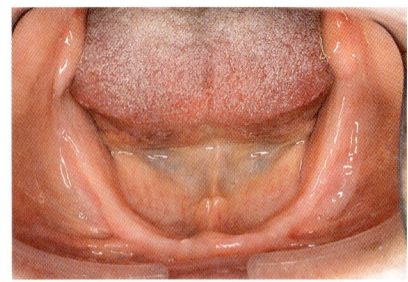

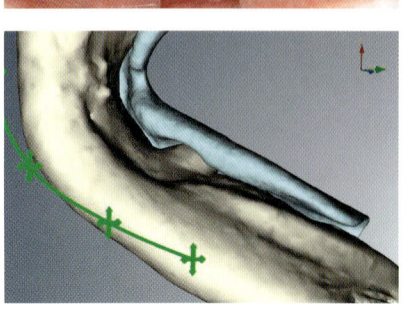

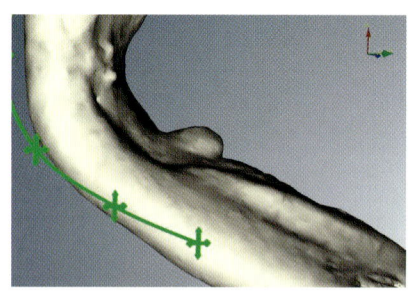

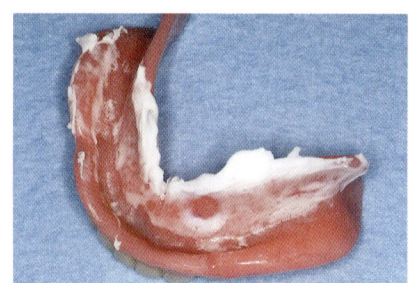

図4-55 無歯顎では下顎隆起が不明な場合が多い。a：口腔内写真。b：CT画像。c：義歯装着時。d：適合検査。

実践：義歯の装着と調整の鉄則

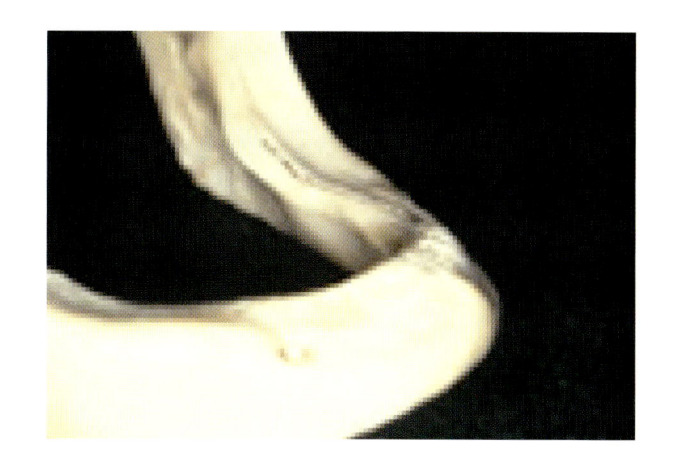

図4-56　顎骨の吸収がすすむとオトガイ孔は歯槽堤上に開口するようになる。

図4-57a〜c　義歯装着後に口唇のしびれを訴えた症例。

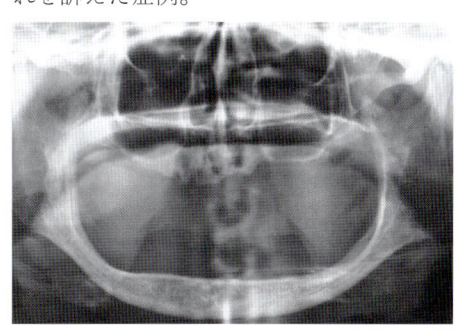

a：パノラマエックス線写真。

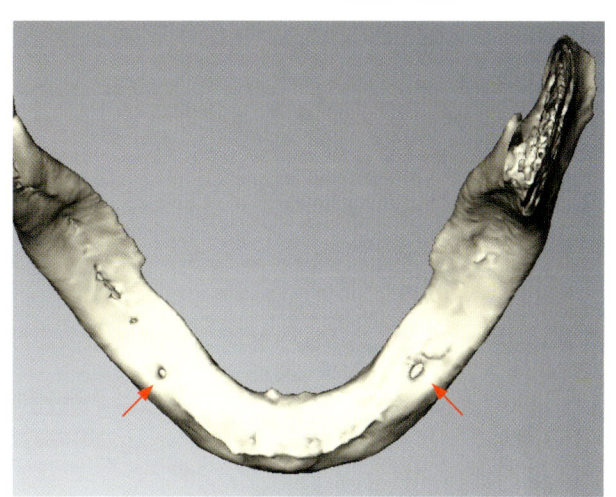

b：CT画像。著しい吸収で、オトガイ孔が小臼歯部頬側付近に開口している。

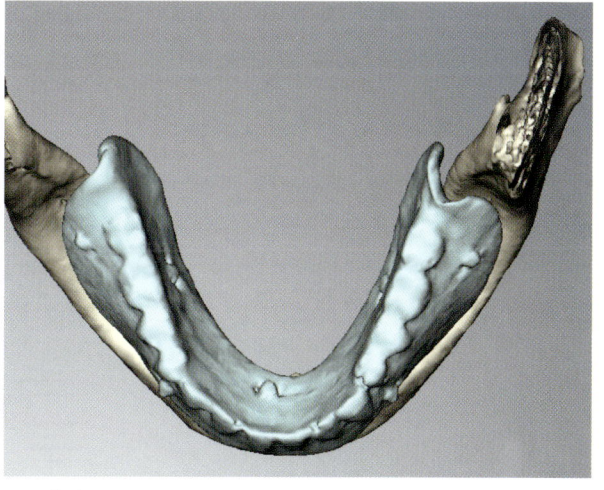

c：義歯がオトガイ孔開口部に乗っていることがわかる。

ルール 15-a

下顎義歯の要調整部位
下顎隆起
（なくても当たる下顎隆起）

ルール 15-b

下顎義歯の要調整部位
オトガイ孔
（しびれてきたらオトガイ孔）

153

### 3）咬筋影響部

前述したように咬筋の収縮の影響で義歯の遠心頰側隅角部はカットされ咬筋切痕（Masseter groove）と呼ばれる。シリコーンを少量盛り、噛みしめ様の運動をさせて検査させるか、または手指で頰を絞るようにしてぶつからないかを調べる（図4-58）。

その形態は患者により、さらに左右側でも異なるが、レトロモラーパッドを後方まで覆えば覆うほど、咬筋の影響を強く受けることになる。ほぼ45°程度に切痕を形成すれば大きな問題は出にくい。

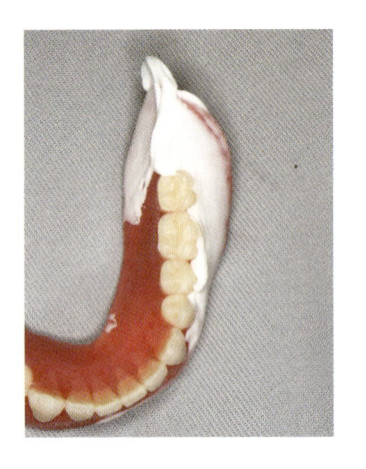

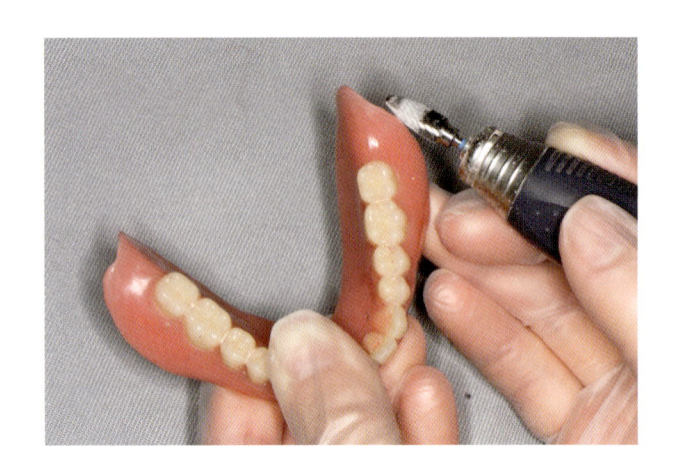

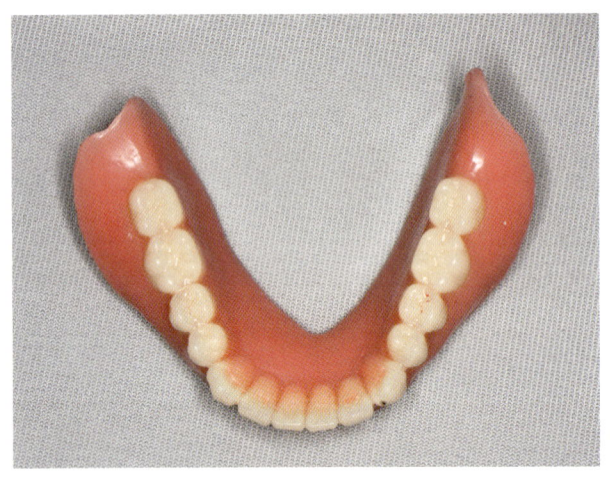

図4-58a～c　咬筋影響部の検査。a：シリコーン系適合試験材を少量盛り、噛みしめ様の運動をさせるか、または手指で頰を絞るようにして調べる。b：シリコーンが抜けた部分を削除すると咬筋切痕が刻まれる。c：形態は左右で異なる場合も多く、レトロモラーパッドを後方まで覆えば覆うほど、咬筋の影響を強く受ける。

**ルール15-c**
下顎義歯の要調整部位
咬筋影響部
（かどは取りたい咬筋切痕）

**ルール15-d**
下顎義歯の要調整部位
顎舌骨筋線
（斜めに走る、筋線部）

### 4）顎舌骨筋線部（mylohyoid ridge region）

硬く鋭利な骨縁である顎舌骨筋線部は模型上であらかじめリリーフすることが難しいことから装着後の要調整部位となる。

顎舌骨筋線部は下顎骨を斜走するため、pip® などでこれが確認できれば、カーバイトバーなどで大きくリリーフしておくべき部位だ。

一般に pip® による検査結果を受けて、どの程度削除するかの判断は難しい。しかし顎舌骨筋線部のように明白な要調整部位でペーストが抜けていれば、思いきって削除が可能であり、結果として診療時間の短縮につながる。

また、同部が長すぎるとか嚥下しづらいなどと患者が違和感を訴えた場合には、顎舌骨筋線の位置を確認し、それより数 mm 超える位置までは後縁を短縮しても構わない（図 3-83、4-59）。

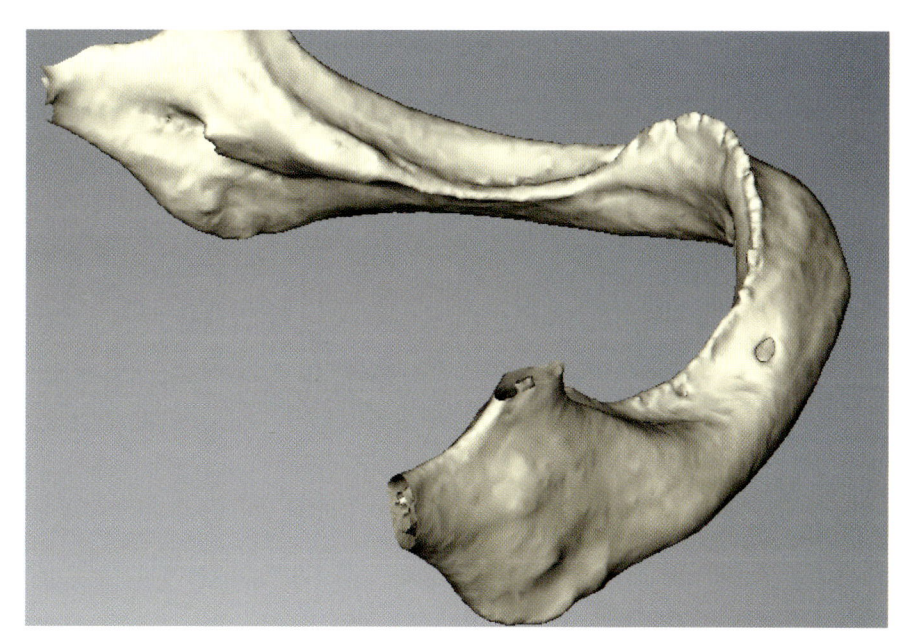

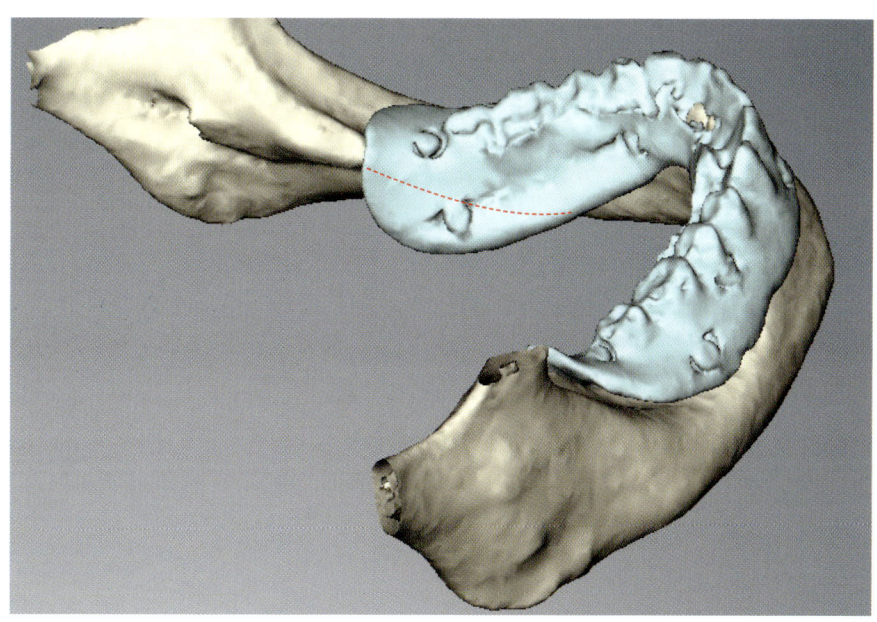

図 4-59a、b　顎舌骨筋線と下顎義歯床縁との関係。

### 5）その他の要調整部位

前章で印象採得の筋圧形成時には舌の大きな運動は避けるべきだと記載した。それは該当部の周囲も引っ張られて短くなりすぎるからだ（図4-60）。

しかし、調整時には全体が短くなる心配はない。舌小帯部などでは目一杯大きな運動を行わせたほうが実際に問題となる部位が明示される。「印象は閉口位で、調整は開口位で」という言葉（ルール16）も覚えておこう。

そのほか、後顎舌骨筋部から顎舌骨筋線部にかけて、アンダーカットになるためブロックアウトして作られた新義歯の床縁が厚くなっている場合が多い。

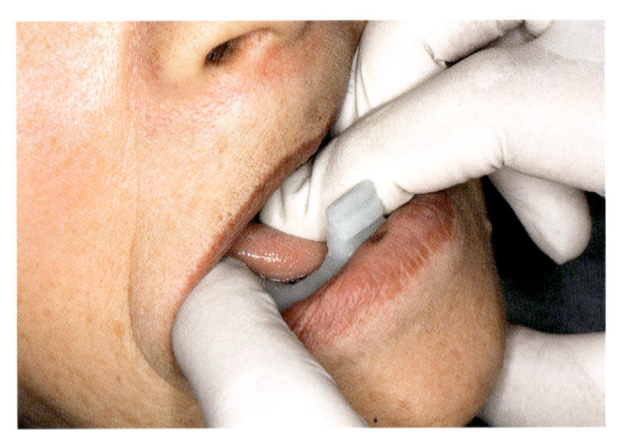

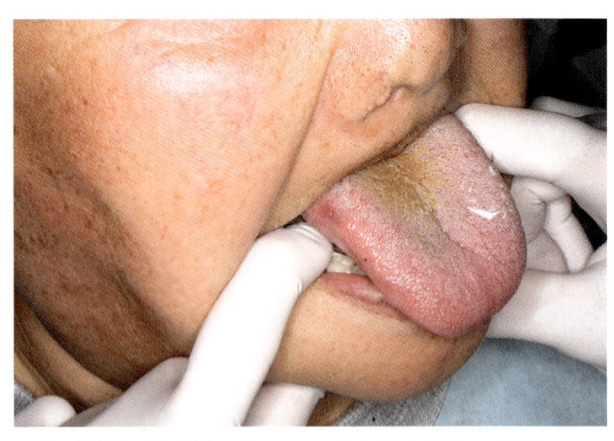

図4-60a、b　舌の運動範囲の違い。a：筋圧形成時（印象時）では舌の運動は最小限に抑える。舌を軽く前方に位置させ口腔外に突出しないように手指で軽く押さえるようする。b：調整時には舌の突出や左右側に振らせるなど、大きく運動させる。

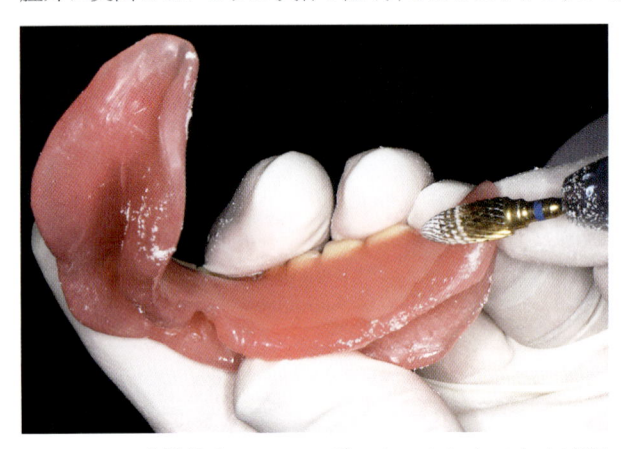

図4-61　舌側後方ではアンダーカットになるため床縁が厚くなっている場合が多い。舌が上手く舌側フレンジに乗れるよう薄くする。

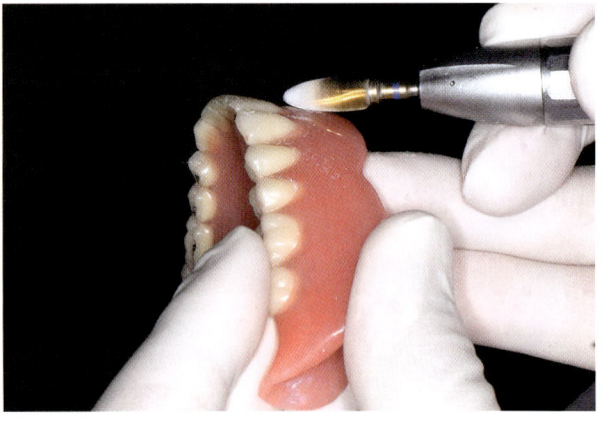

図4-62　下顎唇側フレンジはわずかに凹むように修正する。

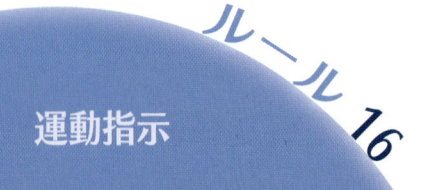

---

**ルール16　運動指示**

印象時は⇒閉口位で、大きな運動は避ける。
調整時は⇒開口位で、できるだけ大きく動かす。

実践：義歯の装着と調整の鉄則

舌が上手く舌側フレンジに乗れるよう薄くする（図4-61）。

また、下顎唇側フレンジの形態は留意されていないことが多い。豊隆が強ければ、わずかに凹むように修正したい（図4-62）。

## 4-3 咬合の調整ポイント

患者さんが痛みを訴えたとき、最初にその原因がどこにあるのかを慎重に検査・診断しなければならない（図4-63）。

まず考えるのは印象採得にかかわる義歯床粘膜面に起因する痛みである。これは義歯床辺縁の過長部や義歯床下粘膜の不適合による痛みである。これは前述したpip®やシリコーン系適合試験材で容易に判断できる。これをクリアーした後に考えるのは咬合に起因する痛みである。これは、咬合関係の不調和により咬合時に義歯が動いて生じる痛みである。

実は咬合に起因する痛みが意外と多く、この判断ができるかどうかが義歯の成否につながるのである。咬合が原因では、口腔粘膜の傷に相当する義歯床辺縁もしくは内面をいくら削除しても一向に改善しない。

採得した下顎位に大きな誤りがないとしたら、早期接触部位をみつけ削除しなければならない。早期接触部位を感知するには、左手の指先で人工歯頬側面に触れながらタッピングを行わせることを前述したが、初学者では触知できない場合もあるようだ。そのときには左手で上顎義歯を左右どちらかにわずかにひねるように回転させて噛ませてみると良い（図4-64）。

図4-63　痛みの原因の分類。

"痛い" ⇒ 原因の追究

1）義歯床粘膜面に起因する痛み
　義歯フレンジの過長部や義歯床下粘膜の不適合による痛み
2）咬合に起因する痛み
　咬合関係の不調和により咬合時に義歯が動いて生じる痛み

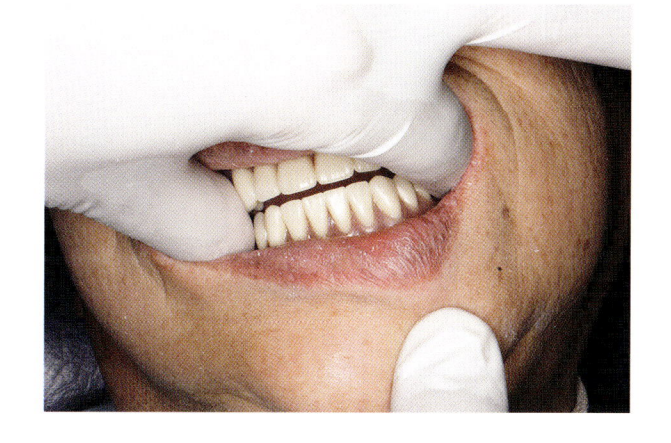

図4-64　早期接触部位を触知できない場合には左手で上顎義歯を左右どちらかにわずかにひねるように回転させて噛ませてみると良い。

# CHAPTER 4

　一般に上顎頬側咬頭内斜面に早期接触がある場合が多い。上顎義歯を偏位させたことで、義歯の動きが強調され早期接触部位をみつけやすい。左手のひねりを徐々に戻すことで最終的に早期接触部位を判断できるようになる。

　さらに、pip® やシリコーン系適合試験材を併用して咬合を診断する方法も実践的である。手圧で押した時と咬合させたときで pip® の刷毛目の抜けかたが異なれば、咬合が不均等であることがわかる。

　同じく咬合紙の印記があろうとも、粘膜面が押されている部位の咬合を緩める必要がある。「全部床義歯の咬合面と粘膜面は表裏一体」ということである。

　新義歯になり、床の維持・安定が優れたことで有歯顎時代の適切な顎位が甦りやすい。なぜ、試適時には気づかなかったのかと不思議に思えるほど、新義歯装着時に下顎が大きく後退したという経験をおもちの先生も多々いるはずである（図 4-65）。

　この場合にはチェックバイトを採得し、もう一度咬合器に戻して検討し直すしかないだろう（図 4-66、67）。

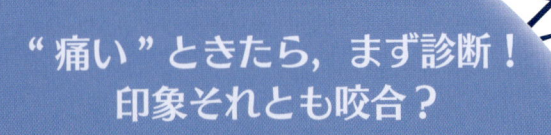

## ルール17

### "痛い"ときたら，まず診断！印象それとも咬合？

① 指で口腔内を触る
② 義歯を垂直に押す
③ 揺らしてみる
④ 噛ましてみる
⑤ 下顎を誘導してみる

実践：義歯の装着と調整の鉄則

図4-65a、b　下顎位を誤った症例。

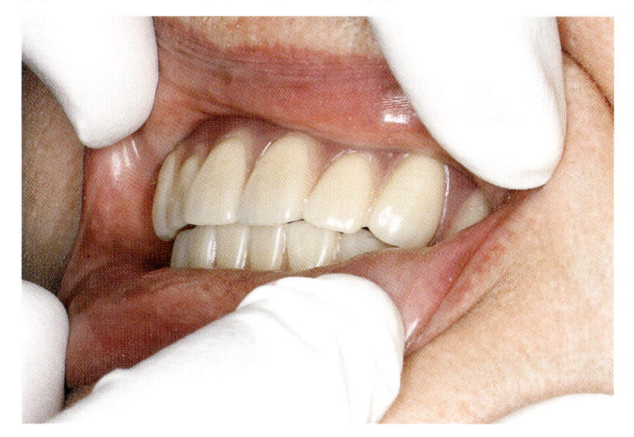

a：一見噛んでいるようにみえる。

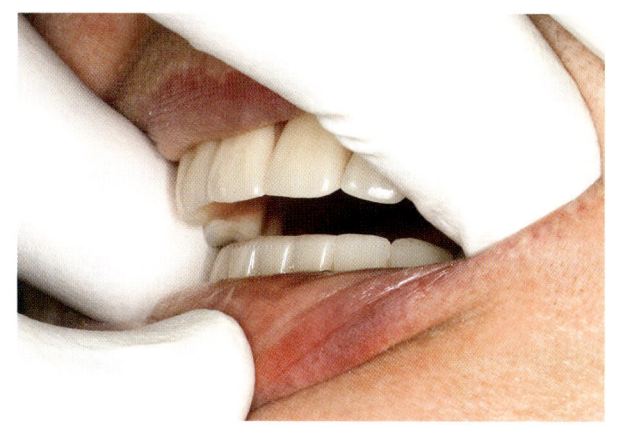

b：下顎を誘導すると大きく後退する。

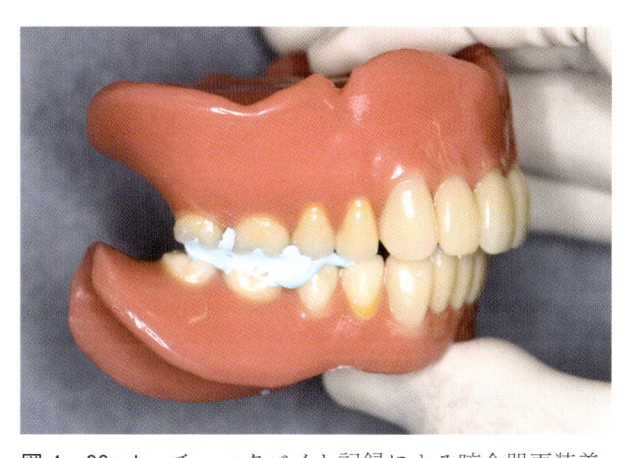

図4-66a、b　チェックバイト記録による咬合器再装着。

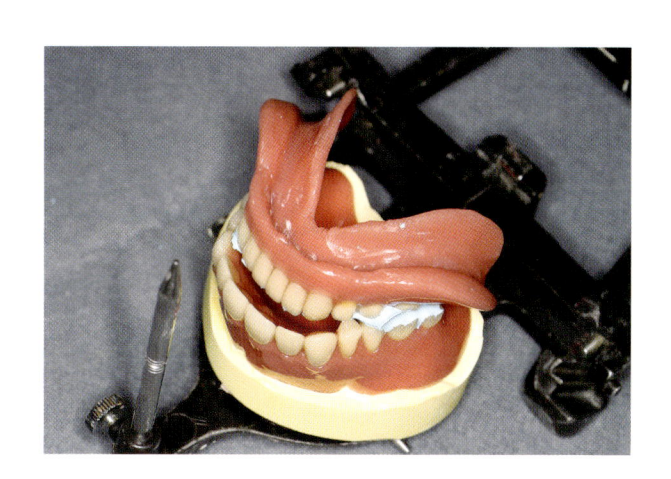

図4-67　咬合に起因する痛みの分類。

```
咬合に起因する痛み

1．下顎位の誤り
2．人工歯の咬合接触状態の誤り
```

159

# CHAPTER 4

## 4-4 症例から再考する。何が間違っていたのか

### 1) 痛いと言われたときに考えること

図4-68に示す症例は義歯製作後何回も調整を繰り返すが、一向に痛みは解消しないということで紹介された患者である。クレンチング癖がある男性患者さんであった。

一般的には多数回の調整で駄目という場合は何が原因となるのか。まず一番に考えるのは咬合の誤りである。

咬合高径が高すぎると咬合力が強く発現しすぎることがある。また水平的顎位が誤っていると噛むたび義歯が動揺しそれにより痛みが生じる。しかし、本症例では診査の結果、咬合の誤りはみられなかった。

つぎに、痛い原因としては咬合力が適正に配分されないこと、咬合力が顎堤の負担能力を超えて強すぎるということが考えられる。

使用中の義歯をみると、頬側の幅が不足し臼歯部人工歯を排列できるスペースが狭いようにみえる。咬合力の一次支持域である頬棚が確保されていなければ、当然咬合力を負担できない。これは基本中の基本である。

一方で舌側床縁は頬側に比べ随分と深いようにみえる。多くの先生方が誤っているように「舌側を延ばせば維持、安定が良くなるとばかり考えていないか？ そもそも舌側は咬合力の支持域か？」ということである。

第3章で詳述したように舌側床縁は骨の支持を超えて軟組織上に設定されているので、いくら舌側床縁を延長しても支持能力は向上しない。したがってこの患者の強い咬合力を支持できず、いつまでたっても痛みが改善しなかったのである。

頬棚の重要性は誰でも知っているはずだが、ついつい舌側が気になって忘れてしまう。よくある失敗である。

そこで新義歯製作にあたっては頬棚を確保する一方で舌側の長さを減じることとした(図4-69a、b)。また、これまでより頬舌径の小さい人工歯を選択し咬合力そのものを減じることにした。

### 2) 下顎シングルデンチャーの場合

最後にもう1症例、検討したい。下顎シングルデンチャーの症例である(図4-70)。上顎は左右大臼歯を除き残存しており、コーヌス型の義歯が装着されている。下顎は無歯顎で、その顎堤吸収は著しい。

装着後、何回調整しても下顎顎堤粘膜の痛みが一向に解消しないとのことで、当大学附属病院に紹介された。前の担当医は、毎週2回来院する患者にティッシュコンデショニングを繰り返していたという。

一般的にシングルデンチャーの問題点として、①咬合平面の乱れ、②排列の融通性がない、③咬合のアンバランス、④咬合力の負担能力のアンバランスが挙げられる。本症例では、④の咬合力の負担能力のアンバランスが痛みの原因と考える。

確かにリジットで強い支持力を有する上顎コーヌスクローネ義歯に対し、吸収の著しい顎堤上に乗る下顎総義歯という負担能力のアンバランスが生じている。

そこで下顎義歯の負担能力を高めることでアンバランスを少しでも解消しなければならない。しかし、使用中義歯をみると、舌側が長すぎる(図4-68h)。

第3章でのチェックポイントを確認しよう。頬側と舌側の深さはほぼ同じはずで、本症例の舌側が異様に深いことが分かる。「痛い、痛い」と言われると、ついつい自信のない舌側に不安を覚え、攻めすぎてしまう先生方が多い。

もう一度繰り返す。「舌側は咬合力の支持域か？」と言うことである。どんなに舌側辺縁を延ばしても、下顎骨の支持から外れた舌側辺縁は、咬合力を支える支持域にはなり得ないのである。舌側の過延長によりむしろ窮屈になって、側方力に対する逃げがなくなり、かえって痛みが増すのではと思う。

咬合力の負担能力を増すには、やはり頬棚を再考すべきである。頬棚へしっかり床縁を拡大し、舌側は頬側に合わせて浅くする(図4-69i～l)。新義歯と旧義歯の舌側の深さをみると同じ人の口腔とは思えない。

実践：義歯の装着と調整の鉄則

### 臨床ケース 4-1　頻回の調整でも痛みが解消しなかった症例

痛い

①下顎位、咬合の誤り
②咬合力を支えきれない
③咬合力の適正配分

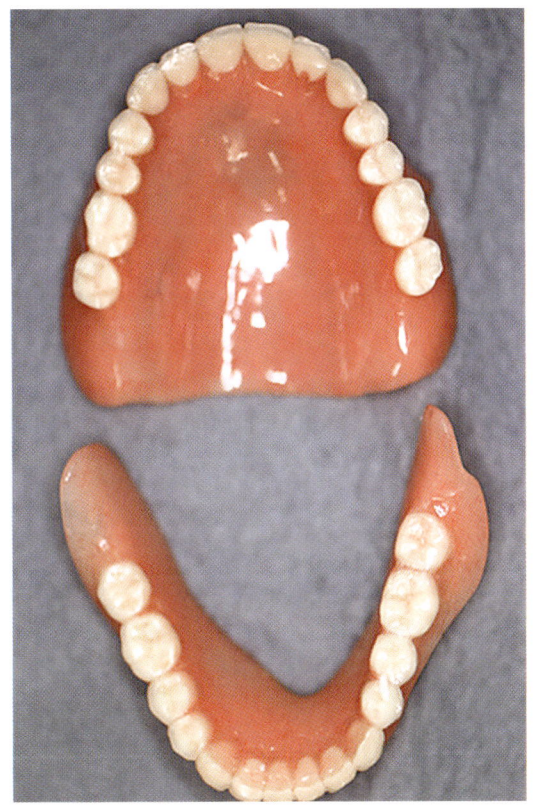

舌側は咬合力の支持域か？

図 4-68a〜c　　a：旧義歯の咬合面観。

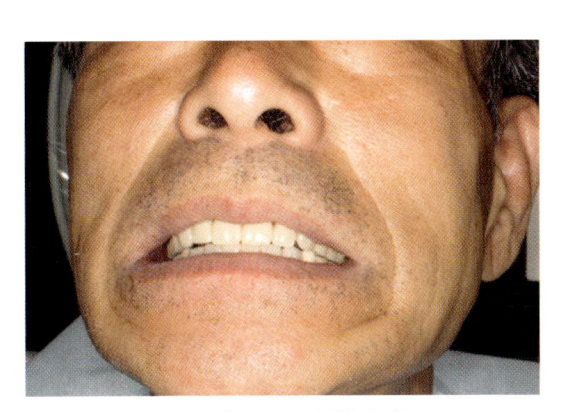

b：クレンチング癖がある男性患者。

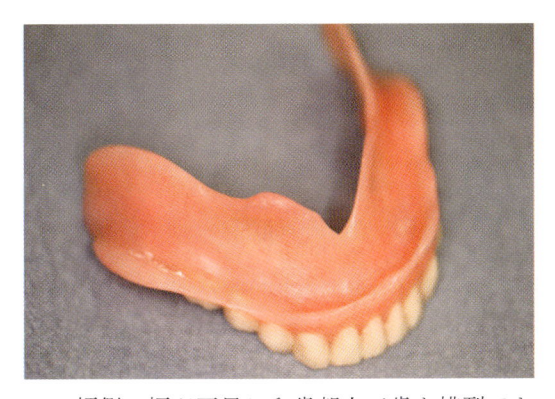

c：頰側の幅が不足し臼歯部人工歯を排列できる場所が狭い。一方で舌側は頰側に比べ随分と深いようにみえる。

161

# CHAPTER 4

**解決！**

図4‐69a、b 新製した義歯。

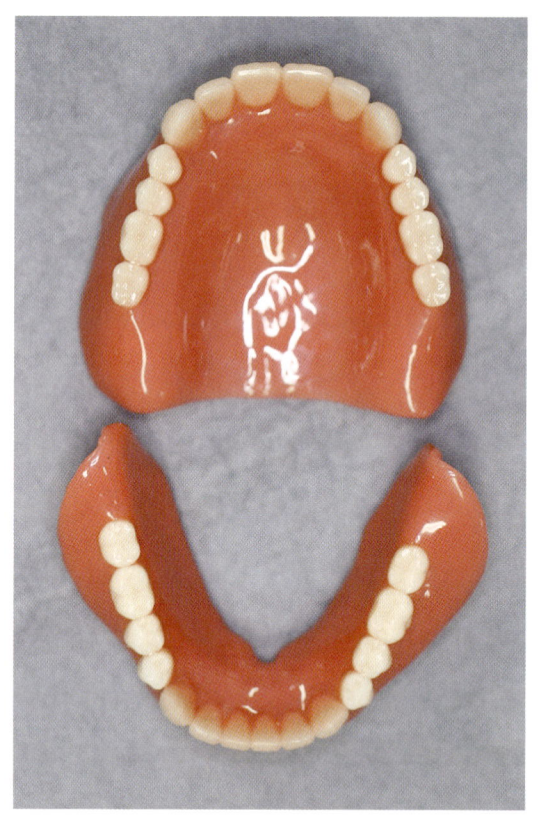

a：頬棚を確保する一方で舌側の長さを減じた。頬舌径の小さい人工歯を選択し咬合力そのものを減じた。

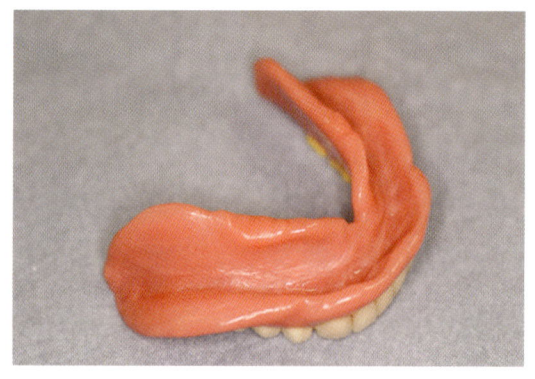

b：頬舌側の深さはほぼ等しい。

実践：義歯の装着と調整の鉄則

## 臨床ケース 4-2　ティッシュコンデショニングを誤解した下顎シングルデンチャー症例

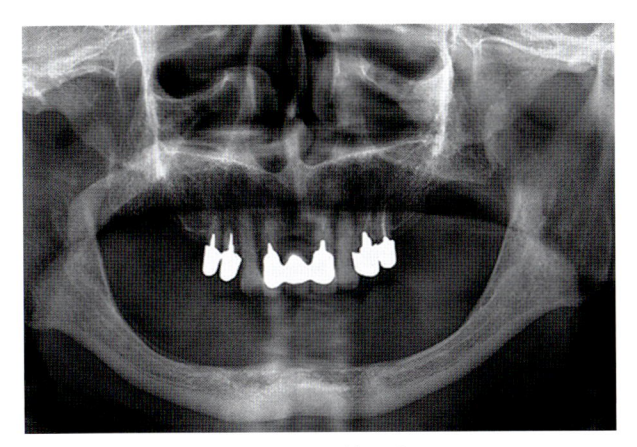

図4-70a　パノラマエックス線写真。

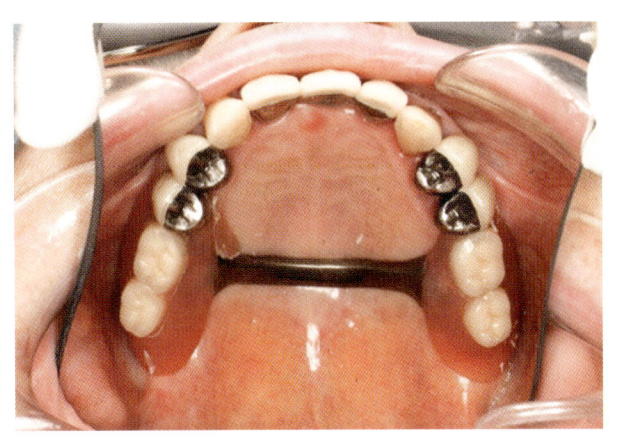

図4-70b　上顎は左右大臼歯を除き残存しており、コーヌス型の義歯が装着されている。

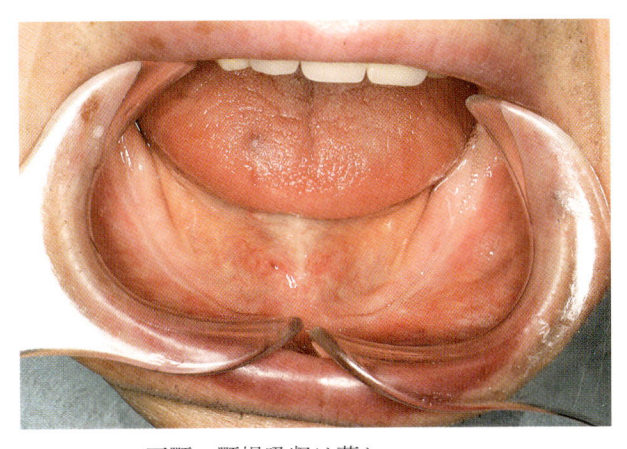

図4-70c　下顎の顎堤吸収は著しい。

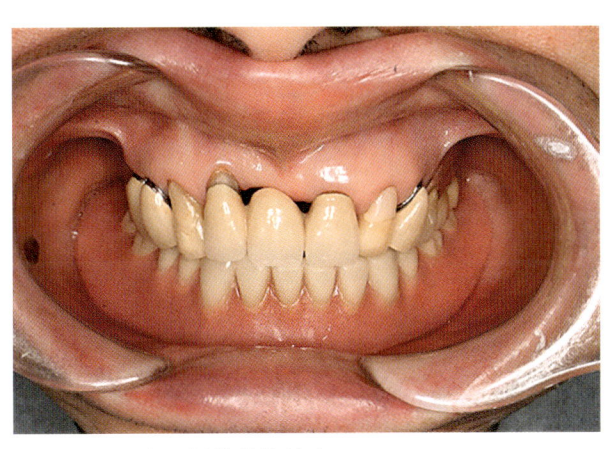

図4-70d　上下顎義歯装着時。

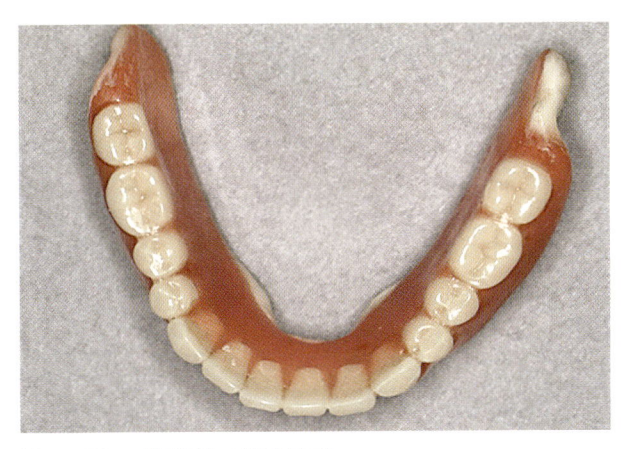

図4-70e　旧義歯の咬合面観。

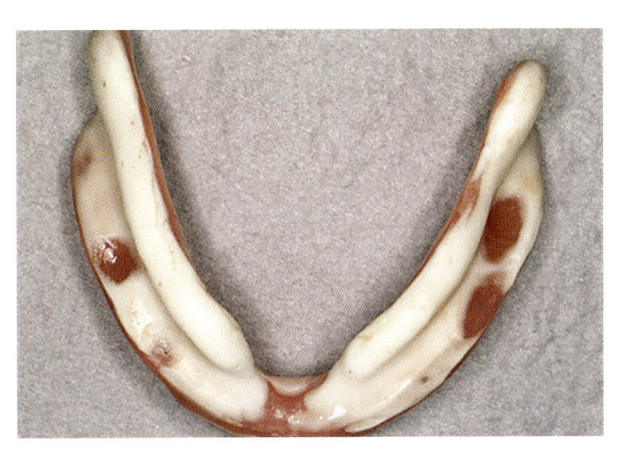

図4-70f　ティッシュコンデショナーが貼られた粘膜面観。

163

# CHAPTER 4

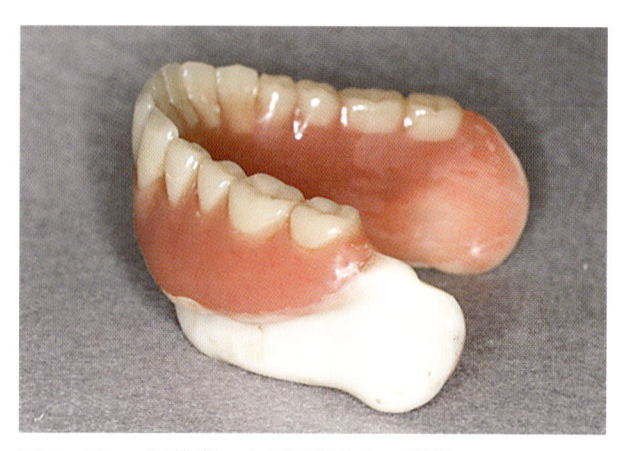

図4-70g　旧義歯の左側面観からの観察。

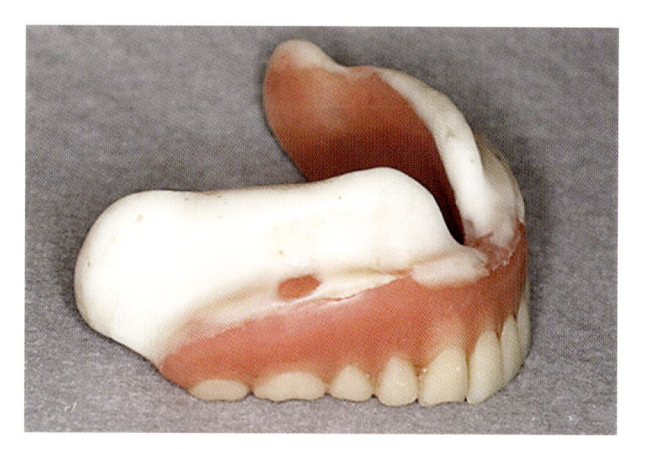

図4-70h　舌側が著しく深い。

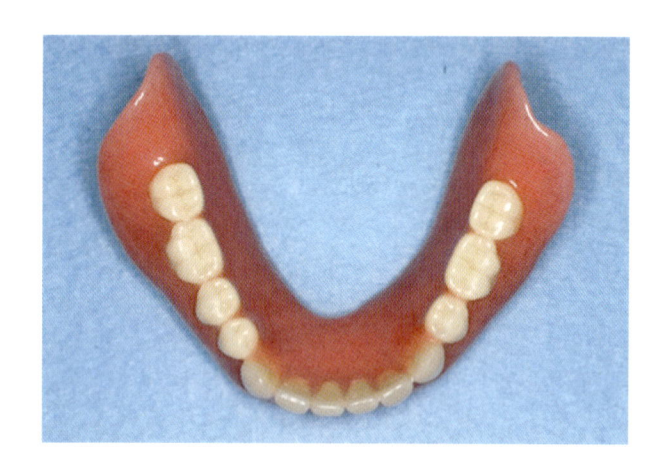

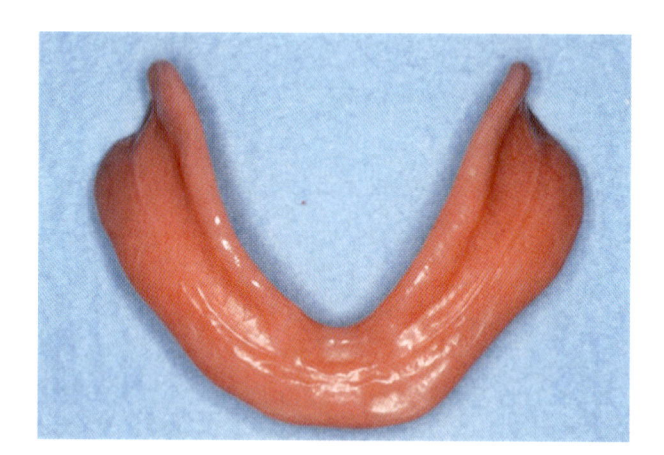

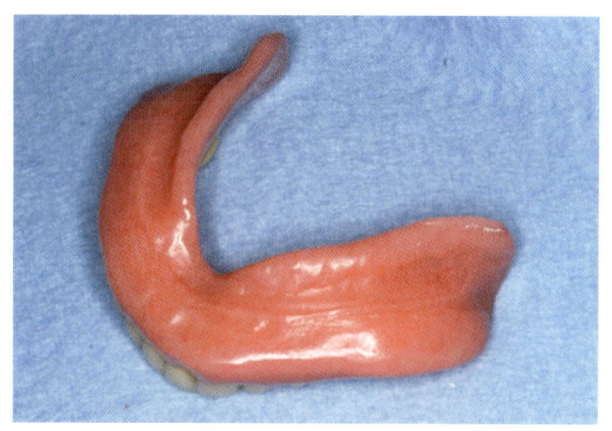

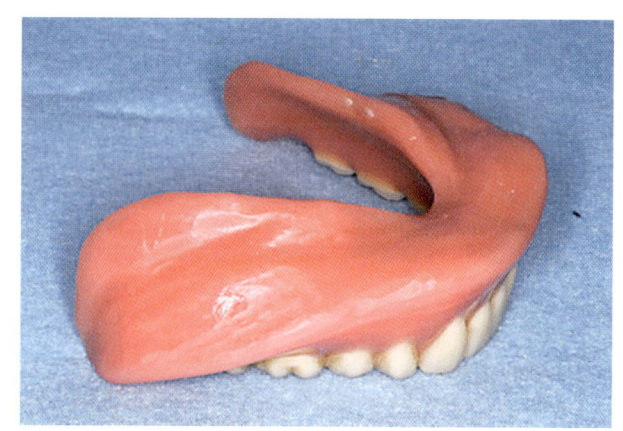

図4-71a〜d　新義歯。頰棚へしっかり床縁が拡大され、舌側は頰側に合わせて浅い。

本書を通じて、多くの先生方がみえないからともっとも不安に思われていた舌側、それも後方がそれほど厳密なものでないことがご理解いただけたと思う。

　舌側も後方より前方部に、さらには舌側よりも頬側に、押さえるべきポイントが多数あることを確認してほしい。義歯のイメージ、いつもみる義歯と違うと思ったら、その直感をぜひ信じていただきたい。

　「いつもと違うは何かが違う」のである。どこが違うのか、なぜ違ったのかということを考えることで、総義歯補綴の臨床力が驚くほどついてくるものである。

　最後になりますが、先輩諸兄から本書の題名が奇を衒った稚拙なものだとのお叱りをうけました。少なくともここまでお読みいただいた皆様が、題名どおりの内容であったと思われたかどうか、ご批判をお待ちしたいと思います。

　本書が歯科補綴学の未来を担う方々の参考になれば幸いです。

## 参考文献

1. 小林賢一, 鈴木哲也. 総義歯臨床のおさえどころ―義歯の装着と調整―. 日本歯科医師会雑誌　1991；44：662-671.
2. 小林賢一. 総義歯臨床の押さえどころ. 東京：医歯薬出版, 2001.
3. Levin B. 総義歯の臨床― Question & Answer ―　東京：書林, 1978.
4. 鈴木哲也, 小林琢也. 蠟義歯試適時の咬合のずれ. 村田比呂司, 土屋賢司. クラウンブリッジ・インプラント・デンチャー　補綴臨床のトラブルシューティング. 東京：医歯薬出版, 2011；118-119.
5. 小林賢一. 全部床義歯の咀嚼時における咬合接触の動態―特に, 非咀嚼側について―. 補綴誌　1983；27：150-167.
6. 鈴木哲也. 誌上ディベイト　フルバランスドオクルージョンかリンガライズ・オクルージョンか. 咀嚼時の咬合接触からみた全部床義歯の咬合. 補綴誌　2004；48：664-672.
7. 古屋純一、鈴木哲也. チェアサイドでの実践的咬合調整法. 村岡秀明ほか. 総義歯の謎を解き明かす. 京都：永末書店, 2010；94-130.
8. 菅原佳広, 小出　馨ほか. リンガライズド・オクルージョンにおける滑走間隙量が咀嚼機能に及ぼす影響. 補綴誌　2002；46：357-366.
9. 日本義歯ケア学会監修.　義歯のケア―歯科衛生のための副読本―. 東京：デンタルダイヤモンド, 2011.
10. 社団法人日本補綴歯科学会. 有床義歯補綴診療のガイドライン(2009改訂版). 日補綴会誌　2009；1：1-79.
11. Tautin FS. Should dentures be worn continuously?. J Prosthet Dent 1978；39：372-374.
12. Kalk W, de Baat C. Some factors connected with alveolar bone resorption. J Dent 1989；17：162-165.
13. Fenlon MR, Sherriff M, Walter JD. Factors associated with the presence of denture related stomatitis in complete denture wearers: A preliminary investigation. Eur J Prosthodont Restor Dent 1998；6：145-147.
14. Zissis A, Yannikakis S, Harrison A. Comparison of denture stomatitis prevalence in 2 population groups. Int J Prosthodont 2006；19：621-625.
15. Levin B. コンプリートデンチャーの印象(長尾正憲監訳). 東京：クインテッセンス出版, 1985.
16. 長尾正憲, 小林賢一, 鈴木哲也. 無歯顎の印象. 東京：口腔保健協会, 1993.
17. 早川　巌. コンプリートデンチャーの理論と臨床―総義歯をイメージする―. 東京：クインテッセンス出版, 1995.
18. 鈴木哲也, 古屋純一. シンプルに決める下顎総義歯の印象採得. 前編　理論編. QDT Art & Practice 2011；36：499-509.

# 索　引

## A〜Z

| | |
|---|---|
| BLB | 33、34 |
| buccal frenum | 147 |
| buccal shelf | 70 |
| external oblique line | 70 |
| labial frenum | 147 |
| masseter groove | 71 |
| mental foramen | 152 |
| mylohyoid ridge region | 85 |
| pear shaped pad | 67 |
| premylohyoid fossa | 85、105 |
| Pressure Indicating Paste | 130 |
| retromolar pad | 66 |
| retromylohyoid curtain | 95 |
| retromylohyoid fossa region | 85、94 |
| sublingual gland region | 85 |
| torus mandibularis | 152 |

## あ

| | |
|---|---|
| S字状カーブ | 94、115 |
| アーライン | 46、127 |
| 一次支持域 | 160 |
| 嚥下 | 88、101 |
| 嘔吐反射 | 50 |
| オトガイ棘 | 118 |
| オトガイ筋 | 79 |
| オトガイ結節 | 79 |
| オトガイ孔 | 152 |
| オトガイ神経 | 152 |

## か

| | |
|---|---|
| 外斜線 | 70、75 |
| 下顎位 | 139 |
| 化学的清掃 | 144 |
| 下顎の誘導法 | 140 |
| 下顎隆起 | 152 |
| 顎舌骨筋 | 85、106 |
| 顎舌骨筋線部 | 85、106、155 |
| 顎舌骨筋縫線 | 85 |
| 機械的清掃 | 144 |
| 義歯安定剤 | 16、17 |
| 義歯性口内炎 | 144 |
| 既製トレー | 36 |
| 臼歯腺 | 67 |
| 頬筋 | 70 |
| 頬小帯 | 147 |
| 頬棚 | 70 |
| 金属床義歯 | 48 |
| 筋突起 | 35 |
| クリームタイプの適合試験材 | 132 |
| 研究用模型 | 108 |
| 研磨面形態 | 30 |
| 上咽頭収縮筋 | 95 |
| 後縁封鎖 | 48 |
| 口蓋小窩 | 46 |
| 口蓋腺 | 46 |
| 後顎舌骨筋窩 | 94、127 |
| 後顎舌骨筋幕 | 95、96 |
| 咬筋 | 71 |
| 咬筋影響部 | 71、154 |
| 咬筋切痕 | 71、154 |
| 咬合高径 | 20 |
| 咬合調整 | 139 |
| 咬合様式 | 141 |
| 咬合力 | 160 |
| 交叉咬合排列 | 28 |
| 口唇圧 | 81 |
| 後振動線 | 46 |
| 口輪筋 | 81 |
| 個人トレー | 36、108 |

## さ

| | |
|---|---|
| 歯槽頂間線法則 | 12、28、30 |
| 重合収縮 | 48 |

| | | | |
|---|---|---|---|
| 上顎結節 | 46 | 被圧変位性 | 100 |
| 上唇小帯 | 147 | ひも状義歯 | 20、102 |
| シリコーン系適合試験材 | 42、131 | フルバランスドオクルージョン | 141 |
| シングルデンチャー | 160 | 片側性平衡咬合 | 30 |
| 人工歯排列 | 29 | ホームリライナー | 16、17 |
| 唇側前庭部 | 39、79 | ポストダム | 47、48 |
| 診断用模型 | 37 | | |
| 振動線 | 46 | **ま** | |
| 正中線 | 139 | 無口蓋義歯 | 42 |
| 舌下腺 | 100 | 無歯顎者率 | 10 |
| 舌下腺部 | 99 | 無歯顎症例像 | 12、15 |
| 舌下ヒダ | 101 | | |
| 切歯乳頭 | 39 | **や** | |
| 舌小帯 | 118 | 洋梨状隆起 | 67 |
| 舌側歯肉縁残遺 | 32 | 翼突下顎ヒダ | 46 |
| 舌側フレンジ | 90 | 翼突下顎縫線 | 46 |
| 舌房 | 28 | 翼突鉤 | 46 |
| 前顎舌骨筋窩 | 85、105 | 予備印象採得 | 37 |
| 前顎舌骨筋隆起 | 105 | | |
| 前振動線 | 46 | **ら** | |
| 早期接触 | 141、157 | リップサポート | 39、52 |
| | | 両側性平衡咬合 | 141 |
| **た** | | リライン | 44 |
| ダイナミック印象 | 84、125 | リリーフ | 86 |
| チェックバイト | 159 | リンガライズドオクルージョン | 141 |
| ティッシュコンディショニング | 160 | レトロモラーパッド | 66、127 |
| 適合試験材 | 130 | | |
| デンチャーアドヒィーシブ | 16、17 | | |
| デンチャースペース | 24、25 | | |

**な**

| | |
|---|---|
| 内側翼突筋 | 47、95、127 |

**は**

| | |
|---|---|
| 8020達成率 | 10 |
| ハミュラーノッチ | 46 |
| バッカルスペース | 33 |

## 著者略歴

**鈴木哲也**（すずき・てつや）

略　歴

| | |
|---|---|
| 1954年 | 静岡市生 |
| 1980年 | 東京医科歯科大学歯学部　卒業 |
| 1985年 | 東京医科歯科大学大学院　修了 |
| 1985年 | 東京医科歯科大学歯学部 歯科補綴学第三講座　助手 |
| 1997年 | 米国オハイオ州立大学 visiting associate professor |
| 2001年 | 東京医科歯科大学 大学院医歯学総合研究科 摂食機能評価学分野　助教授 |
| 2005年 | 岩手医科大学 歯学部 歯科補綴学第一講座　教授 |
| 2011年 | 東京医科歯科大学 歯学部 口腔保健学科 口腔保健再建工学講座 教授 |
| 2015年 | 東京医科歯科大学 大学院医歯学総合研究科 口腔機能再建工学分野 教授 |
| 2020年 | 東京医科歯科大学(現　東京科学大学)　名誉教授 |

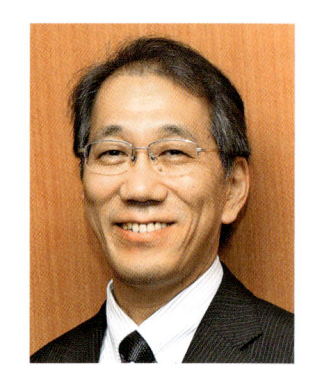

**QUINTESSENCE PUBLISHING 日本**

---

### よい義歯 だめな義歯
鈴木哲也のコンプリートデンチャー17のルール

2011年10月10日　第1版第1刷発行
2024年11月15日　第1版第8刷発行

著　　者　鈴木哲也

発 行 人　北峯康充

発 行 所　クインテッセンス出版株式会社
　　　　　東京都文京区本郷3丁目2番6号　〒113-0033
　　　　　クイントハウスビル　電話(03)5842-2270(代表)
　　　　　　　　　　　　　　　(03)5842-2272(営業部)
　　　　　　　　　　　　　　　(03)5842-2279(編集部)
　　　　　web page address　https://www.quint-j.co.jp

印刷・製本　サン美術印刷株式会社

---

Printed in Japan　　　　　　　　　　　　　禁無断転載・複写
ISBN978-4-7812-0232-7　C3047　　落丁本・乱丁本はお取り替えします
　　　　　　　　　　　　　　　　　　定価はカバーに表示してあります